Peter Wiede

Von Fürsten, Fischern und Festen

Leben am Starnberger See

ISBN 3-00-004271-7
WTW, Tutzing 1999

Herstellung: Druckerei Josef Jägerhuber GmbH, Starnberg

Peter Wiede

Von Fürsten, Fischern und Festen

Leben am Starnberger See

Inhaltsverzeichnis

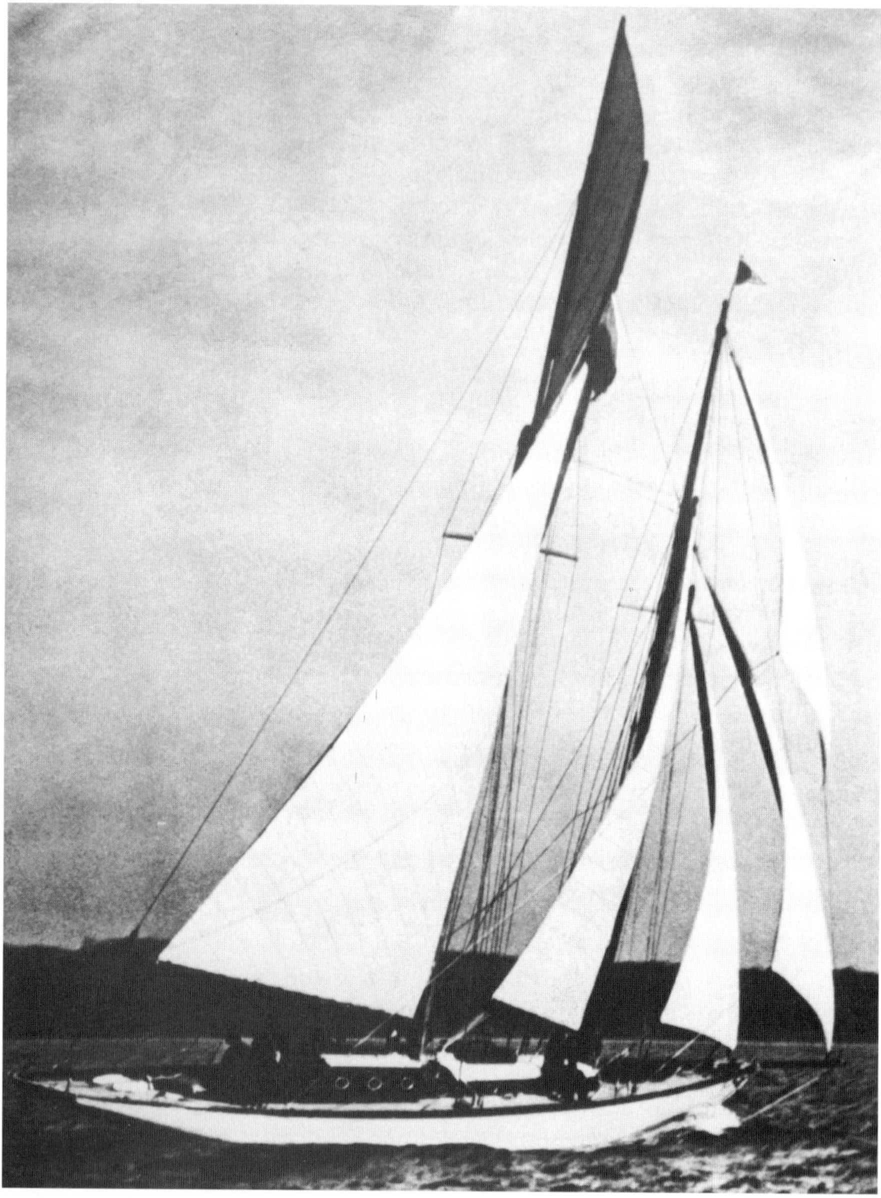

Das größte und berühmteste Segelboot der Rambeck-Werft in Starnberg war die „Rakete VII" des Münchner Eisenfabrikanten Hugo Kustermann. Die Yacht hatte 17 m Länge, 150 qm Segelfläche und ein Klavier an Bord.

I. Der See

Eng ist es um den Starnberger See herum, das läßt sich nicht verschweigen. Über sechzigtausend Menschen wohnen ganz dicht dran und etwas weiter weg, und weil es immer enger wurde, haben sie ihre Häuser höher und höher auf die einst bewaldeten Hänge hinaufbauen müssen, um ihn wenigstens noch zu sehen, den See, wenn sie ihn schon nicht mehr riechen können mit seinem herrlich frischen Duft, den der Abendwind verstreut, wenn nach einem heißen Sommersonnensonntag oder anhaltendem Feriendruck die hunderttausend Besuchs- und Bademenschen aus der Münchner Stadt oder von sonstwoher wieder heimgefahren sind und die Wolken von Hautöl, Schweinesteaks und Grillrauch sich verzogen haben.

Dann riecht man nicht nur den See, sondern sieht ihn auch wieder besser ohne die vielen Menschen, ohne Segelboote, Schiffe, Surfer, Ruderkähne, Motorboote und Wasserskifahrer. Der Blick wird frei für die unvergängliche und immer wieder überraschend neue Schönheit dieser Naturkomposition aus Wasser, Wolken und Wiesen, aus Himmel und Hügeln, aus Blättergrün und Bergen grau bis blau oder gar schwarz und wenn der Föhn mitspielt auch violett oder beißend gelb bis rosa und rot, je nach dem Stand der den ganzen Tag lang über die Alpen wandernden Sonne, die morgens von vorn draufleuchtet, dann von hinten her, was die Berggesichter in geheimnisvolle Schatten taucht, und die Abendsonne malt schließlich messingfarbenes oder auch glühendes Seitenlicht auf Zugspitze, Wetterstein, Karwendel und die davorliegenden Wanderberge mit der breiten Benediktenwand – und auch aufs leuchtende Ostufer des Sees.

Schon vor gut zweihundert Jahren hat Lorenz Westenrieder, einer der ersten Entdecker und Bewunderer, den Starnberger See gefeiert: „In Bayern der unstreitig reizendste“ – „Die ganze Natur umher ist fröhlich, sanft, gefällig und entfernet mühsame Gedanken“– „Ein süßer Schauder des Vergnügens hebet das Herz des Stadtbewohners, und mit iedem Blick fühlt er sich leichter“ – „Und wer viele schöne Landschaften in der Welt gesehen hat, nennt im Taumel der Lust diese die schönste“[1]. Ein paar Jahrzehnte später setzte das Adolph von Schaden mit ähnlichen Gefühlsergüssen fort. In seinem Münchner Taschenbuch von 1825 schrieb auch er über den „liebreizenden Staremberger See“, den „überschwenglichen Genuß durch die mannigfaltigsten und herrlichsten Ansichten“, und 1832 rühmte er die „sanfte, rührende und doch dabei majestätische Ruhe“, „die balsamische Luft“, „die östliche Uferseite in der magischen Erleuchtung der Abendsonne“, und er gestand wie benommen unter all diesen Eindrücken, „wer möchte sich erkühnen, die Gefühle der Sehnsucht, der Wehmuth und des Entzückens alle schildern zu wollen, die ein reines und glühendes Herz in dem Vollgenuße dieser mystischen Naturschönheiten ergreifen.“[2]

Es blieb nicht bei diesen ersten Lobpreisungen, ja Liebeserklärungen, die den Starnberger See schon vor der großen Umwälzung durch Dampfschiff und Eisenbahn bekannt und begehrt machten. Durchs ganze 19. Jahrhundert, auch als der technische Fortschritt den Zutritt aller im lockenden bayerischen Naturkabinett ermöglichte, flochten Schriftsteller und Maler, erste Ansiedler und Besucher weiter am Ruhmeskranz für den Starnberger See. Und er hat ihn auch heute noch verdient und wird uns im beginnenden dritten Jahrtausend (seinem immerhin schon annähernd zwanzigtausendsten) fast so glücklich wie seine ersten Entdecker machen, denn jeder weiß ja als geübter Stauteilnehmer und Massenmensch, womit er bei der Erholung zu rechnen hat: „Einsamkeit, wie bist du übervölkert“ – so hat der polnische Schriftsteller Lec[3] unser aller Los in einem einzigen Satz festgezurrt. Genießen wir trotzdem die geschichtsträchtigen Fluten und das herrliche Panorama des geliebten schönen unsterblichen Sees.

Die Geburt aus dem Gletscher

Geologen haben seine Entstehung wie aus einem großen Buch herausgelesen – aus den Erd- und Gesteinsschichten im Untergrund der Landschaft und aus der lieblichen hügelgestuften Oberfläche. Der Zeitpunkt ist – bis auf ein paar Jahrtausende hin oder her – ziemlich genau bestimmt, der dramatische Verlauf der Geburt in Skizzen und Worten wissenschaftlich geschildert. Nur von Geräuschen wird nichts berichtet. Aber die Gebärschreie müssen urgewaltig zum Himmel aufgestiegen sein. Wer die singenden, knirschenden, knallenden und wimmernden Akkorde einer auftauenden dicken Eisschicht schon gehört hat, der wird auch an das Brüllen und Gellen eines an der Oberfläche sich verwerfenden und spaltenden Riesengletschers glauben können.

Nur von tief unten her, aus den Eingeweiden der viele hundert Meter dicken Eispanzer, war vermutlich kaum etwas zu hören, denn die gefrorenen Ströme bewegten sich nur millimeter- oder allenfalls zentimeterweise aus den Alpentälern vorwärts nach Norden. Sie schliffen den Untergrund, hobelten, kratzten, schürften und schoben, sie rissen Felsmassen auseinander, sprengten Täler in die Breite, rollten riesige Steinbrocken, Schuttmassen, Geröllfelder unter sich her – aber unsichtbar. In der Würmeiszeit, beim letzten von den großen Eisvorstößen, wälzte sich der vom gewaltigen Inngletscher genährte Isar-Loisach-Propfen über den hochliegenden Fernpaß nach Garmisch und Murnau und weiter ins Flachland. Die aus den Zentralalpen gespeisten Eismassen verbreiterten sich nach dem Verlassen der Täler zu einem unförmigen, bis zu tausend Meter dicken Kältekuchen auf der bayerischen Hochebene und tasteten mit ihren frostigen Armen bis dicht vors heutige München.

Das war vor rund 20 000 bis 15 000 Jahren. Danach schmolzen die gewaltigen Gletscher wieder zusammen und krochen in die Alpen zurück. Die Starnberger Gegend versank im Schmelzwasser eines Riesensees, der bis ins Wolfratshauser Becken, zum Kochelsee und nach

Iffeldorf reichte und mit seiner Oberfläche zwanzig Meter höher als heute lag. Als in vielen tausend Jahren die Endmoränenkette der zusammengeschobenen und vom Gletscher hinterlassenen Geröllmasse dann bei Leutstetten vom Druck des Schmelzwassers durchbrochen wurde und die Würm sich ihr tief einschneidendes Tal hinaus nach Gauting bahnen konnte, blieb vom Nordteil des Starnberger Sees das heutige Moor und am Südende die alte Seeshaupter Schotterterrasse liegen. Die Dinos, die berühmten Riesensaurier, sind damals nicht mehr in dieser Gegend herumgekrochen, geflogen und geschwommen. Die hatten es Millionen Jahre früher in subtropischem Klima bei üppiger Pflanzennahrung viel gemütlicher. Skelette oder Spuren von ihnen sind im Starnberger Revier nicht gefunden worden, aber immerhin Knochenreste eines Urelefanten in der Nähe von Tutzing.

Kloster Andechs auf dem Eiszeithügel

Unter den vielen schönen Seen im bayerischen Alpenvorland stach der frühere Wirmsee oder Würmsee, wie er bis zur amtlichen Umbenennung von 1962 meist hieß, schon immer als der prächtigste hervor. Er bezaubert aber nicht nur als Augenweide vor den Bergen, sondern unterscheidet sich auch durch ganz besondere Merkmale. Zu seinem landschaftlichen Reiz gehört außer den Moränengirlanden frühgeschichtlicher Prägung eine nur auf seiner Westseite hinterlassene seltsame Hügelform, auf deren größter das Kloster Andechs thront. Ein paar weitere ragen in Richtung Machtlfing wie gleich geformte große, grüne Erdknödel aus der Hochebene. Sie tragen den geologischen Namen Drumlin, was im Irischen Schweinsrücken heißt. Sie wurden von Gletschern auf ihrer Schmelztour zurück in den Süden eliptisch zurechtgestutzt und legten sich in Jahrtausenden auf ihrem harten Kern den Rasenpelz zu.

Eine erdgeschichtliche Extratour hat dem Starnberger See im Vergleich mit Chiem- und Ammersee auch eine viel längere Lebenszeit, ja nach menschlichem Maßstab sogar Unsterblichkeit gesichert. Seit der letzten Gletscherrasur blieb seine Ufer- und Becken-Grundform bis heute erhalten, weil ein starker Zufluß fehlt, der von den Alpen her Gestein und Erdmasse nachschieben würde. Eine tausend Meter breite tiefe Rinne auf dem Seegrund führen Geologen auf die fräsenden Anstrengungen einer Ur-Loisach zurück, die von einer Murnauer Geländebarriere vor langer Zeit nach Osten ins Kochelseebecken umgeleitet wurde. Während auch das große Wolfratshauser Seebecken sich wieder vollfüllte mit Gesteinsschutt von Isar und Loisach, blieb der Starnberger See ein tiefes Grundgewässer, wogegen Ammer- und Chiemsee mit dem alpinen Rolltransport ihrer Zuflüsse erheblich schneller verlanden.

Das Ammerseebecken ist schon zur Hälfte aufgefüllt und dürfte wohl in 20 000 Jahren kaum noch Wasser speichern. Heute ist der Ammersee 15 Kilometer lang und bei der Herrschinger Bucht 5 Kilometer breit. Bei seiner Entstehung nach der Gletscherschmelze war er etwa zweimal so lang und dreimal so breit. Im Süden reichte er damals bis zum Fuß des Peißenbergs. Von der Kraft und Wirkung der Schotterbeförderung in unseren Bergflüssen zeugt übrigens auch ein aktuelles Experiment, das die Isar durch eine gewaltige Schiebung wieder zum Wildfluß umwandeln soll. Aus Isar und Dürrach wurden oberhalb des Sylvensteinspeichers schon mehrmals 15 000 Kubikmeter Felsgeröll und Kies entnommen und an verschiedenen Stellen nach der Staumauer in die Isar geschüttet. Mit kräftiger Eigendynamik soll der Fluß so wieder natürlichen Charakter gewinnen und auf neuen Kiesbänken auch Lebensraum für Pflanzen und Tiere bilden.

Der Starnberger See wirkt da in seinem jahrtausendealten schönen glatten Angesicht und mit den dunklen Tiefen wie unantastbar. Wenn seine fast 3000 Millionen Kubikmeter Wassermenge plötzlich entleert werden könnten, bräuchte der See ganze 21 Jahre, um mit seinen geringen Zuflüssen und den Grundquellen wieder vollzulaufen. Der Chiemsee (73 m tief) würde das in nur 1,26 und der Ammersee (81 m tief) in 2,7 Jahren schaffen. Der Starnberger See ist seit der aufwendigen Ringkanalisation von 1964 bis 1976 übrigens viel sauberer als vor 30 und 40 Jahren. In der amtlichen Gewässergüteskala liegt er mit Königs-, Walchen- und Tegernsee in der Spitzengruppe. Sein klares Wasser ermöglicht im Winter, wenn er rasten kann, Tiefensicht bis 14 Meter. Mit 127,8 m reicht er nahe dem steileren Ostufer vor der Seeburg bei Allmannshausen am weitesten hinunter. Gegenüber vor Feldafing ist er ziemlich flach, aber dafür hat er hier auch eine Spezialität zu bieten, die außer ihm nur wenige bayerische Seen auszeichnet: ein Schmuckstück von kleiner Insel mit Jahrtausende zurückreichender Geschichte.

Auf der Roseninsel die ersten Siedler

Einst hieß sie „Werd", und das bedeutete grün, bewaldet. Daraus wurde „Insel Wörth" und schließlich „Roseninsel". König Max II. kaufte sie 1850 für 3000 Gulden von der Feldafinger Fischerfamilie Kuglmüller. Alte Fischergenerationen hatten hier schon im 15. Jahrhundert im „Leibgedinge" ihren Fang an die Hofküche der bayerischen Herzöge geliefert, und seit 1651 lebten und fischten für zwei Jahrhunderte die Kuglmüller auf der Insel, die wieder König Ludwig I. zufiel, nachdem die letzten Erben des Grafen La Rosée verstorben waren.[4] Nach Aufhebung der alten Ständeordnung und Grundherrschaft im Jahre 1848 wurde Peter Kuglmüller neuer Inseleigner, dem aber während des Kirchganges in Feldafing 1849 erneut das schon im Dreißigjährigen Krieg verwüstete Haus abbrannte. Kuglmüller baute ein neues auf seinem gegenüberliegenden Festlandgrund („Außer-Wörth") und durfte auch weiterfischen.

Die Insel begann unter ihren königlichen Herren Max II. und seinem Sohn Ludwig II. als Rosenparadies aufzublühen. Seither gehörte sie dem Königshaus und gelangte nach der Revolutionsenteignung auch wieder in den Wittelsbacher Ausgleichsfonds von 1923. Den betreut die Bayerische Verwaltung der staatlichen Schlösser, Gärten und Seen. 1970 wurde die Roseninsel für 800 000 Mark vom Freistaat

Bayern aus dem Wittelsbacher Ausgleichsfonds zurückgekauft, und nach Strom- und Telefonverbindung zum Festland kam 1998 noch der Anschluß an die Festlandkanalisation für Frisch- und Abwasser hinzu. 1999 nahm der Landkreis Starnberg die geschichtsträchtige einzige Insel des Sees auch in die Liste der Bodendenkmäler auf, da bei den Grabungsarbeiten für die Kanalisation neue steinzeitliche Fundstücke zu Tage kamen, die archäologisch noch zu prüfen und einzuordnen sind. Viele Jahre hat sich der 1997 im Alter von fast 95 verstorbene „Insel-Willi“ um alles dort gekümmert. Der aus Schlesien stammende Willi Friebe wohnte im Obergeschoß des alten Gärtnerhauses. Insel-Besucher wurden schon vor 25 Jahren wochenends in einer gondelartig mit langem Ruder bewegten Fähre vom Festland herübergebracht. Erster „Gondoliere“ war damals Norbert Pohlus, den sein Bruder Günther abgelöst hat.

Max II. ließ Franz Jakob Kreuter ein Sommerhaus errichten und einen Garten nach Plan von Joseph Peter Lenné anlegen mit 2000 Rosen aus ganz Deutschland und einigen Sorten sogar aus New York. Das Casino mit Belvedere-Turm „avancierte zum Prototyp einer villa all'italiana am Starnberger See, die zahlreiche Nachfolgebauten fand.“[5] Das Gebäude ist mit seiner Frontseite nach Süden auf die Alpen ausgerichtet. Im Erdgeschoß hat es nur einen großen Gartensaal mit Parkett und Balkendecke. Zum 1. Stock mit Speisesaal und Königszimmer führt eine Wendeltreppe im Turm. Bei den jüngsten Renovierungsarbeiten war vor allem die Sicherung des „schiefen Turms“ mit Fundamentstabilisierung sehr aufwendig. Auch der Parkettboden mußte neu gelegt werden. Das Casino birgt keine Sammlerschätze mehr und ist gut abgesichert. Schon vor Einbeziehung der Insel in die Liste der Bodendenkmäler stand auch das Casino unter Denkmalschutz. Die vom Bayerischen Finanzministerium zu genehmigende und zu bezahlende Überholung des ganzen Ensembles soll bis zum Jahr 2003 abgeschlossen werden, mit Neuanlage der längst verschwundenen Rosenbeete. Das wäre zum Zeitpunkt des 150-Jahre-Jubiläums seit König Max II. Sogar ein Verein unterstützt die Renovierung. Die „Freunde der Roseninsel im Starnberger See“ wollen die gärtnerische und baulich-historische Substanz der Roseninsel bewahren helfen. Vielleicht wird sogar die geheimnisvolle Glassäule wieder auferstehen. Sie stand von 1854 bis 1946 im zuletzt verwilderten Garten der Insel, war dann verschollen, wurde aber vor einigen Jahren wenigstens in Bruchteilen auf dem Dachboden des Casinos aufgespürt. Das Original war schlank und drei Meter hoch, bestand aus einem Eisenkern, der mit Zinkguß und -blech überzogen war. Die Außenhaut bildeten eng aneinandergepaßte hohle Röhren aus mundgeblasenem Glas. Ähnliche Glassäulen sind nur bekannt geworden in Potsdam-Sanssouci und am Hof der russischen Zarin, Schwester des preußischen Königs Friedrich Wilhelm IV., der wohl auch die in den Farben weiß-blau geschmückte Glassäule auf der Roseninsel gestiftet hat, weil seine Gemahlin Elisabeth aus Bayern stammte.

Für den allgemeinen Besuch wurde die Roseninsel erst 1886 freigegeben. König Max II. hatte Zutritt nur mit schriftlicher Erlaubnis gestattet. Die stellte auf Anweisung der Hofgartenintendanz das Landgericht Starnberg aus, und zwar nur an „bekannte Personen aus gebildeten Ständen“. Wenn Majestät selbst auf der Insel war und das durch Flaggenhissen anzeigte, wollte er außer geladenen hohen Gästen niemand sehen. Noch scheuer genoß dann Ludwig II. die Einsamkeit der Roseninsel. Unter den wenigen Gästen, die er einlud und duldete, waren bekannte Sänger der Hofoper und Richard Wagner, mit dem er hier auch 1868 dessen 55. Geburtstag feierte. Die russische Zarin Maria Alexandrowna brachte Ludwig II. mit seinem kleinen Dampfer „Tristan“ auf die Insel. Und wenn Kaiserin Elisabeth von Österreich, seine Cousine, im später nach ihr benannten Feldafinger Hotel Strauch Sommerurlaub machte, besuchte sie auch ihren Seelenfreund Ludwig auf der Roseninsel.

Von alten Fischern wurde in Feldafing überliefert, daß Ludwig II. oft tagelang mit einem Diener und Pferden auf der Insel blieb und im Lohengrin-Kostüm Szenen nach Richard Wagners Opernanweisungen probte. Heinrich Vogl jun., Sohn des im 19. Jahrhundert berühmten Sänger-Ehepaars der Münchner Hofoper, berichtet von seiner aus Tutzing stammenden Mutter, daß sie die einzige Brünnhilde war, „die der Vorschrift Richard Wagners entsprechend am Schluß der ‚Götterdämmerung' das Pferd Grane bestieg und in den brennenden Scheiterhaufen sprengte." Über das Pferd und seinen Herrn auf Schloß Berg heißt es da: „Ein bildschöner edler Hengst, der sich so fromm wie ein Lamm zeigte und dem König auf seinen Spaziergängen nachlief wie ein Hund. Wurde er des Pferdes überdrüssig, so erhob er den Stock und rief dem Tier [...] ‚Marsch, geh heim' zu, worauf es gehorsam seinem Stall zutrottete. Es konnte auch einige Stufen steigen und war öfter in den Parterreräumen von Schloß Berg, wo ihm der König Brot und Zucker gab."[6] Vielleicht hat Ludwig II. sein Pferd Luitprand, das er Therese Vogl für ihren Bühnenritt auslieh, auf der Roseninsel sogar für den Feuersprung trainiert, denn überliefert ist auch, daß da bei seinem Aufenthalt gelegentlich nächtlicher Feuerschein leuchtete.

Die Insel im Starnberger See war früher durch zwei Holzbrücken mit dem Ufer verbunden, eine 130 und die andere weiter südlich 470 Meter lang. Die alten Stützpfähle sind noch lange unter Wasser erhalten geblieben und führten fälschlich zu der Annahme, hier seien früher einmal Pfahlbauten gestanden. Von ursprünglich 1,27 Hektar wurde die Inselfläche um 1850 durch Aufschüttung auf 1,7 und später weiter auf 2,5 ha vergrößert. Erste Siedlungszeugnisse reichen bis in die jüngere Steinzeit (3500-2000 Jahre v. Chr.) zurück. Kelten und Römer haben später hier gelebt. Grabungsfunde lassen auf frühen Ackerbau und Tierhaltung schließen. Aus den Resten eines Heidentempels wurde bei der Christianisierung (1. bis 2. Jahrhundert n. Chr.) eine kleine Kirche gebaut. Schon sehr früh war die Insel auch Begräbnisstätte für Festlandbewohner, laut dem königlichen Kämmerer Karl von Leoprechting (1854) sogar regelrecht „ein Leichenfeld. Je tiefer man gräbt, man kommt immer wieder auf eine neue Schicht von

Gräbern."[7] Sicher gehört sie jedenfalls zu den ältesten Siedlungsgebieten am Starnberger See.

Die Familienzeitschrift *Über Land und Meer*, deren Chefredakteur Friedrich Wilhelm Hackländer sich 1866 in Leoni angesiedelt hatte, schrieb 1872 zu einem Stich von der Roseninsel (s. Farbfoto S. 17):

„Da ist sie, die in neueren Zeiten so viel genannte Roseninsel, [...] ungemein anmuthig in ihrer äußeren Schlichtheit ruht sie in der weiten Bucht des Sees zwischen Feldafing, dem reizenden Tusculum wohlhäbiger Münchner, und Tutzing. Sie gewährt bald einen mildfrohen, bald pikanten, bald träumerischen Anblick, je nachdem sie Morgens den Schatten entrückt und mälig im Glanze des Lichtes schwimmt, je nachdem der Abendstrahl nur mehr die höchsten Wipfel ihrer Bäume durchsprüht, oder dann Alles auf ihr verdämmert und verdüstert, bis sie völlig in geheimnißvolles Dunkel gehüllt ist. [...]"

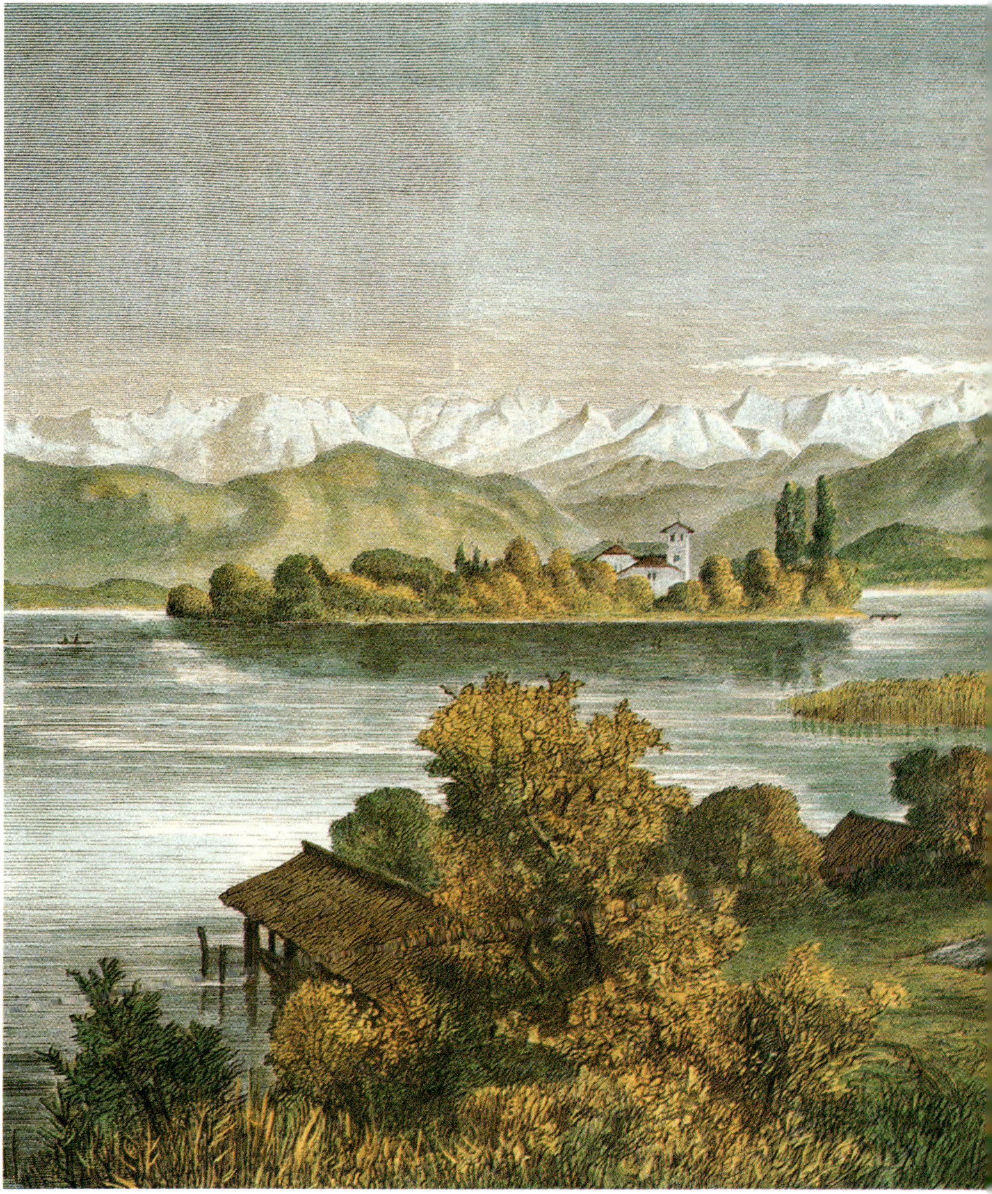

Die ersten Siedler am Starnberger See lebten schon vor rund 3000 Jahren auf der Roseninsel. Bayerns König Max II. ließ 1850 einen Park mit Villa errichten. Ludwig II. traf hier auch heimlich seine Seelenfreundin Sissi.

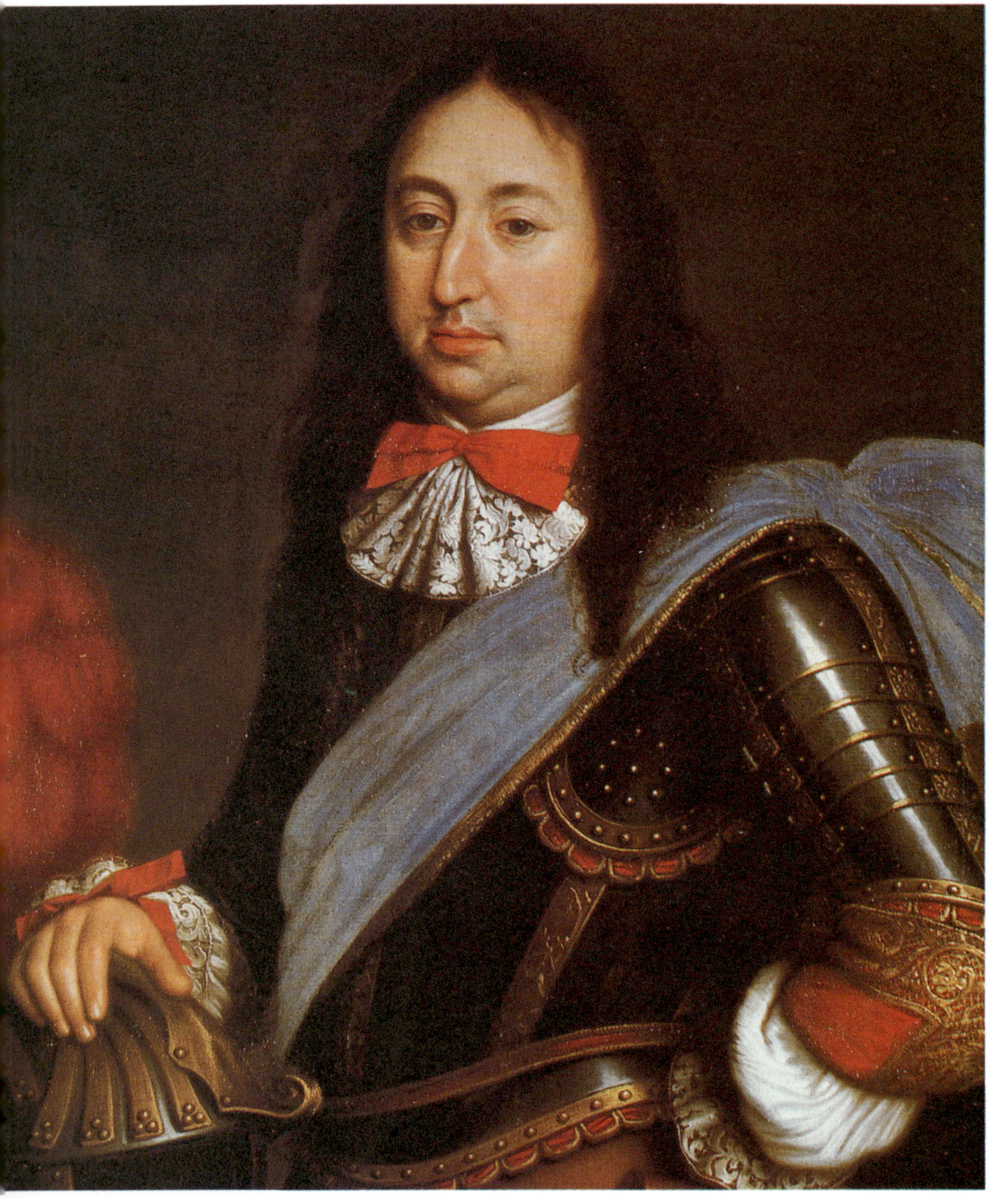

Ferdinand Maria war 13, als seine Eltern ihn verheirateten. Mit 15 lernte er seine Frau kennen, und mit 18 regierte er als Kurfürst von Bayern und schuf 1662 das berühmte Prunkschiff „Bucentaur" für den Starnberger See.

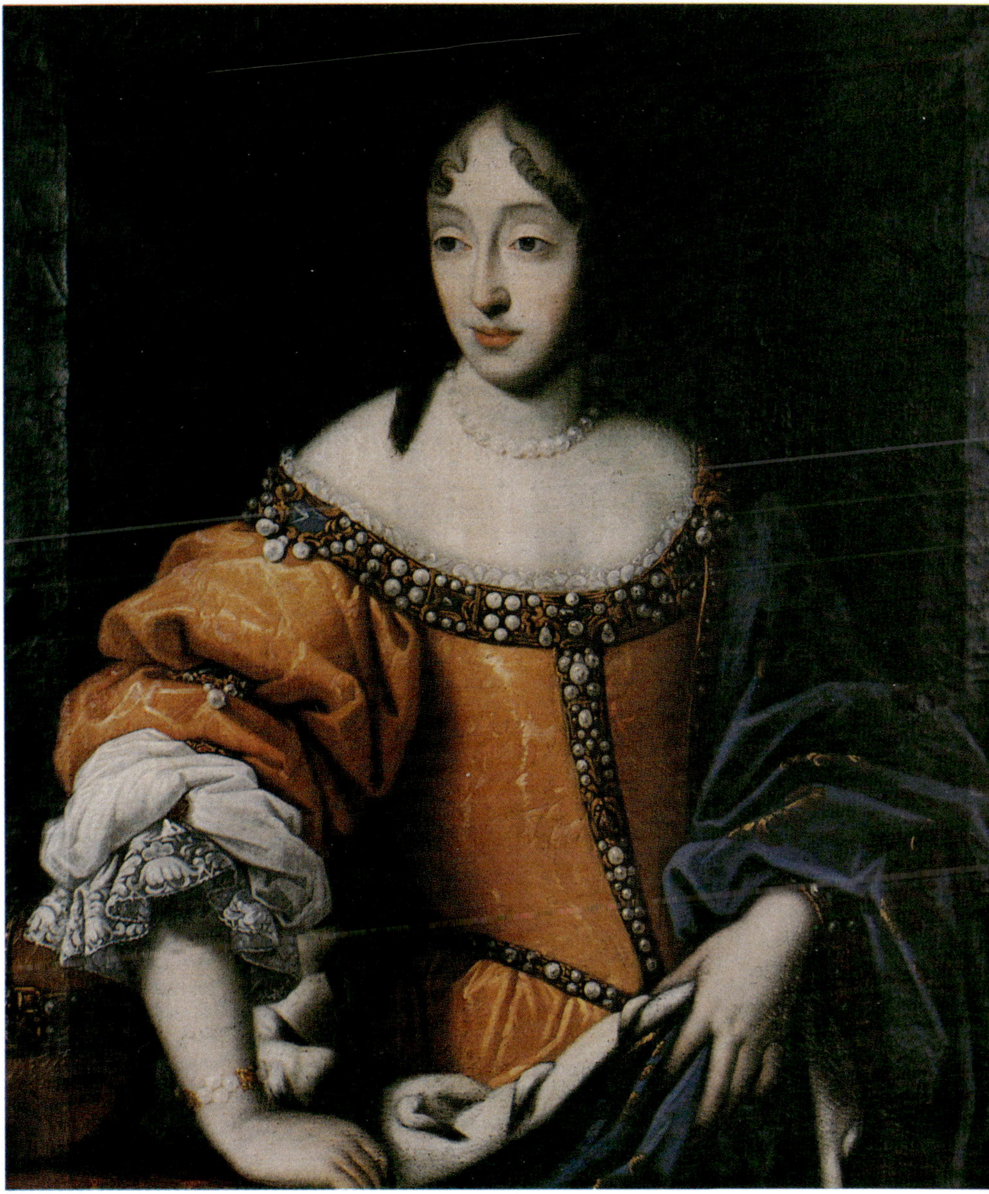

Kurfürstin Henriette Adelheid, schön, temperamentvoll und energisch, kam vom kultivierten Turiner Hof und holte viele italienische Künstler, mit denen sie München bald zum herausragenden Kulturzentrum machte.

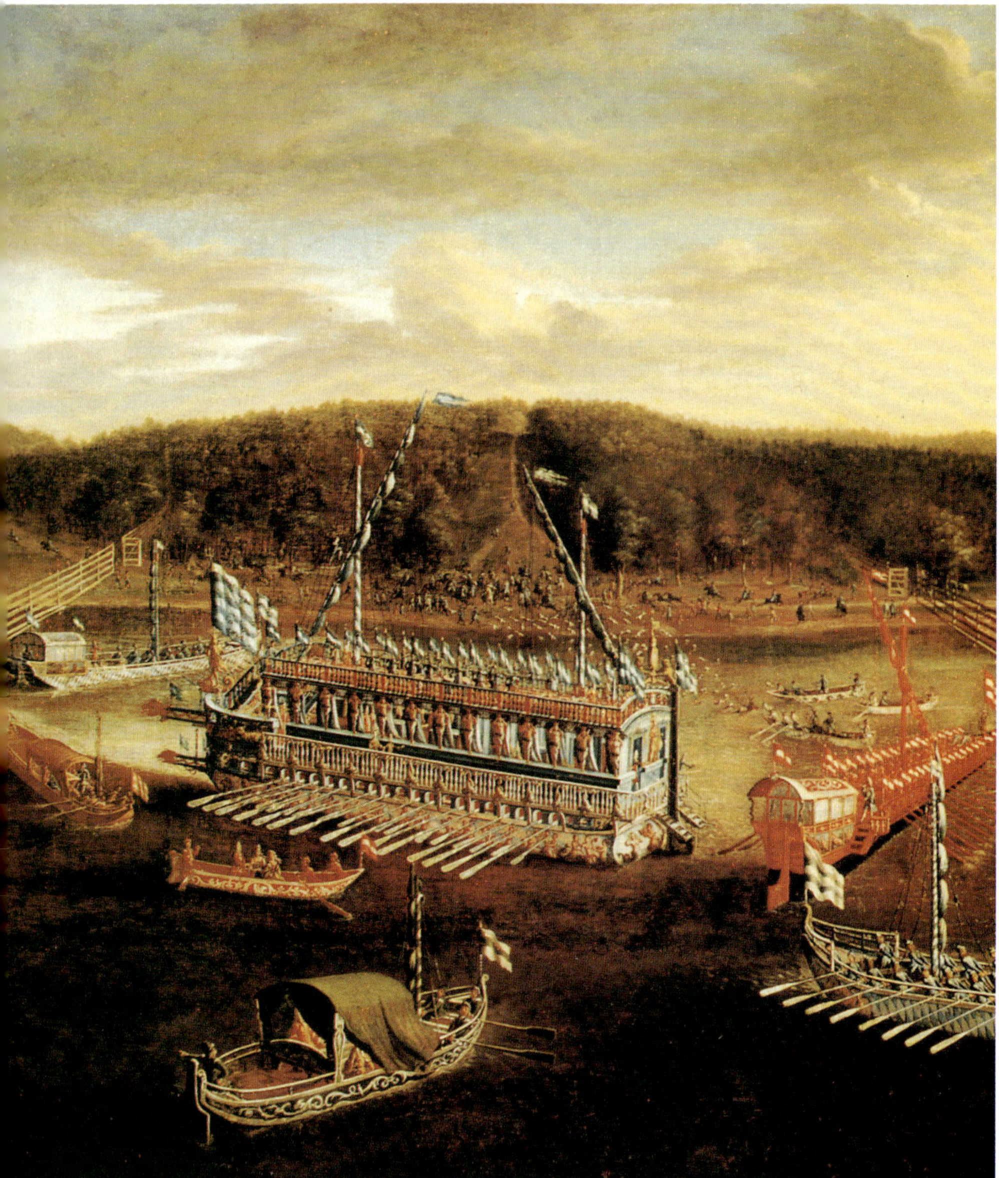

Bei den Jagdfesten am Starnberger See wurde der stärkste Hirsch im Wald aufgespürt und dann im Wasser von Hunden zu Tod gehetzt oder erstochen. (Ausschnitt des Ölgemäldes von Ferdinand Bidermann, 1721).

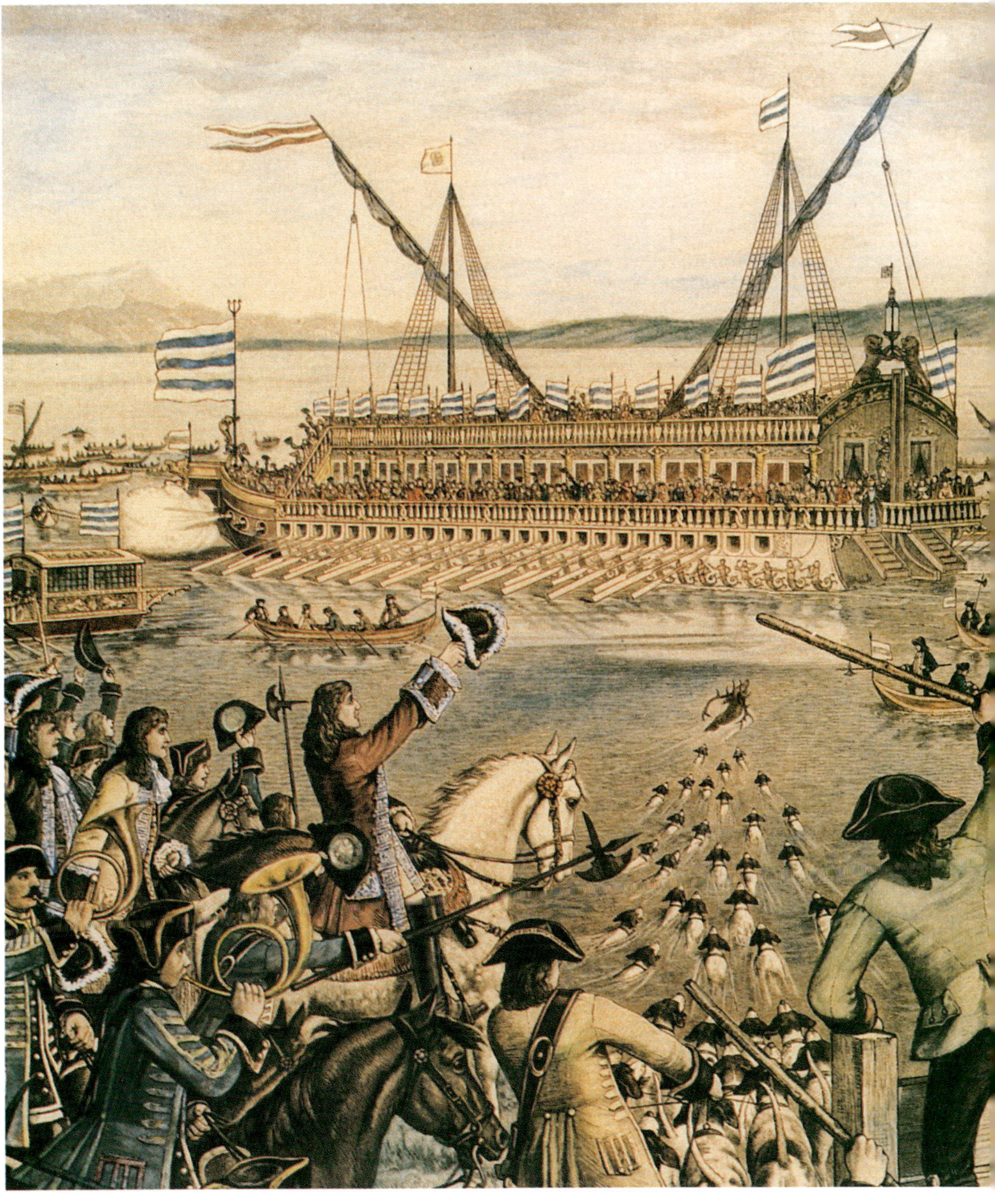

Aus anderem Blickwinkel sah die Wasserjagd so aus. Die Waldhörner der Reiter mit dem Geheul der Hunde scheuchten den Hirsch in den See. Auch die feinen Damen an Bord genossen das Schauspiel (Stich, G. Heine, 1880).

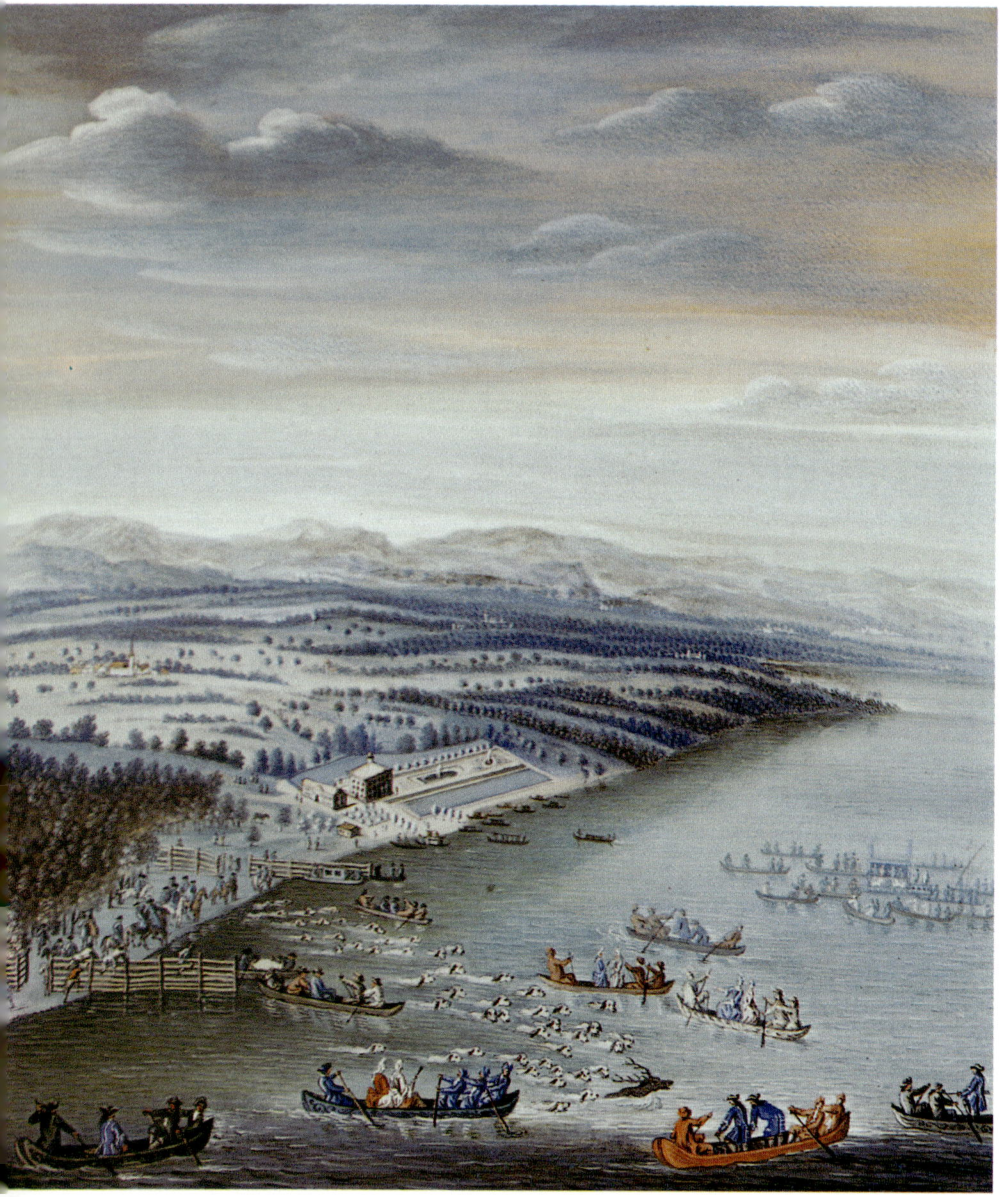

Wie der Hirsch von Hunden und Booten aus dem Zaunkorridor neben Schloß Berg auf das weiter entfernte Prunkschiff „Bucentaur" zugetrieben wurde, zeigt dieses Tempera-Aquarell, das Maximilian v. Geer um 1730 gemalt hat.

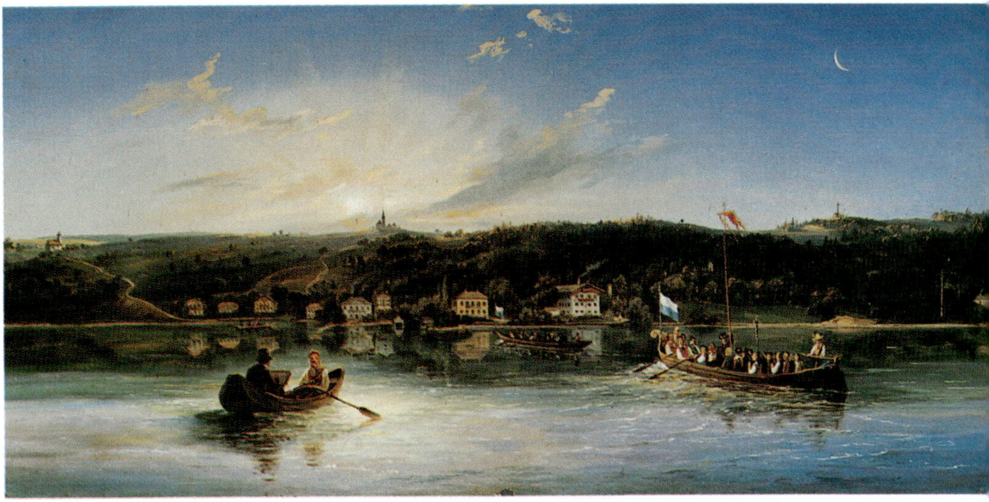

Für sein Haus in Leoni (rechts im Bild) ließ Eisenbahn- und Dampfschiffpionier Johann Ulrich Himbsel von Carl August Lebschée drei Ölbilder malen. Im linken Kahn der Maler beim Skizzieren, daneben Pilgerboote.

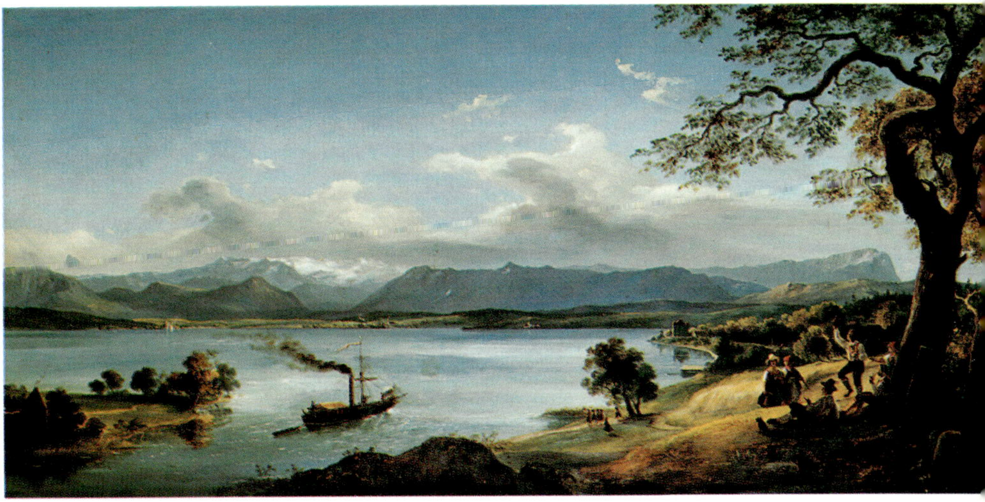

Für dieses stimmungsvolle Auftrags-Ölgemälde erhielt Lebschée 55 Gulden. Den ersten Starnberger-See-Dampfer „Maximilian" hatte Himbsel nach langem Kampf um die königliche Konzession 1851 auf eigenes Risiko gebaut.

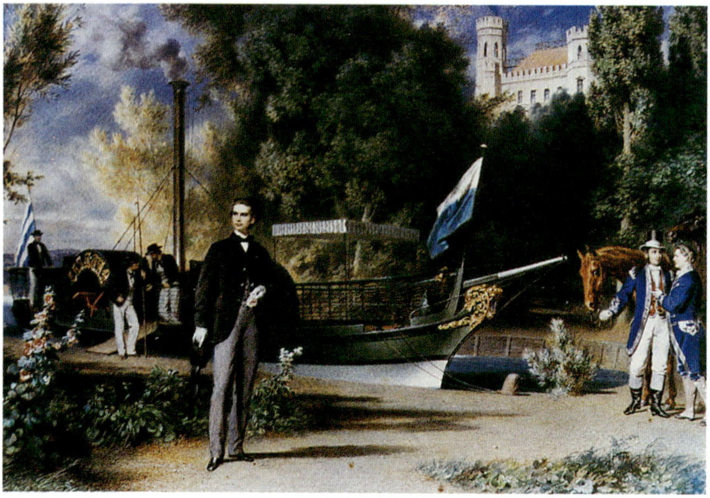

Für die kleine Dampfyacht seines Vaters bezahlte König Ludwig II. 18000 Gulden und nannte sie „Tristan“. Nach Ludwigs Tod fuhr das Schiff als Schlepper auf dem Ammersee.

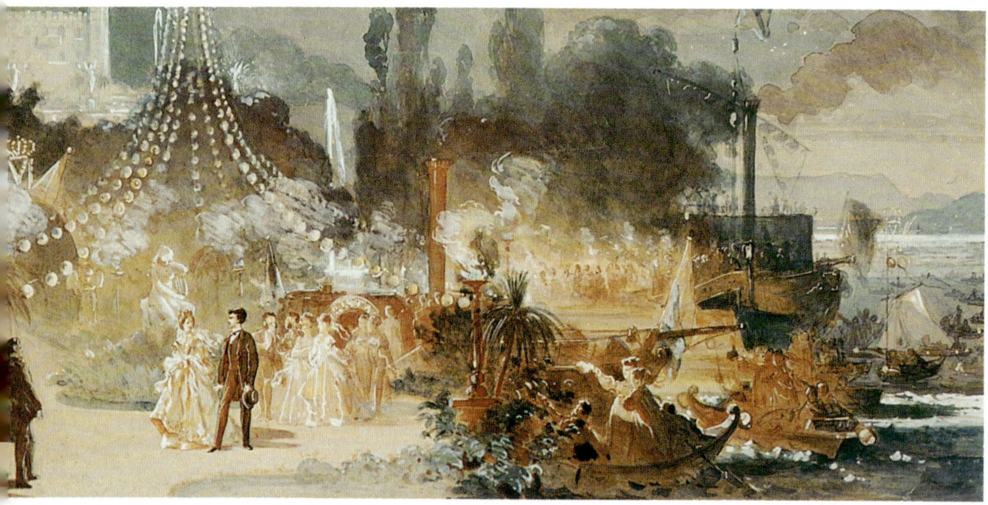

Das letzte große Wittelsbacher Prunkfest am Starnberger See veranstaltete Ludwig II. im Jahre 1868 vor dem Schloß Berg mit großem Feuerwerk, Böllerschüssen und Wasserfontänen für die russische Zarin Maria Alexandrowna.

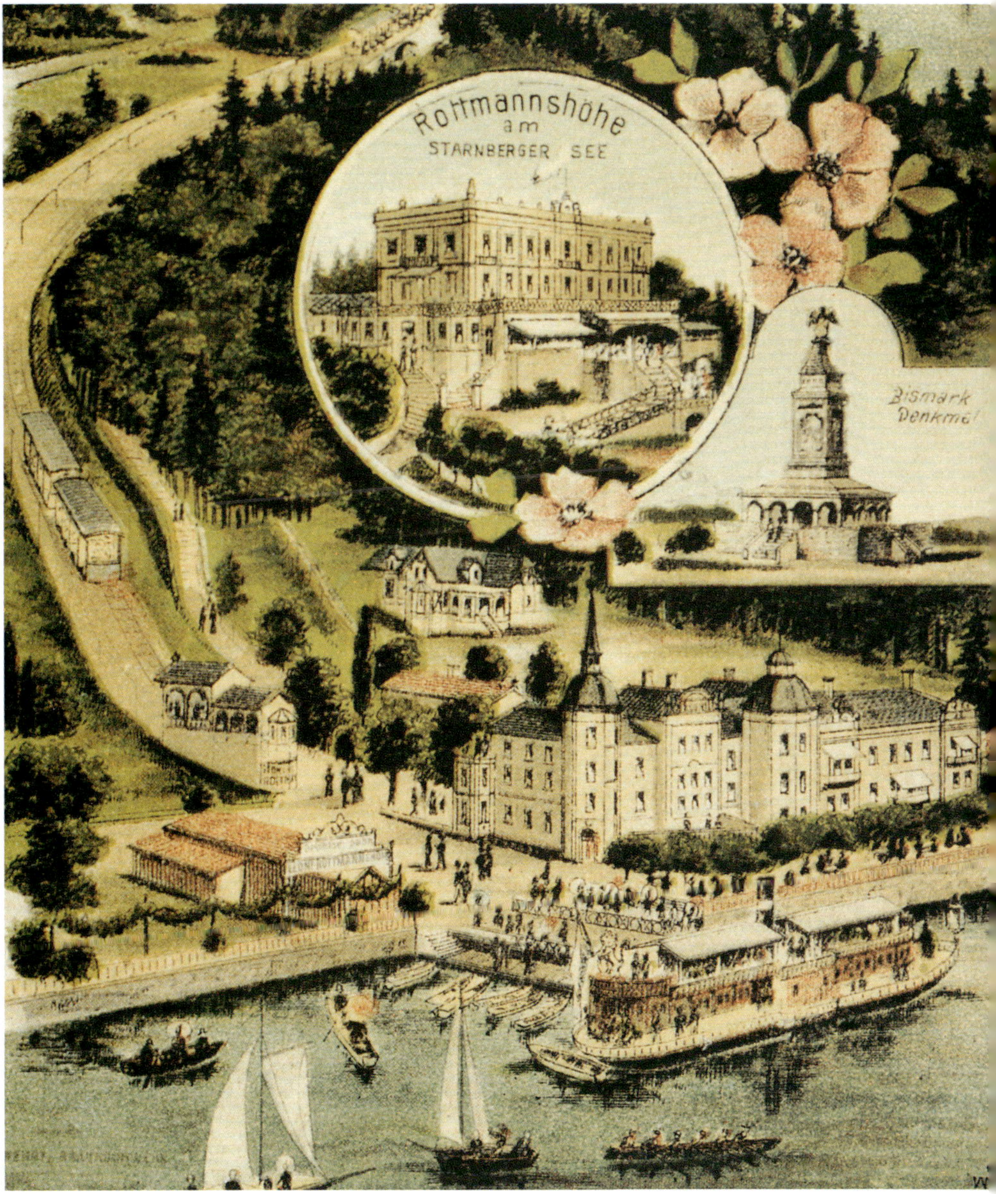

Sogar eine Schienen-Seilbahn gab es am Starnberger See. Sie beförderte um 1900 vom Dampfersteg Leoni die Gäste zum Palasthotel auf der Rottmannshöhe. Für Seilbahn wie Hotel blieb aber bald das Publikum aus.

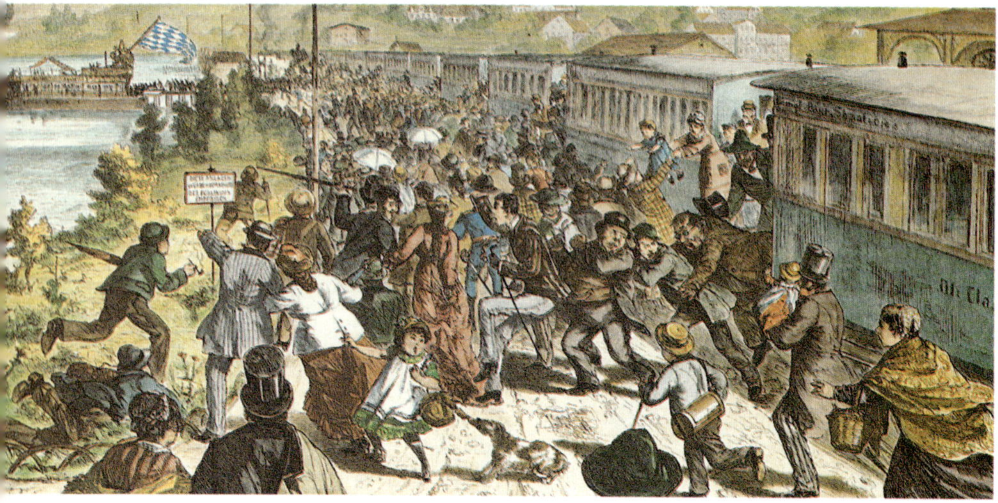

Eisenbahn und Dampfschiff führten zu starkem Publikumsandrang wie hier am Pfingstsonntag 1881 (Zeichnung „Illustrirte Zeitung"). Der Dampfer „Bavaria" trägt am Heck den Löwen, der jetzt an der Seepromenade thront.

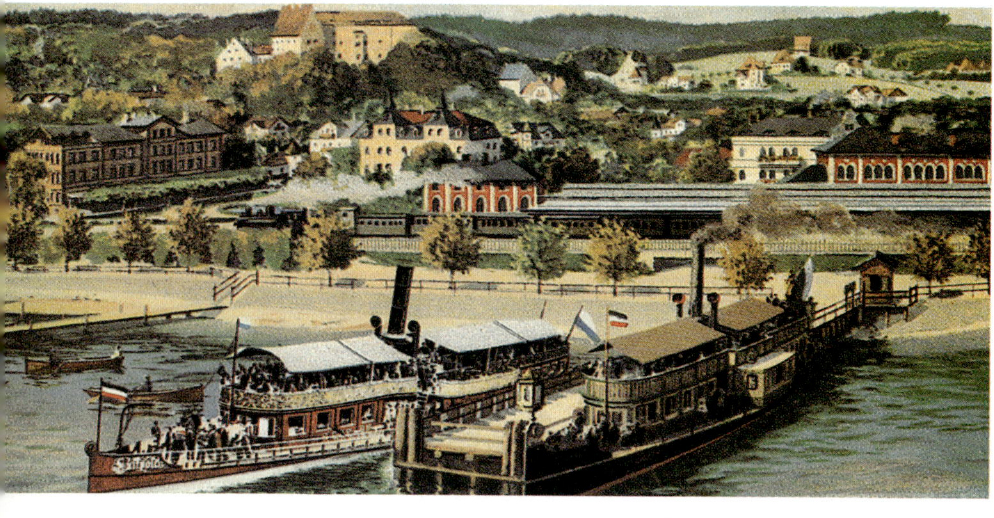

Bahndamm und Dampfersteg lagen in Starnberg schon immer nah beieinander. Die Ankunfts- und Abfahrtszeiten waren von Anfang an für die Münchner gut abgestimmt, doch den Massenbetrieb gab es erst ab 1870.

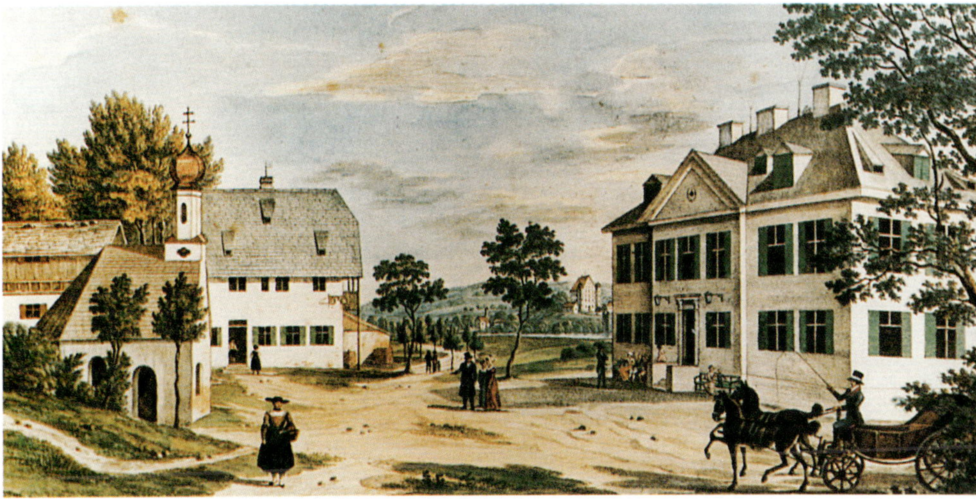

Im alten Heilbad Petersbrunn bei Leutstetten gab es schon 1510 eine „Badeordnung". Drei Jahrhunderte später wurde ein Badehotel und ein Wirtshaus errichtet, aber beide überlebten nicht lang. Die Kapelle steht noch.

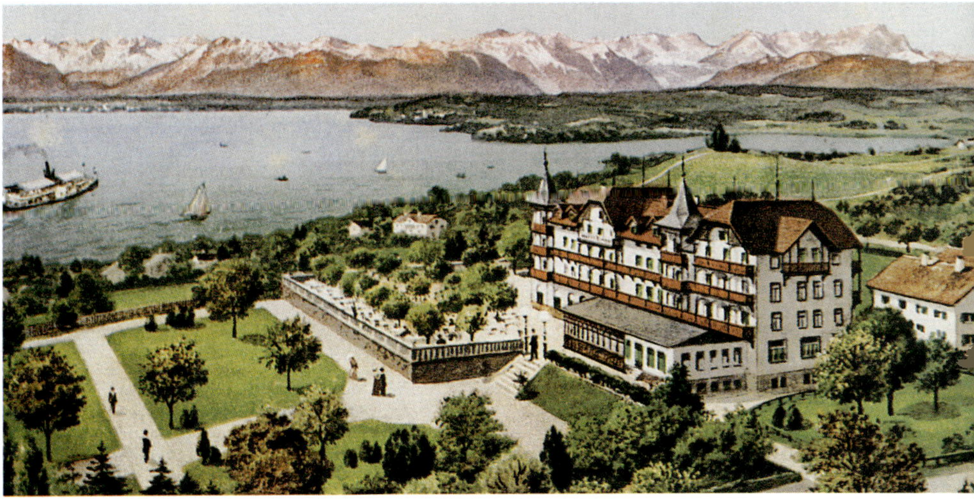

Das Parkhotel Simson in Tutzing gehörte bis in die dreißiger Jahre zu den international renommierten Adressen am Starnberger See. Es wurde im II. Weltkrieg zweckentfremdet und dann zum Industriebetrieb umgebaut.

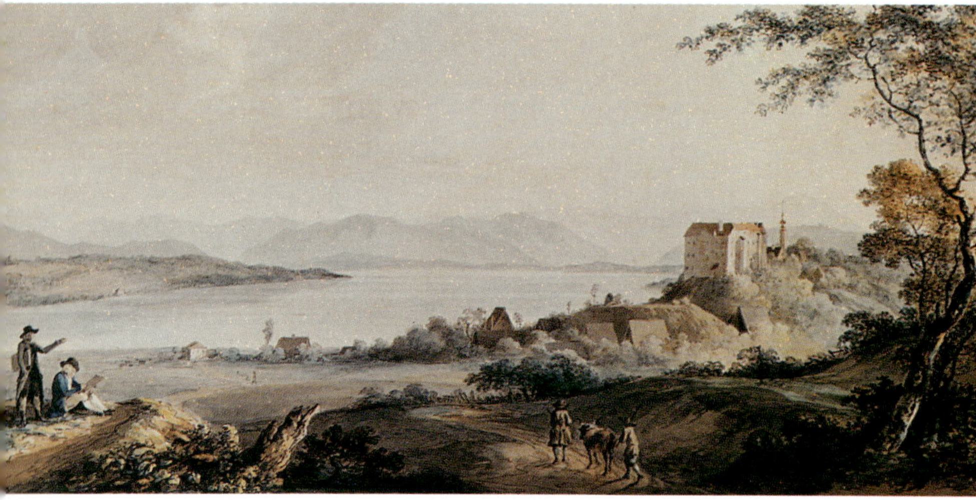

Der Blick vom Hanfelder Berg auf Schloß Starnberg, den See und die Alpen war ein Lieblingsmotiv der Münchner Maler. Den Anstoß für viele Nachfolger gab J. G. von Dillis mit diesem Aquarell Ende des 18. Jahrhunderts.

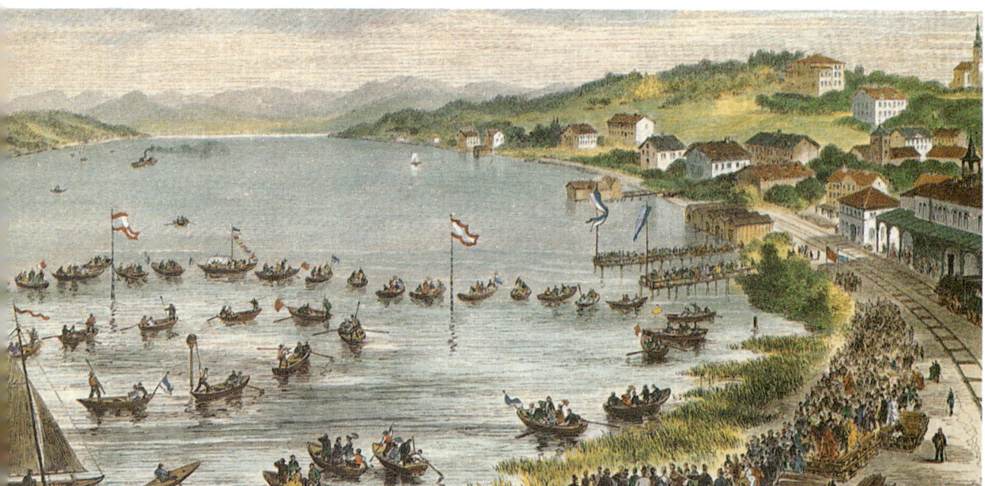

Das Fischerstechen am Starnberger See hieß früher Panzenstechen und war kein Zweikampf, sondern verlangte das Durch- oder Herunterstechen des Fasses von einer Stange. Die Fischerboote wurden zu der Stange gerudert.

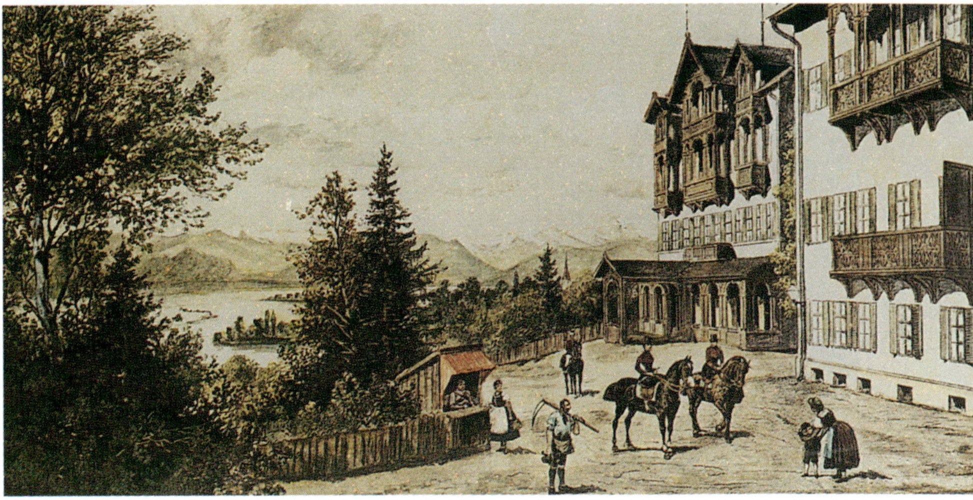

Das Feldafinger Hotel „Kaiserin Elisabeth“ wurde berühmt durch die österreichische Kaiserin, die 20 Jahre lang mit großem Gefolge kam. Auf ihrem ungarischen Pferd (vorne links) ritt sie immer mit Hofdame aus.

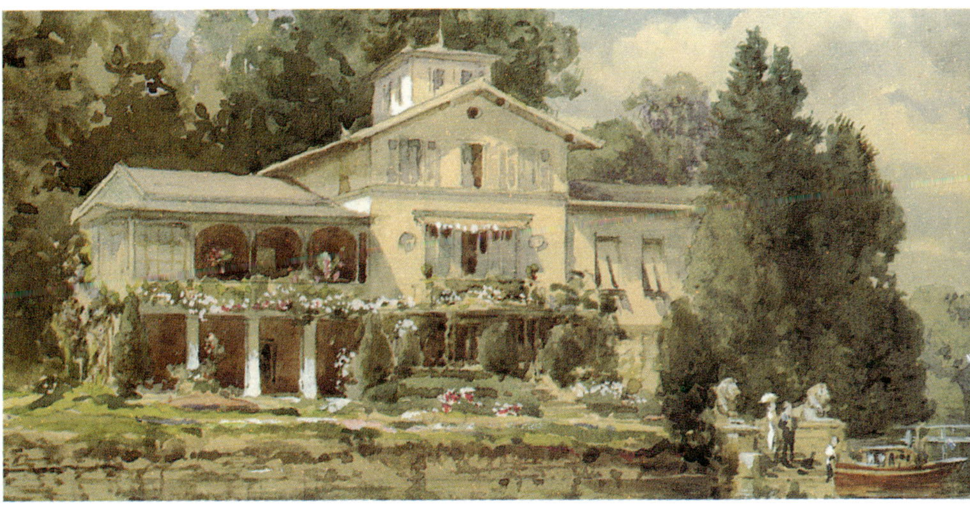

Die erste Villa in Tutzing wurde 1853 vom Schloßgrafen Vieregg errichtet und führte den italienischen Landhausstil mit Belvedere-Turm ein. Einer der zahlreichen Eigentümer erfand den Sagen-Namen „Midgardhaus“.

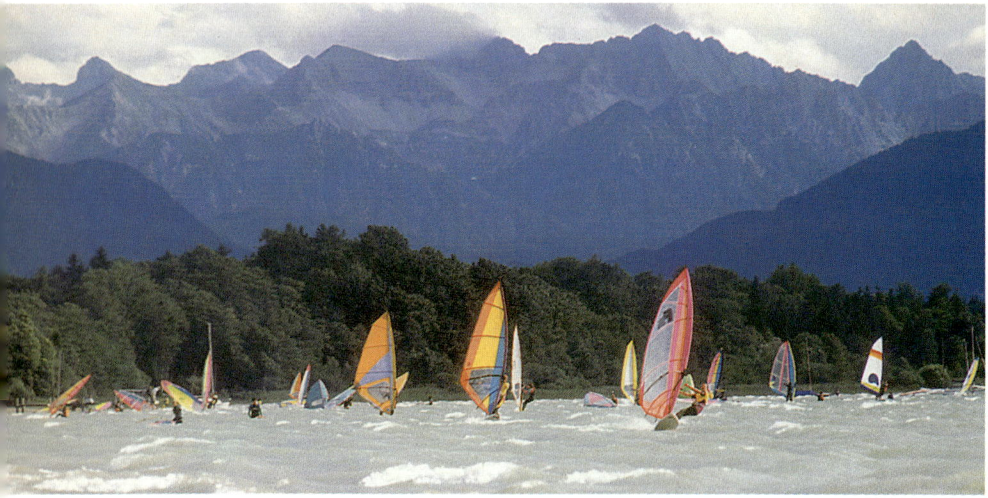

Für Surfer ist der Starnberger See auch bei heftigem Wind ein beliebtes Revier. Manche wagen sich sogar im Winter aufs eiskalte Wasser – mit Taucherdress und heißem Herz. Leuchtzeichen zeigen drohende Sturmgefahr an.

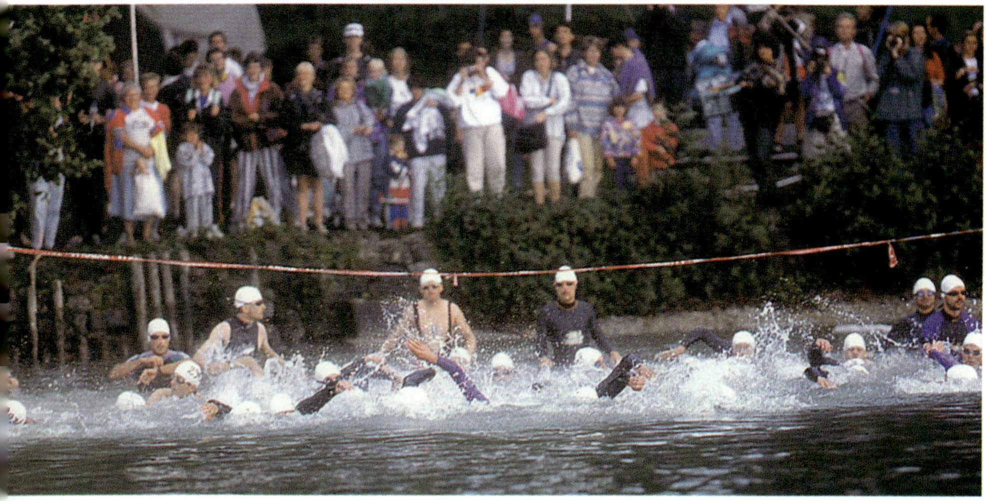

Als feste Veranstaltung am Starnberger See hat sich seit vielen Jahren der Tutzinger Triathlon einen Namen gemacht. Hier wird zum Schwimmen gestartet. Danach werden 12 km gelaufen und 53 km um den See geradelt.

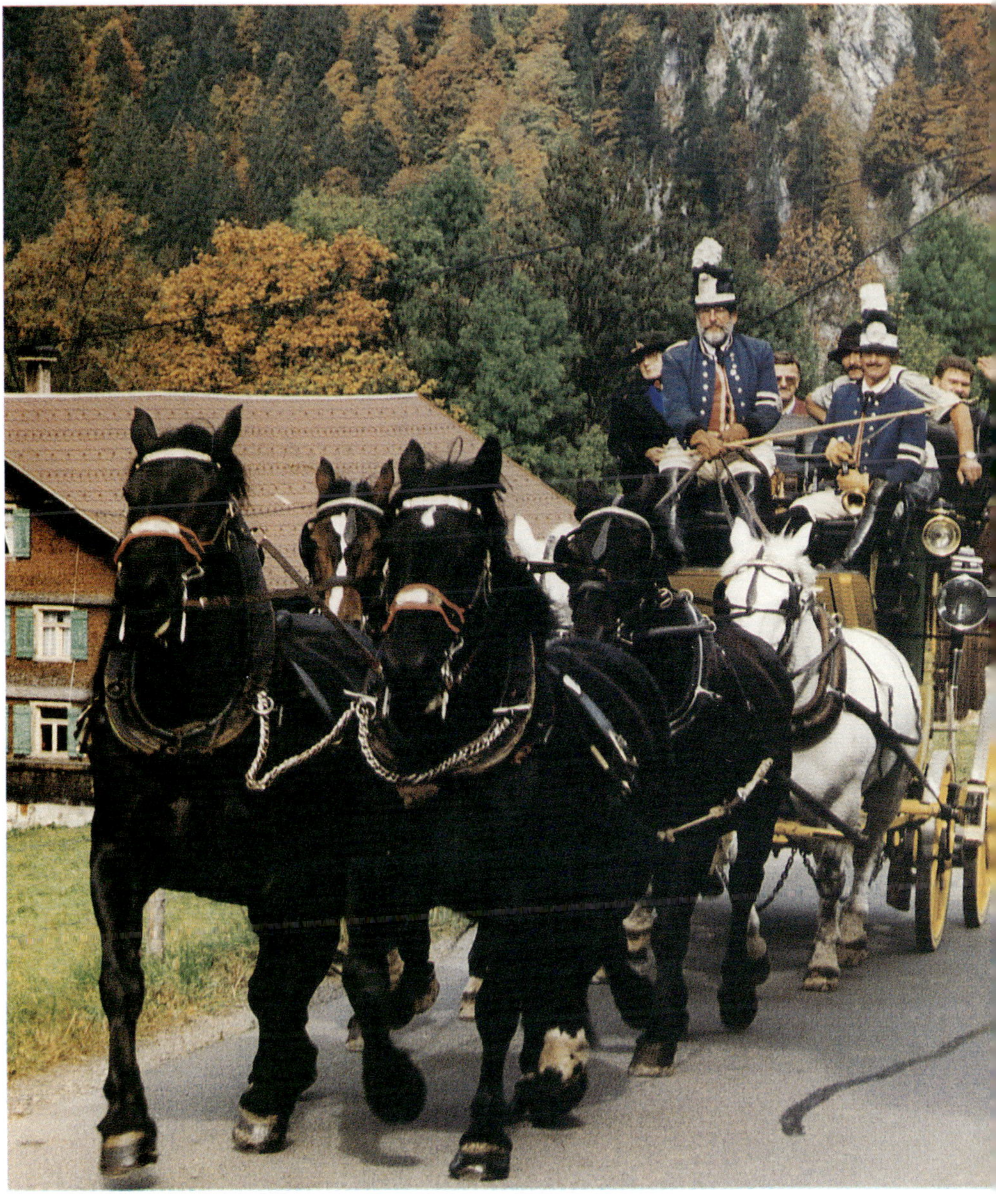

Mit historischen Kutschen und Jagdwagen geht's vom Starnberger See gemütlich in alte Zeiten und zu schönen Zielen. Der Postillon Andreas Nemitz veranstaltet die romantischen Touren, unter anderen in der Toskana.

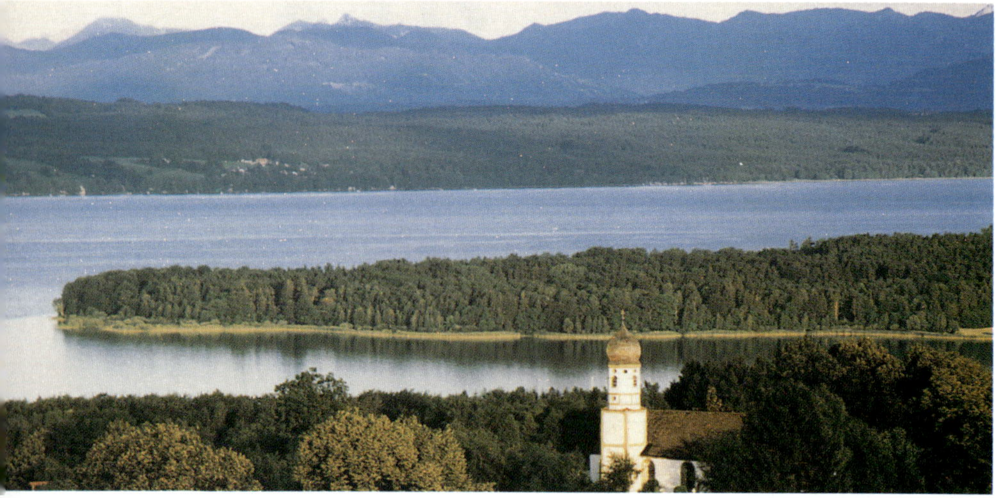

Ein herrlicher Sommerblick von der Tutzinger Ilkahöhe auf den See und das majestätische Alpenpanorama. Die Landzunge gehört zum großen Höhenrieder Park mit Klinik und dem 1939 errichteten Schloß (siehe Seite 157).

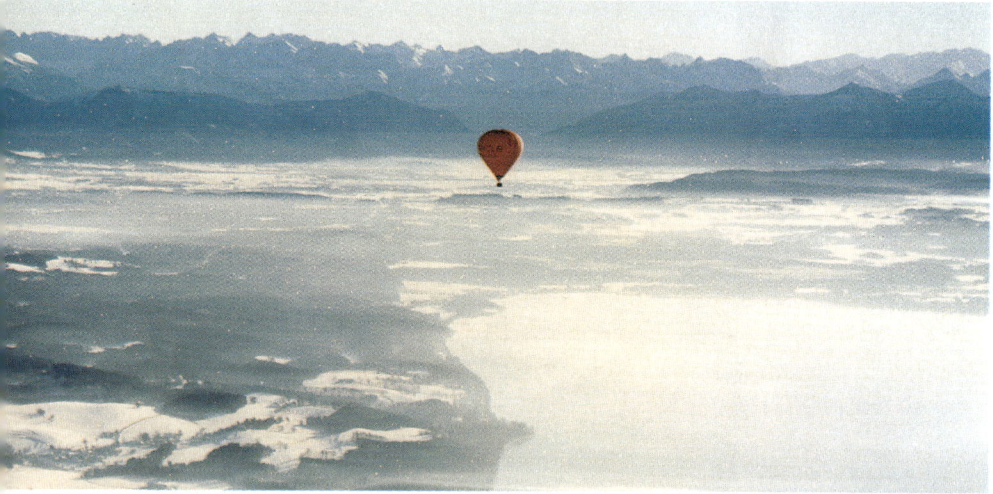

Ein atemberaubender Winterblick mit Heißluftballon und dem weißen Starnberger See, der alle paar Jahre einmal zufriert und mit seinem Eisdruck Stege und Hütten gefährdet. 1999 gab's auch das Jahrhundert-Hochwasser.

Steinzeit-Funde auch am Ostufer

Unbekannt blieben die ersten Siedler, die vor mehr als 5000 Jahren am See gelebt haben. Auf sie weisen auch Steinzeit-Ausgrabungen außerhalb der Roseninsel hin, z.B. ein bei St. Heinrich freigelegtes Steinbeil sowie uralte Pfähle. Die wurden auf einer jetzt unter Wasser liegenden Insel vor Kempfenhausen entdeckt und sind nach wissenschaftlicher Altersbestimmung zwischen 3920 und 3733 Jahren vor Christus aus Eichenholz gehauen worden. Auch viele Hügelgräber bezeugen sehr alte Besiedlung um den Starnberger See. Einige Dutzend frühe Friedhöfe in der Gegend von Traubing stammen aus der jüngeren Bronze- bis zur sogenannten Hallstattzeit (17. bis 5. Jahrhundert v. Chr.). In den Gräbern mit fürstlicher Ausstattung wurde viel Bronzeschmuck gefunden, Ringe, Halsketten, Broschen und Gürtelhaken, aber auch Kessel, Lanzenspitzen und ein mehrteiliges Service schöner Tongefäße. Bei Aschering kam ein noch älteres 60 Zentimeter langes Schwert aus der mittleren Bronzezeit zu Tage.

Von den um 15 v. Chr. ins Alpenland eingedrungenen Römern sind um den Starnberger See herum kaum Lebenszeichen geblieben. Die unter Kaiser Augustus errichtete römische Herrschaft löschte die schon hoch entwickelte keltische Kultur langsam aus, und die römischen Soldaten, Beamten und Kaufleute vermischten sich allmählich mit der einheimischen keltischen Bevölkerung, den Boiern, auf die der Name der später hier seßhaften Bajuwaren zurückgeht. Im ersten christlichen Jahrhundert nahmen die Römer fast kampflos das gesamte heutige Bayern mit dem benachbarten Österreich in Besitz. Zwei römische Provinzen entstanden: Rätien, das vom Bodensee bis zum Inn reichte, und Norikum zwischen unterem Inn und Wienerwald. Wichtigstes Zentrum war Augusta Vindelicorum, das heutige Augsburg, Sitz des römischen Statthalters und Schaltstelle für Handel und Gewerbe. Die römischen Straßenbauer ersetzten die alten primitiven Karrengeleise durch solide Anlagen mit frostsicheren Stein- und Schotterschichten von einem Meter Dicke. Die berühmte Via Claudia Augusta führte von Augsburg über Füssen, Reutte, Fern- und Reschenpaß nach Bozen, dann über Verona und Bologna bis Rom. Eine zweite Alpenstraße lief über Partenkirchen und Mittenwald zum Brenner (Augsburg–Verona damals in sieben Tagen!), eine dritte durch die Schweiz nach Mailand. In die Donauprovinz ging es von Augsburg über Landsberg und Gauting nach Salzburg und Wien. Auf den Linien dieses vorbildlichen, viele tausend Kilometer langen römischen Verkehrsnetzes verlaufen heute noch europäische Fernstraßen. In Benno Hubensteiners Bayerischer Geschichte heißt es: „Man konnte zur Römerzeit schneller und gefahrloser von Paris nach Konstantinopel reisen als etwa um 1800.“ Vom Mittelalter bis ins 19. Jahrhundert verlotterten nämlich die Verkehrswege trotz aufkommender Postkutschenverbindungen.

Acht Jahrhunderte der Wittelsbacher Hofsee

Eine stärkere Besiedlung Südbayerns und der Landschaft um den Starnberger See erfolgte im 6. Jahrhundert nach dem Rückzug der Römer. Die neue Landnahme und -kultivierung wurde bis ins hohe Mittelalter von Adel und Kirche bestimmt, vor allem durch alte Klöster wie Schäftlarn, Bernried, Benediktbeuern, Polling und Wessobrunn. Seit dem 11. Jahrhundert haben sich dann einzelne geschlossene Herrschaftsbereiche in Grafschaften gebildet. Im Land zwischen Starnberger See und Ammersee wuchs die Macht der Grafen von Andechs, denen außer Grund- und Lehensbesitz auch Gerichtsbarkeit und Vogtei über die Klöster zustand. Nach ihnen erzwang hier der bayerische Landedelmann Otto von Wittelsbach mit Waffengewalt die Herrschaft. Die Wittelsbacher bestimmten dann für acht Jahrhunderte bis zum Ende der Monarchie 1918 Bayerns Geschichte und auch das Leben am Starnberger See, der deshalb im Volksmund „Fürstensee“ hieß im Unterschied zum Ammersee, dem „Bauernsee“.

Zweieinhalb Jahrhunderte lang stilisierten bayerische Herzöge und Kurfürsten ihr Lieblingsgewässer zwischen Residenzstadt und Zugspitze zur luxuriösen Spielarena mit großen Jagden und Festen, Feuerwerk und Prunkschiffen. Das begannen im 16. Jahrhundert schon die Herzöge Wilhelm IV. und der von 1550 bis 1579 im Stile eines Renaissancefürsten regierende Herzog Albrecht V., genannt der Großmütige. Wilhelm ließ die mittelalterlich muffige Starnberger Burg aufmöbeln und nützte sie während der Sommermonate für viele Besuche, fuhr mit geschmückten Schiffen auf dem See und jagte nach Enten. Albrecht errichtete südlich der Burg auf dem Starnberger Moränenwall ein kleines Landschlößchen mit blühendem Garten und sogar einem Weinberg am Hang hinunter zum See. Diese Sommerresidenz wurde allerdings 1763 für den Bau der Josefskirche abgerissen. Von alten Rechnungen ist aber noch abzulesen, wie Albrecht V. seine Starnberger Flotte fast wie ein venezianischer Herrscher ausgestattet und vergrößert hat. Über drei neue Schiffe aus Lärchenholz berichtet der Ingolstädter Geographieprofessor Philipp Apian in seinen berühmten Bayerischen Land-Tafeln von 1566. Die Boote hatten Masten und Segel – was auf bayerischen Seen vorher noch niemals zu sehen war. 1570 ließ der Wittelsbacher Herzog sich ein neues Leibschiff von 23 Meter Länge bauen, mit 48 Rudern und 34 gedrechselten Eichensäulen fürs Kabinendach. Wegen seines verschwenderischen Aufwands für das Seegeschwader wagten sogar die herzoglichen Räte zu mahnen, aber Albrecht machte ihnen klar, sie sollten nur „Ir Fürstliche Gnaden für Iren rechten herrn" halten und ihm „nitt maß oder ordnung furschreiben". Die Flotte des bayerischen Regenten bestand damals immerhin schon aus dem neuen Hauptschiff und einigen Begleitbooten wie „Edelleuteschiff", „Silberschiff" (fürs Gedeck), „Kellerschiff" (fürs Getränk) sowie „Küchenschiff" und „Musikschiff". Daß der prachtfreudige Herzog auch eine seemännische Natur hatte, zeigte er durch mannhaftes Überstehen einiger stürmischer Ausfahrten. „1575 ist das groß Hagelwetter zu Starnberg gewest" und hat „die Leut und das Schiff iämmerlich abkloppft", und die Damen „haben gebebet und gezaget, daß der Herzog Trost zusprechen müssen." Schon ein paar Jahre vorher war Albrecht auf dem See bei einem heftigen Sturm in

Lebensgefahr geraten und hatte der Muttergottes in Altötting für die Rettung kostbare Kirchengeräte gestiftet.

Die schlimme Zeit des Dreißigjährigen Krieges, in der auch Oberbayern verwüstet wurde, hat die erste Blüte der Fürstenfeste am Starnberger See beendet – aber danach entwickelte sich in einer langen Friedensperiode das Feiern in den Wittelsbacher Schlössern und auf dem in ganz Europa bestaunten Majestätsschiff „Bucentaur“ zu neuen rauschenden Höhepunkten.

II. Die Fürsten

Es war einmal eine Prinzessin, sehr jung, sehr zierlich, sehr schön. Sie kam vom savoyisch-bourbonischen Hof in Turin, dem kultiviertesten und prunkvollsten in ganz Italien. Aber die *delicatissima principessa* (allerzarteste Prinzessin) oder *la tenerina* (kleine Zarte), wie sie daheim genannt wurde, weinte bitterlich, als sie im Alter von 15 Jahren Abschied nehmen mußte zur weiten Reise ins Bayernland. Und doch hat sie dann in der kurfürstlichen Residenzstadt München und bei den prachtvollen Wasserfesten am Starnberger See das jesuitisch strenge und vom Habsburger Hofzeremoniell geprägte Leben zu heiterem Glanz erweckt. An der Seite des spröden und eher unbeholfenen bayerischen Kurfürsten Ferdinand Maria galt Henriette Adelheid aus Savoyen in den Jahren um 1660 als die schönste Frau der europäischen Adelsgesellschaft.

Sie hatte eine ebenfalls sehr reizvolle und höchst ehrgeizige Mutter, Königstochter von bourbonischer Abkunft, dazu eine italienische Großmutter aus dem berühmten Geschlecht der Medici – und offenbar von beiden das Temperament, die Repräsentationslust und herrscherliche Geste geerbt. Sie bekam nach der Geburt als eines von zwei schwächlichen Zwillingsmädchen den Namen Henriette Maria Adelaide, was französisch ausgesprochen wurde. Sie war die hübschere, feinere der beiden Prinzessinnen, und sie sollte dereinst nach dem Willen der Mama dem bourbonischen Thronfolger in Frankreich, dem späteren „Sonnenkönig“ Ludwig XIV. („Der Staat, das bin ich“) zur Hochzeit dargeboten werden.

Aber die Politik entschied anders. Der französische Kardinal und Staatsmann Mazarin wollte die savoyische Prinzessin lieber als Pfand in Bayern haben, um den dortigen Kurfürsten dann gegen die Habsburger als deutschen Kaiser unter französischer Regie durchzusetzen. Und so kam es am 14. Mai 1850 zur Unterschrift der Heiratsurkunden für die zwei Kinder Ferdinand Maria und Adelheid, die sich noch nie begegnet waren. Daß nicht nur ein raffinierter Zug auf dem europäischen Schachbrett dazu führte, macht ein früher Biograph der Wittelsbacher deutlich. Er schildert, wie der kurfürstliche Vater Maximilian I. für seinen unmündigen Nachfolger Ferdinand Maria Brautschau hielt:

„Nach allen katholischen Höfen wandte sich sein Blick, über alle Prinzessinnen, die noch jung und in einem für seinen Sohn entsprechenden Alter gewesen, zog er Nachrichten ein, allein unter allen behagte ihm vorzüglich die Prinzessin Henriette Adelheid von Savoyen, [...] indem derselben Religiosität, feines, artiges und edles Betragen, Talente, Geschicklichkeit, Kenntnisse, gutes Herz und ausnehmende Schönheit besonders angerühmt und geschildert worden, auch von derselben einstigen Vermählung mit Bayerns Churprinzen während der westphälischen Friedensverhandlungen (=1648, als der Sohn erst neun Jahre alt war) schon die Rede gewesen ist.“[8]

H. M. Adelaida di Savoya Elettrice di Baviera – das war nach dem energischen Schriftzug in einem von ihr hinterlassenen Lieblingsbuch die italienische Namensform der jungen bayerischen Kurfürstin, die am Münchner Hof offiziell Henriette Adelheid von Savoyen hieß. Sie wurde zum funkelnden Stern im kleinen Wittelsbacher Staat zwischen den Großmächten, sie prägte das kulturelle und gesellschaftliche Leben Münchens, verschaffte mit den herbeigerufenen italienischen Künstlern – Architekten, Musikern, Malern, Literaten, Sängern, Schauspielern, Ärzten, Hofgeistlichen und adeligen Höflingen – der Residenzstadt den Rang eines herausragenden Musenhofs. Mit dem Bau der Münchner Theatinerkirche, den Adelheid aus ihrer 200 000 Gulden schweren Mitgift und weiterem persönlichen Besitz mitfinanziert und organisiert hat, begann auch der italienisch befruchtete bayerische Barock zu prangen, der bis heute den deutschen Süden schmückt.

Von den überraschenden Ideen, Anregungen und Wünschen seiner kunstsinnigen Frau immer wieder gefordert, entwickelte der anfangs eher zögernde, schwermütige und schweigsame Kurfürst über die Jahre auch Entschlußkraft und Lust am Bauen, an der Selbstdarstellung eines absolutistischen Herrschers, der die Ausstrahlung seiner Gemahlin und seines Hofstaats genoß. Besonders reizte den für Natur und Jagd schwärmenden Wittelsbacher der Ausbau seiner Schiffsflotte auf dem Starnberger See und die Veranstaltung atemberaubender Wasserspiele und Prunkfeste mit Raketenzischen und Kanonendonner, mit Musik, Tanz, Galadiners und Beleuchtungszauber bei abendlichen Ausfahrten. Nie wieder glänzten die Schiffe, die Ufer und die Schlösser am Starnberger See so schön wie in den Jahren des Kurfürstenpaars Ferdinand Maria und Adelheid.

Das Prunkschiff als Machtsymbol

Der Kurfürst, der sich auf Bayerns Flüssen gern den Flößen und kleinen Booten anvertraute, der ein guter Schwimmer und mutiger Taucher war, entschloß sich – wohl auch seiner begeistert zustimmenden und vielleicht sogar den Anstoß gebenden Frau zuliebe – zum Bau eines neuen großartigen Staatsschiffes in der kurfürstlichen Flotte. Noch 1662 wurde unter Leitung von Francesco Santurini begonnen. Der Architekt und Bühnenbildner aus Venedig hatte schon das neue Münchner Opernhaus ausgestattet und kannte den *bucintoro*, das Prachtschiff des Dogen von Venedig. Santurini bekam noch zwei fachkundige Schiffbauer aus der alten Seefahrerstadt und einen Dolmetscher dazu, um mit den bayerischen Handwerkern verhandeln zu können, mit Zimmerleuten, Schmieden, Drechslern, Malern, Bildhauern und Tapezierern. Nach einem halben Jahr schon war der Rumpf des Riesenschiffs fertig und konnte vorsichtig vom Bauplatz am Nordufer des Starnberger Sees, nahe der Mündung des Georgenbachs, auf Holzrollen mit zwanzig Flaschenzügen ins Wasser bewegt werden. Nur insgesamt 17 Monate dauerte es, bis die *Große Gallee*, wie sie in den alten Quellen meist genannt wurde, startbereit war. Eine schwimmende Fürstenresidenz, ein bewegliches Lust- und Jagdschloß auf dem Starnberger See, ein farbenprächtiger, goldstrotzender Koloß zur Aufnahme von 100 einheitlich gekleideten Ruderern, die allerdings fast unsichtbar im untersten Deck schufteten und eine bis zu 500-köpfige Festgesellschaft als Mittelpunkt der fürstlichen Flottenparade fortbewegten. Der „Bucentaur", wie er bis heute genannt wird, war 29 m lang, 7,50 m breit und bis zur Balustrade des Oberdecks 5 m hoch. Die Segel an zwei großen Masten wurden bei schwachem und besonders bei zu starkem Wind nicht ausgerollt, da der flache Bootsrumpf mit geringem Tiefgang (3 Fuß = etwa 1 m) trotz Gewichtsballast durch tief angebrachte Bordkanonen nicht genügend Stabilität sicherte.

Das mittlere Hauptdeck, reserviert für die kurfürstliche Familie, für hohe Gäste, einheimische Adlige und wichtige Hofleute, wurde über zwei kurze Treppen am Heck bestiegen. Hierher lieferten die Küchenschiffe auch Speisen und Getränke. Der kleine Vorplatz am

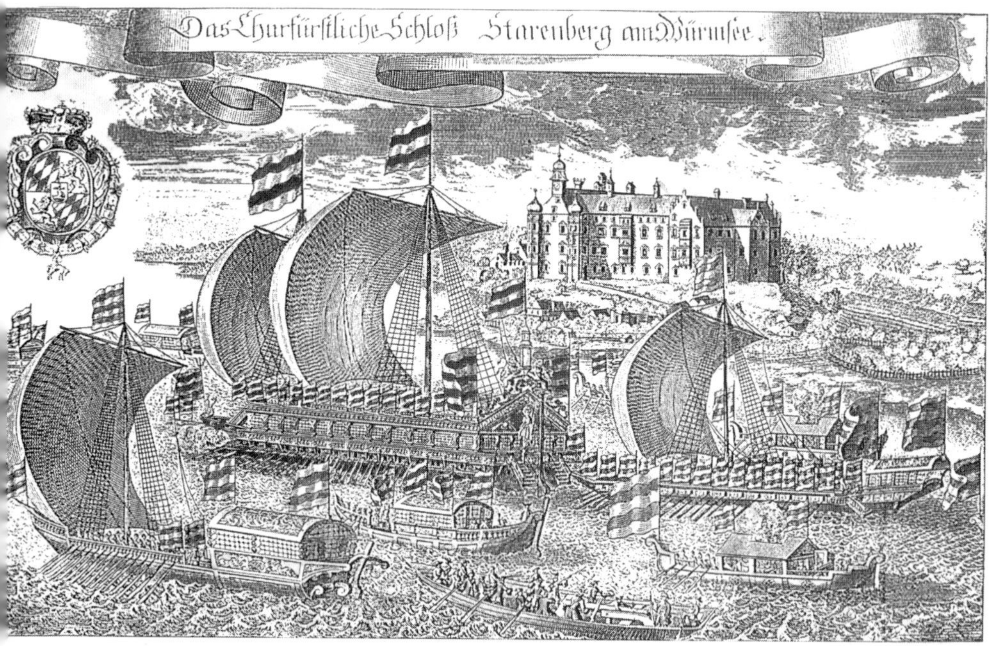

Michael Wenings Kupferstich von 1701 zeigt die kurfürstliche Flotte vor dem Starnberger Schloß. Das Staatsschiff „Bucentaur" wurde von 100 Ruderern bewegt. 500 Gäste konnten an Bord Hirschjagd und Feuerwerk bestaunen.

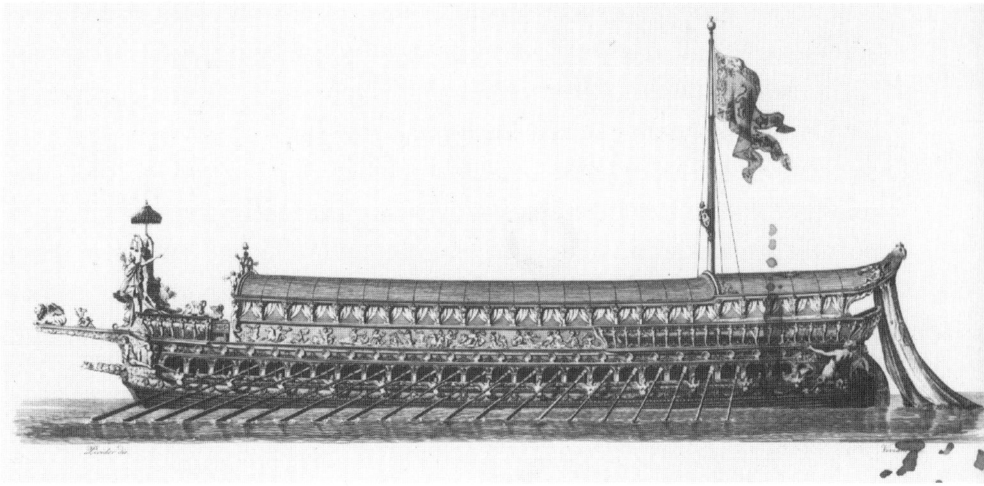

Vorbild für den bayerischen „Bucentaur“ war der „bucintoro“ in der alten Seefahrerstadt Venedig. Als der Herrscher dort abtreten mußte, wurde auch sein berühmtestes Schiff als ein gefährliches Symbol der Macht verbrannt.

Bug führte in den großen Speisesaal mit dem ausziehbaren Eßtisch und einem Springbrunnen. Danach folgten das Kabinett des Kurfürstenpaars und zwei kleinere Räume für den Aufenthalt besonderer Gäste. Zum Oberdeck führten vom Vorplatz am Bug ebenfalls zwei Treppen. Hier oben hatten der Kapitän, die Mannschaft zur Segelbedienung und die Musikkapelle ihre Plätze. Viele vergoldete Figuren und Symbole schmückten den farbenprächtigen Bucentaur, eine Pallas Athene (heute im Bayerischen Nationalmuseum), ein Hermes, der auf einem Delphin reitende Neptun und zwei große Löwenköpfe am Bug.

Umgeben wurde das Leibschiff immer von einer beachtlichen Begleitflotte. Da gab es die Rote Galeere (23,5 m lang, 40 Ruder), das Kammerherrnschiff (17,5 m, 16 Ruder) sowie mehrere Gondeln (10,5 bis 11,5 m), dazu als Nutzboote einige Kuchlschiffe (20 bis 23 m), ein Kellerschiff für die Getränke, ein Silberschiff fürs Gedeck und noch mehrere Transportboote. Alle zusammen konnten bei großen Festen bis zu 2000 Personen auf den See mitnehmen.

Für den Kurfürsten Ferdinand Maria sollte sein prunkendes Leibschiff nicht nur die Festesfreude und Vergnügungslust seiner anspruchsvollen Gemahlin befriedigen. Der Nachbau des europaweit berühmten venezianischen Vorbilds hatte auch die Lebenskraft und das Ansehen des bayerischen Staats neben den Großmächten Österreich, Frankreich und Spanien zu verkünden. Dafür sorgten schon die politisch wichtigen Gäste, die eingeladenen Gesandten der anderen Fürstenhöfe und zum Glück für die staunenden Zeitgenossen und die Nachwelt auch Berichterstatter, die ähnlich modernen Klatschkolumnisten das Leben der großen Leute und ihren Luxus beschrieben. Der umtriebige französische Schriftsteller Samuel Chapuzeau (laut Hubensteiner ein „weitgereister Abenteurer") kannte offenbar auch den venezianischen *bucintoro* und verglich mit ihm die bayerische Nachbildung: „Er steht jenem in Venedig, um den man ein so großes Aufhebens macht, nicht nur an Größe und Schönheit nicht nach, er hat sogar etwas weit mehr Heiteres und Prunkvolles an sich."[9] In Venedig hieß er bei den Einheimischen ursprünglich eher spöttisch *buzzo d'oro* (vergoldeter Dickwanst), aber für den Dogen als Herrscher der mächtigen Seefahrerstadt Venedig wie für den bayerischen Kurfürsten Ferdinand Maria sollte und konnte das schwimmende Kunstwerk eine magische Wirkung ausstrahlen, wie sie sich heute auch an den teuersten Luxusautomobilen, Düsenjets oder Hochseejachten von Ölscheichs, Staatspräsidenten und Showstars kaum ermessen läßt. Das Prunkschiff eines absolutistischen Herrschers verkörperte ebenso die unbegrenzte majestätische Machtfülle des Fürsten wie seine vielspännige vergoldete Krönungs- und Paradekutsche. Das führten auch verschiedene Exekutionen der Geschichte vor.

Als 1793 in der Französischen Revolution König Ludwig XVI. zum Tod auf der eben erst erfundenen Guillotine verurteilt wurde, beschloß das Parlament dazu noch die Zerstörung des königlichen Krönungswagens – als könne von ihm der alte höfische Geist erhalten werden. Ein früherer absolutistischer Herrscher Frankreichs, der bis 1715 regierende „Sonnenkönig“ Ludwig XIV., hatte in einem Gesetz schon festgeschrieben, daß Krönungs- und Staatskarossen den König repräsentieren und sogar entsprechende öffentliche Huldigung fordern, wenn sie leer vorüberfahren. Als Napoleon nach der Französischen Revolution die Adelsherrschaft in Venedig zerbrach, wurde dort das seit Jahrhunderten bewunderte und immer wieder erneuerte Staatsschiff, der bucintoro des letzten Dogen, öffentlich wie eine Hexe verbrannt. Majestätische Schiffe hatten übrigens schon viel früher als Herrschaftsinsignien gegolten, waren den Pharaonen im alten Ägypten nach ihrem Tod sogar noch als Modell in ihre Grabkammer mitgegeben worden.

Einige zeitgenössische Schilderungen aus dem 17. und 18. Jahrhundert lassen auch die Machtausstrahlung der fürstlichen Wittelsbacher Flotte auf dem Starnberger See erkennen. Damals wurden so prachtvolle und teuere Feste auf dem Wasser und in den umliegenden Schlössern gefeiert wie nie mehr wieder. Der französische Gast Chapuzeau, ein aufgeschlossener Weltmann, erlebte 1671 eine zu Ehren des Salzburger Fürstbischofs Max Gandolf veranstaltete 18-tägige Münchner Festfolge mit Theater- und Opernvorstellungen, feierlichen Messen und Balletten, Reitturnieren, Jagdausflügen, Feuerwerken und täglichen Galadiners, bei denen Kurfürstin Adelheid mit italienischer Grandezza und Reichtum glänzte. Täglich führte sie aus ihrem Schmuckarsenal neue Juwelen vor, Diamanten, Rubine, Amethysten, Smaragde, einmal sogar die untaxierbar wertvollen Perlenketten aus der bayerischen Schatzkammer ihres verstorbenen Schwiegervaters Kurfürst Maximilian I. Diese Perlen galten als die schönsten Europas – so wie die Kurfürstin als die schönste aller Frauen. Doch mehr als von diesem Münchner Festspektakel war Chapuzeau offenbar von der kurfürstlichen Flotte beeindruckt: „Von all den Herrlichkeiten und Merkwürdigkeiten, die man in Bayern zu sehen bekommt, kann der ‚Bucentaur‘ auf dem Starnberger See als eine der vorzüglichsten gelten.“ Und das, obwohl der französische Reiseschriftsteller bei seinem Starnberger Ausflug im Sommer 1671 kein Wetterglück hatte.

Am ersten Tag begrüßte ihn zwar Kanonenkrachen, und es gab auf dem „Bucentaur" noch eine „kleine Lustfahrt". Aber am zweiten Tag regnete es, die erlauchte Gesellschaft mußte die Zeit mit „verschiedenen Spielen" hinbringen, und am dritten Tag gab es unter heiterem Himmel endlich eine „Bucentaur"-Überfahrt nach Possenhofen zum Mittagessen. Rückfahrt dann mit dem Schauspiel einer Hirschtreibjagd im Wasser, Souper im Schloß Berg, und noch einmal wurden dann die Schiffe bestiegen, „um das „prächtige Schauspiel eines glanzvollen Feuerwerks zu genießen." Das hatte allerdings schon eher seeschlachtartigen Charakter, denn der handschriftliche Bericht des verantwortlichen kurfürstlichen Büchsenmachers und Feuerwerkers Christoph Hälle skizziert ein Kanonen- und Raketenschauspiel mit

„zway Kriegsschiff, welche continuirlich mit feur und schlögen wie auch Ragheten in die Lufft gegeneinander scharsieret, und hat solches Feuerwerk in sich gehalten 2000 feur und schlögn, auch 600 undterschidtliche Ragheten. Mit 4 Liechtkugeln seindt solche schiff beleicht worden. 40 underschidtliche grosse wasserkhugeln, so eine in der Quantitet von 40 biß 50 Pfundt gehalten hat."[10]

Hirschtreibjagd ins Wasser

Zum außergewöhnlichen Reiz der fürstlichen Seefeste gehörte außer solchem Feuerwerk und dem Beleuchtungszauber auf Schiffen, Schlössern und Ufern auch die traditionelle Hirschtreibjagd ins Wasser. Dieses für heutiges Empfinden tierverachtende und eher abstoßende, unwaidmännische Schauspiel genossen damals sogar die edlen Damen an Bord, ohne blaß zu werden und sich abzuwenden. Sie waren selbst, auch in höchster Stellung, persönlich begeisterte und furchtlose Jägerinnen wie Ferdinand Marias Mutter und seine Gemahlin und ebenso die nachfolgenden Kurfürstinnen. Die Savoyerin Adelheid nahm nach dem Urteil ihrer Biographin allerdings mildernd Einfluß auf den Stil der bayerischen Hofjagden:

„Daß die Jagd im 17. Jahrhundert ein für heutige Begriffe rohes Vergnügen war, konnte sie nicht verhindern, aber sie schritt kultivierend ein,

wo dies nur möglich war. Die Jagden wurden kürzer und prächtiger, die Falkenbeize ließ sie besonders pflegen. Aus Turin erbat sie von ihrem Bruder schöne Jagdutensilien und kostbare Meutehunde.“[11]

Ihre Hundeverehrung ging aber nicht so weit, wie es einige Zeit später in der Residenz München üblich war. Da hielt Kurfürst Karl Albrecht, der 1742 zum Kaiser gewählte Enkel von Ferdinand Maria, als passionierter Jäger in seinen Schlössern viele edle Hunde, und der vierbeinige Liebling lag in Schleißheim neben seinem Bett in einer eigenen kleinen Loge, während zwölf andere bevorzugte Hunde im angrenzenden Schreibsaal für sie eingerichtete Kojen „bewohnten“. Karl Albrechts Gemahlin, die Kurfürstin Amalie, war berühmt als besonders entschlossene und begeisterte Jägerin. Wie von einem Zeitgenossen berichtet, ging sie

„öfters bei Jagden bis auf die Knie in Moraste, [...] allzeit in grüner Mannskleidung mit einer kleinen weißen Perruque. [...] Die Hunde finden eine große Liebhaberin in ihr, welches man vornehmlich zu Nymphenburg an den übel zugerichteten, rotdamastenen Tapeten und Betten abmerken kann. Die kleinen englischen Windspiele gelten jetzt das Meiste. Bei der Tafel stehen eine Menge derselben um die Kurfürstin und auf jeder Seite sitzt einer, die alles wegnehmen, was sie erwischen können. Nahe an der Kurfürstin Bette zu Schleißheim hat ein Hund ein gelbdamastseidenes kleines Gezelt mit einem Kissen.“[12]

Solche Bevorzugung der höchsten Herrschaften, wie die Hunde als unerläßliche Jagdhelfer sie genossen, bekamen die Hirsche als edelstes Wild nicht zu spüren. Sie wurden gnadenlos gehetzt und zusammengetrieben. Auch Bernd Ergert, erfahrener Jäger, Jagdhistoriker und Direktor des Münchner Jagdmuseums, sieht die Jagd in der Barockzeit ab 1620 zu „einem reinen Hofspektakel“ degeneriert. Das zu jagende Wild wurde von Reitern, Hunden und Jagdhelfern in ein mit Hecken, Zäunen, Netzen und Tüchern gesichertes Waldstück gescheucht und dann erlegt. Für dieses „Totschießen des zusammengetriebenen Wildes“ wurde im 17. Jahrhundert sogar der Name „Teutsches Jagen“ üblich. Aus einem kleinen Holzhaus konnte der Jagdherr ohne Gefahr für sein eigenes Leben das herangetriebene Wild erlegen. Als Bayerns Kurfürst Ferdinand Maria, sein nachfolgender Sohn Max Emanuel und dessen Sohn Karl Albrecht die Hirschtreibjagd dann im Starnberger See enden ließen und der Todeskampf des Hirschen dort stattfand, widersprach das nach Ergerts Urteil „den klassischen Regeln der Parforcejagd", die zu Pferde geführt wurde.

Auch der bayerische Mineraloge und Schriftsteller Franz von Kobell, Sohn des berühmten Malers Wilhelm von Kobell und erfahrener Jäger, nannte die Hirschtreibjagd in den Starnberger See ein „je nach der Mode gestaltetes Spektakel" und zitierte aus einer älteren Schilderung über ein Jagdfest 1722 vor Berg am Ostufer:

„Die höchsten Herrschaften hatten den „Bucentaur" [...] bestiegen, die übrigen je nach dem Rang die kleineren Schiffe. Im Park war ein Auslaß so eingerichtet, daß der gejagte Hirsch gezwungen werden konnte, dort auszubrechen und sich in den See zu stürzen. Der Berichterstatter (= der am Münchner Hof als Beichtvater beschäftigte französische Theologe und Schriftsteller Pierre de Bretagne) erzählt nun: Die Fürsten und ihre Jäger, durch Kanonenschüsse von der Ankunft der Prinzessinnen auf den Schiffen benachrichtigt, jagten den Hirsch auf und zwangen ihn durch den Schall des Waldhorns, aus seinem Hinterhalt hervorzubrechen. [...] Endlich durch die Hunde gedrängt, welche durch die immer blasenden Jäger unterstützt waren, sprang er ins Wasser, und die Hunde setzten ihm schwimmend nach und umringten ihn. Sogleich tauchte er unter und verlor sich aus dem Gesicht, aber bald erschien er wieder auf dem Wasser und wurde aufs Neue von den Hunden verfolgt. Je mehr er sich vertheidigte, um so mehr wurde er angegriffen, dieser Kampf dauerte beinahe eine Stunde und gewährte unendliches Vergnügen (= wohlgemerkt: Zitat F.v.Kobell nach P. de Bretagne). Die Trompeter bliesen während dieser Zeit abwechslungsweise. Der Hirsch kämpfte endlich seinen Todeskampf und die Jäger bliesen seinen Tod; vier Gondoliere bemächtigten sich hierauf des Hirsches am Geweih und brachten ihn an Bord, wo er sogleich verendete. Ein Jäger schnitt ihm den Lauf (= ein Bein) ab und brachte ihn der Churfürstin, und diese erlauchte Gesellschaft hatte das Vergnügen, bei dem Schalle der Hörner das Jagdrecht der Hunde zu sehen."[13]

Wie der Hirsch bei der Wasserhatz zu Tode kam, klären die alten schriftlichen Quellen nicht eindeutig. Auf den erhaltenen bildlichen

Darstellungen, wie sie auch in diesem Buch zu sehen sind, scheinen die im 17. Jahrhundert längst eingeführten Feuerwaffen bei der Seetreibjagd kaum benützt worden zu sein. Auch auf dem „Bucentaur" sind keine ins Wasser gerichteten Flinten zu entdecken. Die von der Hundemeute und den Begleitschiffen bis zur Erschöpfung gehetzten Hirsche verendeten wohl im See oder wurden halb oder ganz tot gleich an Bord gezerrt, manchmal auch erst ans Ufer, um ihnen dort einen Lauf (= Bein) als Jagdtrophäe abzutrennen und dem Jagdherrn oder der Kurfürstin auf dem Schiff zu überreichen. Wenn der Hirsch noch Lebenszeichen gab, wurde er mit dem Hirschfänger (= kurze Stichwaffe) getötet.

Die Reise nach Starnberg – damals

Den erstaunlichen finanziellen und organisatorischen Aufwand für die Wittelsbacher Schiffs- und Jagdfeste am Starnberger See machen schon die Vorbereitungen und auch die Anreise des Hofes und der Gäste deutlich. Die Kutschenfahrt dauerte selbst auf dem reservierten, durch verschließbare Schranken abgesperrten Weg durch den wildreichen kurfürstlichen Forstenrieder Park einen halben Tag, denn schon am Stadtrand wurde ein großes Picknick inszeniert, das trotz allem höfischen Zeremoniell fast dem bunten Treiben eines Heerlagers glich. Tische waren unter Zelten und eigens errichteten Laubhütten aufgestellt, Bodenbretter ausgelegt. Köche und Küchenpersonal hatten schon stundenlang vorgearbeitet, und die zahlreiche Bedienung bot immer neue Köstlichkeiten an den nach Standesrang geordneten Tischen an. Das kurfürstliche Paar hatte vor dem Aufbruch in der Residenz noch Boten mit Geldspenden auf den Weg geschickt, um die unterwegs wartende und staunende Bevölkerung auch an der Festesfreude teilhaben zu lassen.

Aber schon Wochen vorher mußten die ersten vierspännigen Gepäckfuhren die Münchner Stadttore passieren, um Nahrung und Getränke, aber auch Möbel, Betten, Teppiche und Gobelins in die zur Unterkunft benötigten Schlösser am See zu bringen. Alte Rechnungen im Hauptstaatsarchiv[14] zählen da erstaunliche Mengen an Lebensmitteln auf, die vorausgeschickt oder auch frisch vor Ort bei Bauern und Fischern für Küche und Keller besorgt wurden. Die Zahlen sagen alles: Da reisten zum Beispiel 248 Personen und 400 Pferde an, elf Meisterköche mit zwölf Küchenjungen, zwei Mundköchinnen mit Gehilfinnen, eine „welsche Mundköchin" (wohl speziell für die Wünsche von Kurfürstin Adelheid und italienische wie französische Gäste), dazu kamen noch der Mundbäck, die Metzger, Silberwascher und Geflügelputzer, Tafel- und Küchenspülerinnen, „Pratens-Umbtreiber" (Bratspießdreher), Pechpfannenwärter oder auch ein „welscher Wassersieder", der schöne Düfte von Pomeranzenblütenwasser, Jasmin oder Ambra und auch kandierte Marillen anbot.

1684 wurden nach nur einwöchigem Seefest die Häute der Schlachttiere, nämlich eines ungarischen und eines bayerischen Landochsen sowie von zwei Kühen, dazu Felle von 48 Kälbern und 20 Lämmern verkauft. Zwei Jahre später besorgte der „Hofmetzg" für eine Starnberg-Unternehmung 612 Pfund Alt- und 748 Pfund Jungfleisch, dazu 11 Pfund Speck, 15 Zungen und 8 Schinken, eine lebende Kuh, 25 Kälber und 18 Lämmer. Die Fischer vom See hatten u.a. 181 Pfund Lachsferchen und 411 Pfund Hecht geliefert. Wie so eine kurfürstliche Einladung an den Starnberger See im Jahre 1676 gefeiert wurde, beschrieb der Münchner Schriftsteller Adolph von Schaden knapp zweihundert Jahre später anhand einer älteren Quelle[15]:

„Ferdinand Maria bewirtete zu Berg viele fürstliche Gäste. Eines Abends bestiegen die höchsten und hohen Herrschaften den ‚Bucentaur', um nach Possenhofen hinüberzusegelen, wo ihrer im Schlosse ein kostbares Souper harrte; die Flottille umschwärmte wie gewöhnlich das kurfürstliche Hauptschiff. Als man die Mitte des Sees erreicht hatte, donnerten plötzlich sämtliche Feuerschlünde des ‚Bucentaur', und auf dieses Zeichen verwandelte sich das bisher im nächtlichen Dunkel kaum noch zu unterscheidende Schloß zu Possenhofen in einen herrlichen Flammenpalast. Durch eine künstliche Vorrichtung nämlich, wahrscheinlich vermittelst Schwefelfäden, war im Nu die glanzvollste Beleuchtung der Burg (= Starnberg) zustandegebracht wor-

den. Ein tausendfacher Ruf der Freude und des Erstaunens erfüllte die Luft, rauschende Musik fiel ein, die Feuerschlünde krachten lustiger, und in diesem Jubeltaumel bestieg man die westliche Küste. Nun wurde getafelt und getanzt und spät nach Mitternacht erst die Rückfahrt angetreten. Es war eine sehr finstere Nacht, allein den ‚Bucentaur' und seine Flottille erleuchteten Tausende von Lampen und Fackeln, deren Schein aus der schweigsamen Silberfläche des Sees widerstrahlte, welches ein herrliches Schauspiel gewährte. Die vornehmen Gäste hielten das Fest für beendigt und sehnten sich bereits zur Ruhe, allein noch einmal und nun zwar im höchsten Grade sollten sie überrascht werden, denn als man die Rückfahrt zur Hälfte zurückgelegt hatte und nun anfing, sich bereits wieder dem östlichen Gestade zu nahen, gaben die sechzehn Geschütze auf dem ‚Bucentaur' eine abermalige Generalsalve, und, wie durch einen Zauberschlag, stand nunmehr auch das kurfürstliche Schloß Berg in Flammen, glanzvoller noch strahlend als vorhin Possenhofen, und, um dem Prachtfeste die Krone aufzusetzen, wurde auf der hohen Terrasse des Schloßgartens ein kostbares Feuerwerk abgebrannt."

Die Fürstenfamilie im Gewittersturm

Schon drei Jahre nach dem Stapellauf des großen kostbaren Staatsschiffes hatte ein plötzlich losbrechender Gewittersturm im Juni 1666 das kurfürstliche Paar Ferdinand Maria und Adelheid mit ihren Kindern Marianne Christine und Thronfolger Max Emanuel in Lebensgefahr gebracht – und das hätte bei tragischem Ausgang auch das Ende aller Flottenpracht auf dem Starnberger See bedeuten können. Aber zum Glück ging der „Bucentaur" nicht unter, und die Herrscherfamilie konnte mit den anderen Schiffsgästen heil ans Ufer gebracht werden. Über die gefährliche Rettung gibt es allerdings widersprüchliche Schilderungen. Die eine stammt von der Kurfürstin selbst[16], die Landsleute aus ihrer alten Heimat als Retter nennt:

„Gegen Abend, als das Essen schon serviert war, erhob sich ein Sturm mit so furchtbaren Blitzen und Donnern, daß die Taue, die das Schiff am Ufer (= vor Schloß Possenhofen) festhielten, rissen, und wir mit einer solchen Heftigkeit in die Mitte des Sees getrieben wurden, daß alles schrie. Am schlimmsten aber war, daß von alle den Leuten, die das Schiff steuerten und die Segel bedienten, niemand mehr an Bord war, nachdem man die Anker geworfen hatte. Es ist überhaupt ein Wunder, daß das Schiff nicht kenterte,

weil es so groß ist. Einer meiner Leute schnitt glücklicherweise die Segel rechtzeitig ab, was unseren Schiffbruch verhinderte. Ich war am meisten in Sorge, da ich meine Kinder in so großer Gefahr sah, ohne daß ich ihnen hätte helfen können, und die ein solches Geschrei machten, als müßten sie vor Schmerz sterben. [...] Da begann jemand zu rufen: ‚Nur Mut, wir sind an Land!' Und es erschien ein kleines Boot, in welches wir stiegen, und nach und nach wurden wir einer nach dem anderen gerettet. [...] Mich brachten meine Piemonteser, die zu dritt waren, in Sicherheit. Wir erreichten zu Fuß die Hütte eines armen Bauern."

Im kleinen Haus des Fischers Georg Schropp legte Kurfürstin Adelheid ihr Töchterchen in einen Korb mit Stroh. Schropp schilderte 1691, als er sich beim Kurfürsten Max Emanuel um die Steuermeisterstelle bewarb, die Jahrzehnte zurückliegende Rettungsaktion etwas anders. Er sei beim Anblick des gestrandeten Schiffes ins Wasser gesprungen, das ihm bis an den Hals reichte, und habe die Kurfürstin auf einem Tragsessel an Land gebracht, danach auch den entkräfteten Kurfürsten, der sich schwimmend selbst gerettet hatte, an seinem Arm zum Haus geleitet. Schropp erhielt den begehrten Posten als Steuermeister auf dem „Bucentaur", nachdem auch der Bericht der Hofkammer seine Tat belobigt hatte, weil er

„Ihr Durchlaucht Maria Adelheid samt einen Tragsessel ergriffen und glücklich aus aller Gefahr an das Gestatt gebracht; darnach auch Ihr Churfürstliche Durchlaucht Ferdinand Maria gevolgt, so er, Supplikant, under den arm in dessen Behausung ganz entcrofftet geführt."

Kurfürstin Henriette Adelheid bestieg übrigens einige Tage nach der Schreckensfahrt zusammen mit den Kindern erneut den „Bucentaur" zu einer Art Familientraining, um so die Angst zu bewältigen und nicht für alle Zeit aufs Schiffsvergnügen verzichten zu müssen. Auch daraus läßt sich schließen, daß sie persönlich die gesellschaftliche und gleichzeitig politische Bedeutung der großen Feste am Starnberger See hoch einschätzte. Obwohl sie selbst wie auch der Kurfürst erst als Dreißigjährige auf ihrer einzigen gemeinsamen Italienreise das venezianische Vorbild des „Bucentaur" besichtigen konnten, hat Adelheid zweifellos vom berühmten Prachtschiff des Dogen schon vorher gewußt und ihren nicht gerade entschlußfreudigen Mann zum Nachbau am Starnberger See bewogen. Adelheid hatte sicher auch Einfluß auf die reiche künstlerische Ausstattung des neuen kurfürstlichen Hauptschiffs, das dann noch ihr Sohn Max Emanuel und der Enkel Karl Albrecht als nachfolgende bayerische Herrscher zu großen und ähnlich luxuriösen Seefesten vor Starnberg nützten.

Kurfürstin Adelheid als femme forte

Erstaunlich bleibt die Unternehmungslust, die Schaffenskraft und der Einfallsreichtum dieser lebenslang durch Krankheiten, körperliche Schwächen, Fehlgeburten und Kindstod – nur vier von acht Kindern überlebten! – belasteten Frau. Ihr Bild der anfangs unglücklichen und dann so kunst-, fest- und luxusfreudigen Schönheit am kurfürstlichen Hof wird neuerdings noch aus einem anderen Blickwinkel gesehen, der sie als *femme forte*, als starke Frau erkennen läßt. In der 1988 vom Haus der Bayerischen Geschichte veranstalteten Ausstellung „Geschichte der Frauen Bayerns“ stellte der Katalogtext auch die vom alten Amazonenideal geprägte Savoyerin heraus. Da wird ihre Beeinflussung durch entsprechende französische Literatur hervorgehoben: Romane von Madeleine de Scudéry, nach deren Hinweisen Adelheid das Herzkabinett der Residenz und auch die Wasserfeste auf dem „Bucentaur“ hat arrangieren lassen. Eine persische Romanfigur, Königstochter Axiamire, stellte die französische Autorin 1665 mit allen Charaktereigenschaften einer Amazone dar, und auch Pierre Lemoyne war mit seiner *Galerie des femmes fortes* „mit ziemlicher Sicherheit“ (Katalogtext) ein Vorbild für die bayerische Kurfürstin, da sie „die von ihr veranlaßte, nicht mehr erhaltene Ausstattung des Heldenzimmers der Residenz mit fünf von dem Venezianer Antonio Zanchi gefertigten Porträts antiker Heroinnen gestaltet hat und da auch von ihrer Großmutter Maria di Medici ein Porträt in kriegerischer Tracht erhalten ist, ebenso von ihrer Mutter wie von Adelheids Schwestern, die in kriegerischer Kostümierung zu Pferde auf Gemälde dar-

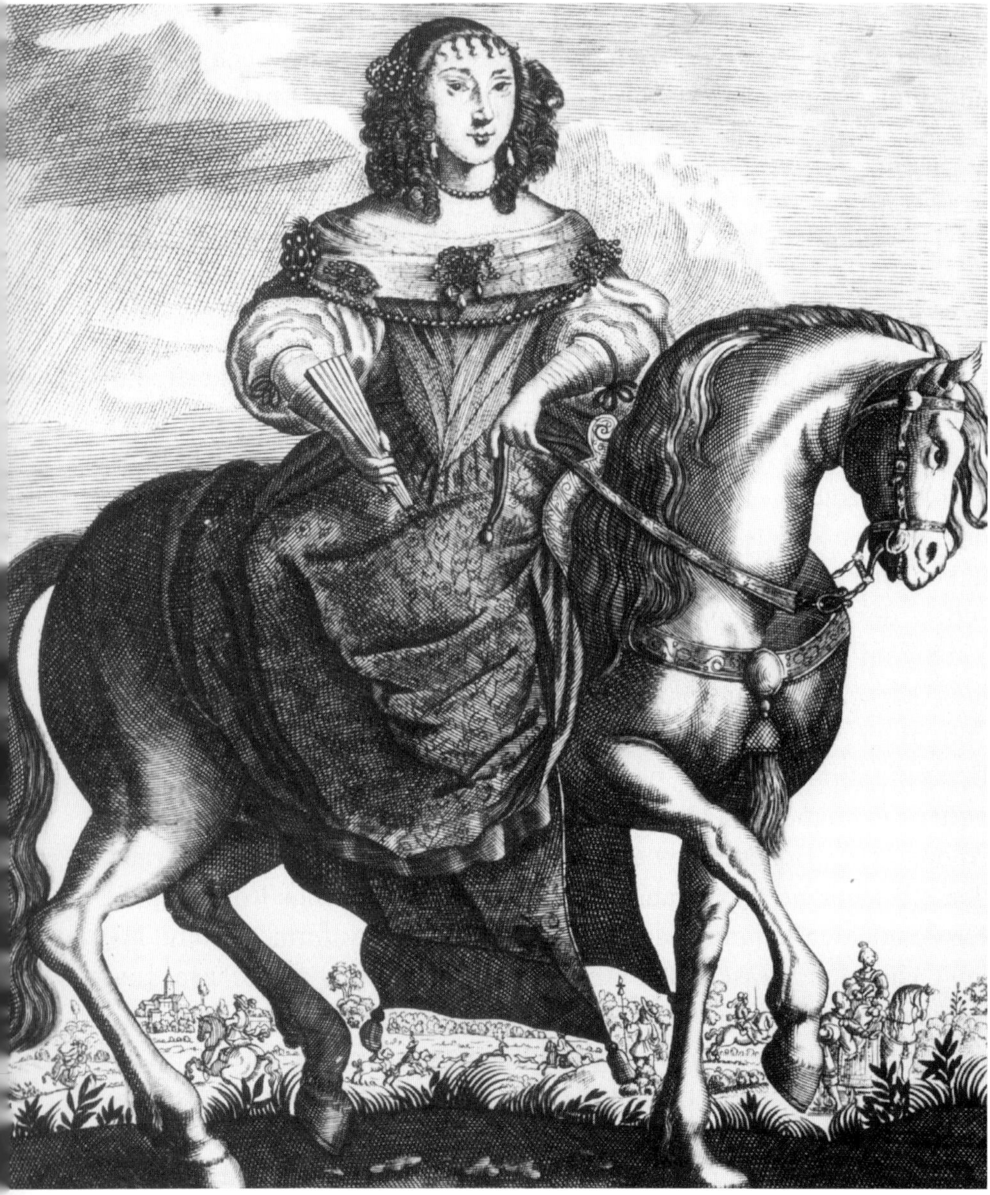

Die bayerische Kurfürstin Henriette Adelheid liebte Pracht und Kunst. Sie war eine gute Reiterin und begeisterte Jägerin. Als „femme forte" nach Amazonenideal bewältigte sie in nur 40 Lebensjahren viele Schicksalsschläge.

gestellt sind. Auch das bayerische Kurfürstenpaar wurde auf der Eberjagd so gezeigt, sie im Damensitz im Sattel, mit einem im Mieder angedeuteten Brustpanzer und einem Wurfspeer in der Hand.

Aber selbst wenn diese antiken Amazonenideale eher literarisch-modischen Charakter haben und die Züge einer starken Frau auch in ihren Bildnissen nicht so deutlich wurden – Tatkraft und Temperament lassen das aus Turin stammende Prinzeßchen doch als femme forte erkennen. Mutig wie im Gewittersturm auf dem Starnberger See war sie auch beim Großbrand in der Münchner Residenz. Dennoch erhielt sie in Zeiten körperlicher Schwächen schon zweimal als junge Frau die Sterbesakramente und fertigte als Dreißigjährige ihr erstes unvollendetes Testament an, und auch das zweite blieb drei Jahre vor ihrem Tod ohne Abschluß und Unterschrift. Deshalb mußte Ferdinand Maria als Souverän die Erbschaftsregelung für insgesamt 660 000 Gulden vollziehen. Begünstigt wurden aus Adelheids Nachlaß über 250 Personen sowie Klöster und Kirchen. Und sogar die von Hofdamen eingereichten handschriftlichen Schuldzettel der leidenschaftlichen Spielerin Adelheid wurden abgegolten. Ihre Durchlaucht hatte übrigens auch auf dem Bucentaur spezielle Spieltische aufstellen lassen.

H. M. Adelaida di Savoia Elletrice die Baviera, wie sie sich mit frühen Heimatgefühlen gerne nannte, verstarb nach wochenlangem Krankenlager am 18. März 1676, acht Monate vor ihrem 40. Geburtstag. Drei Jahre später folgte der zuletzt sehr unglückliche und vereinsamte Ferdinand Maria. Beide wurden mit den vier früh verstorbenen Kindern in der Münchner Theatinergruft bestattet – am Ende einer glücklichen Zeit Bayerns nach dreißigjährigem Frieden, mit neu geschaffenem Wohlstand trotz der Ausgabenfülle für Kunst, Repräsentation und Festesfreude. Der nachfolgende Kurfürst Max Emanuel scheute keine Ausgaben für den Glanz seines Hauses und seiner Person. Die Feste übertrafen an Prunk und Zauber noch die der Vergangenheit, auch auf dem Starnberger See. Dort hatte sein Vater ja schon den kurfürstlichen Besitz um einige Schloßschmuckstücke bereichert.

Possenhofen, Kempfenhausen und Berg bildeten jetzt das magische Starnberger Dreieck, in dem der „Bucentaur" mit seiner Begleitflotte die Lustfahrten mit Feuerwerksleuchten, Böllerkrach und Gästejubel unternahm. Schloß Possenhofen wurde 1668 von Ferdinand Maria erworben, der hier ein großes Tiergehege anlegen ließ, um Vorrat für die Jagd zu sichern. Die Wasserhatz auf Hirsche wurde ursprünglich vom Westufer aus unternommen. Als dann auch die Schlösser Kempfenhausen und Berg Eigentum des Herrschers waren, verwandelten die Hirschtreibjagden sich noch mehr in zirkusmäßige Aufführungen. Die Hirsche konnten im riesigen Waldgelände zwischen Forstenried und dem See ausgesucht und dann herangetrieben werden, zuletzt durch einen weitreichenden, gut eingezäunten Korridor, der sich dem See zu allmählich verengte und auf dem abfallenden letzten Stück zwischen den Schlössern Berg und Kempfenhausen in den damals als „Parforce-Sack" bezeichneten Schlauch mündete.

Der „Bucentaur" hat ausgedient

Auch als Karl Albrecht seinem Vater Max Emanuel als Kurfürst folgte und dessen riesigen Schuldenberg übernehmen mußte, gingen die Starnberger Seefeste der Wittelsbacher noch weiter. Aber die große Zeit war vorbei, und das Ende schien dann unter Max III. Joseph (ab 1745 regierend) besiegelt, als die Schiffshütten verkommen, sämtliche Schiffe reparaturreif und der „Bucentaur" von unten her angefault war. Er mußte schon 1741 aufs trockene Land gewuchtet werden. Nach mehreren Kostenvoranschlägen für die Sanierung und deren Ablehnung kam es 1750 doch zu vorbereitenden Arbeiten und einige Jahre später dann zur Kostenschätzung für einen Neubau des Hauptschiffes unter Verwendung brauchbarer alter Teile. Im Februar 1758 entschloß Kurfürst Max III. Joseph sich dann aber endgültig, den „Bucentaur" und die Rote Galeere, das zweitgrößte Schiff, sowie die Große Schiffshütte abzubrechen und nur die übrigen Boote wieder instandzusetzen.

Der kundige Heimatforscher Gerhard Schober meint, das sei nicht allein wegen der Kosten so gekommen, denn damals wurde für andere Zwecke noch mehr Geld ausgegeben. Ein Starnberger Seefest von 1754 hatte zum Beispiel 2500 Gulden gekostet, große Jagden im Jahre 1772 aber 7300 und einen Monat später mit Kutschentransport von Altenerding nach Starnberg und Weilheim sogar 8600 Gulden. „Die Zeit war über das Prachtschiff und das, was es sein sollte, hinweggegangen. Man war inzwischen schon weit entfernt von der groß angelegten Prachtentfaltung des Barock, vom pompösen Auftritt. [...] Daß Max III. Joseph auch beim Bootfahren das Intimere suchte, das zugleich Distanz bedeutete, dürfte den Ausschlag gegeben haben.“[17] Die berühmten Schiffe auf dem Starnberger See konnten verständlicherweise nicht die säkulare Bedeutung der großen Bauten und Kunstschätze aus jener Zeit behalten. Über den von Kurfürstin Adelheid angeregten und durchgesetzten Bau der Münchner Theatinerkirche hieß es nämlich noch dreihundert Jahre später:

„Sofort entschied das Bauwerk wie mit dröhnendem Schlag in München den Sieg italienischer Kunst. [...] Noch nie bisher hatte der deutsche Norden auf seinem Boden solche südliche Kuppelschönheit [...] gesehen. Ja, als ob Italien selbst noch überboten werden sollte, trat die Vollkuppel hier mit zwei herrenhaft weit gestellten Fassadentürmen zu einem Dreiklang, der im turmscheuen italienischen Barock eigentlich unerhört ist. [...] Das von den Frauentürmen einst angestimmte weltbejahende Sakralmotiv erhielt durch die Theatinerkuppel barocke Antwort und Steigerung, die alte bayerische Stadt ihr Wahrzeichen als deutsches Rom.“[18]

Ein Wahrzeichen des Starnberger Sees ist der „Bucentaur“ nur in der Erinnerung und auf Abbildungen geblieben. Schon 26 Jahre nach seinem kläglichen Ende bescherte er dem Seebeschreiber Lorenz Westenrieder ein trauriges eigenes Erlebnis: „Mir wenigstens gieng es zu Herzen, als ich in der Hütte, wo das Schiff stand, noch eine übel bestellte Statue auf dem Angesichte liegend fand, und beym Umkehren den Neptun entdeckte, wie ein Sinnbild menschlicher Hinfälligkeit.“[19]

III. Die Landschaft

Lorenz Westenrieder steht selbst als Sinnbild für eine neue Epoche des Starnberger Sees, den mählichen Übergang von der höfischen in die bürgerliche Zeit. Der Sohn eines Münchner „Kornkäuflers“ hat mit seinem 1784 erschienenen Büchlein *Beschreibung des Wurm- oder Starenberger Sees* als erster den Städtern die Augen geöffnet für die Schönheit und Eigentümlichkeiten dieser Landschaft und ihrer Menschen. Mit ihm kamen auch Wissenschaftler zur Erforschung und Beschreibung eines besonderen Stückchens Alpenvorland und bald die naturbegeisterten Maler der Münchner Schule. Es war zunächst eine stille Zeit ohne Feuerwerkszauber und Kanonenrauch, ohne Kutschengedränge und nächtliche Schauspiele. Aber die von München aus organisierten Künstlerfeste, die fröhlichen Familienausflüge, die Einladungen bei frühen Ansiedlern aus der Stadt und dann die gemeinsamen Mahlzeiten beim Leoni in der ersten berühmten Wirtschaft am See – sie sprühten schon von Übermut und Lebensfreude. Zur Einstimmung noch ein paar Westenrieder-Zitate:

„Wer sollte, wenn er soeben aus der Stadt kommt, denken, daß er auf Erden sei?“ – „Daß der See auf seinem Rücken fürstliche Jubel- und Freudenfeste getragen, und den Schall der Trompeten, und Kanonen gehört hat, das alles weis er nicht mehr, [...] und wenn Geschlechter aussterben, und an seinen Ufern die Sprachen sich ändern: so ists ihm, wie seit gestern. In seiner Geschichte machen unsre Jahrhunderte vielleicht kaum ein Düpfchen aus. Ein Kalender unermeßlicher Zeiten ist er, und ob wir das zu Gemüth nehmen, oder nicht: er fragt nichts nach uns.“ – „Ich habe wieder ein paar Tage unter Menschen gelebt, denen ich unbesorgt ins Angesicht sehen, und bey deren Reden und Antworten ich nie aus Vorsicht mich fragen durfte: Wie meynen sies? Sie meynen es gut und redlich. [...] Unbekannt mit grossen Hoffnungen, und den Unruhen des Stadtlebens kränken sie sich weder über den Lauf der Zeiten, noch über die Begebenheiten, die man etliche Stunden von ihnen groß und wichtig zu nennen pflegt. Es ist keine Frage, ob sie ihr Leben weiser denn wir genießen. Die Meisten von uns werden im lebenslänglichen Taumel fortgerissen, und kommen nicht ein einzigesmal zu sich

selbst, um zu sehen, welche gewaltige Thoren sie sind, und welcher kindischen Thorheiten wegen sie Freude und Freundschaft, und Leib und Seele dahingeben."

Lorenz Westenrieder, der Botschafter des Sees

Das konnte vor zweihundert Jahren wie ein Motto wirken zum Aufbruch aus der Stadt hinaus zum See, in die Natur, und Westenrieder lockt zwischen all seinen sachlichen Mitteilungen immer wieder auf diese Weise. Das Seewasser nennt er „lieblich und klar, wie das reinste Quellwasser", „überaus gesund und nahrhaft", „von schöner hellblauer Farbe, frisch und durchsichtig". Auch die Renke „gehört unstreitig unter die gesündesten, und schmackhaftesten Fische in ganz Deutschland. Er wird fast in allen bairischen Seen, aber von der vortrefflichsten Art in dem Würmsee angetroffen". Die Fischer „sind von der Hofnung, iemals zu großen Reichthümern gelangen, oder entgegen in eine schmutzige Armuth verfallen zu können, gleichweit entfernt, und leben gewöhnlich bey einer guten Gleichmüthigkeit in einer fast beneidenswürdigen Ruhe."

Über diese Genügsamkeit und das unstörbare Gottvertrauen der kleinen Leute am See berichtet auch das Tagebuch eines Tutzinger Fischers. Mathias Lettner[20] begann seine knappen jährlichen Aufzeichnungen 1826 und überließ sie ab 1863 seinem Sohn Joseph. Er selbst starb vier Jahre später. Seine schmalen Freuden und Hoffnungen, die Nöte, Krankheiten und Schicksalsschläge sprechen wie in alttestamentarischer Wucht und Schlichtheit zu uns. Hier einige typische Auszüge:

„1826: Hab nun wieder 1 Jahr uiberlebt in guter Gesundheit und fride des Lebens. Mein Eheweib hat mir ein Tochter geboren. [...] Ich danke Gott vir alles. Alle hauseinnahmen sind uns gelassen worden, nun wirds künftige Jahr besser beobachtet werden und genauer berechnet werden.

1827: Ich danke Gott dem almächtiegen vir ales gute, das er mich vor alem unglicke beschizet und bewart hade zum Ende dieses jars, welches nun das 32. lebensjar ist.

1828: Ich habe nun dieses Jahr iberlebt. Aber in diesem Jahr drift mich ein sehr großes unglück. Ich war nun 13 Wochen krank gelegen, das ich meiner Arbeit nicht nachkommen kan. Ich danke Gott dem Hern für alles gute und bese so er mir geschicket had und bite Got das er mich wohl im kiftigen iahr vor alem unglick beschizen und bewaren und meine arbeit segnen mechte. In diesem Jahr hab ich den Holzhandel angefangen.

1839: in guter Gesundheit aber in großem Verdrus und Widervertickeiten ich habe nun das Haus gebauet, welches mich 35 fl (= Gulden) gekostet had. wo ich doch schon merer Jahre zubereit habe durch file mie und Arbeit und unkosten.

1842: Nun wieder ein Jahr überlebt in guter Gesundheit und Frid in diesem Jahr war es ser droken. Es gibt nicht fil hei und nicht fil somergetreid. [...] Aber in disem Jahr brauch ich 2 Schif eines von bretern und ein einbaum. welche Eiche schon 39 fl one Arbeid und das breterschif kostet auch 24 fl darum ged ales Einkommen wider darauf. Aber ich danke Gott fuhr alles Gute, das ich in diesem Jahr und seit meines Lebens empfangen habe.

1851: Nun wider ein iahr üiberlebt in vilen bedribnissen und kumer in diesem Jahr haben wir gar file bedribnisse. Wihr haben eine gar schlechte Fischerei. Kein so schlechten Renkenfang weis ich in meinem ganzen Leben nicht. Auch haben wir gar ein schlechtes Weter gehabt. Es gibt gahr schlechtes gedreid und ist alles ser deir so das man sich kimerlich erneren mus, auch gibt es gahr wenig hei das man das vieh um einen schlechten breis hingeben mus.

1857: Wider ein iahr iberlebt in guter Gesundheit und Friede. Aber in meinen alten iahren bin ich ser schwach. die schwere arbeit kann ich nicht mehr verrichten aber gesund bin ich deswegen doch noch imer. ich ofe das kimpftige Jahr noch mit Gottes Gnaden fortmachen zu kennen.“

Viele Kinder werden im Lettner-Haus geboren, einige sterben früh. Von Hagelschlag, Dürre, schlechter Ernte, Diebstahl, Schmerzen und Geldsorgen wird im Tagebuch berichtet und immer wieder vom Gottvertrauen. Ab 1863 folgt für einige Jahre der Sohn mit ähnlich knappen Angaben wie „ich habe nun wieder ein Jahr in meiner profisorischen Regierung in Glück und Zufriedenheit zugebracht“ oder 1867 „Ich Joseph Lettner habe nun wieder ein Jahr überlebt im ersten Jahr als verheiratet mit Anna Graf von Possenhofen und mit einer Tochter gesegnet. Wir lebten in Glück und Zufriedenheit. Wir haben heuer ein gutes Getreidjahr auch an Futter und Kartofel. Die Einnahmen vom Renkenfang auf eine kurze Zeit gut gewesen 1 1/2 fl 50 x (= eineinhalb Gulden 50 Kreuzer). Das Jagen auf Hecht sehr schlecht. Einnahmen vom Badhaus mittelmäßig." Auch der Vater hat genau seine Einnahmen aufgezeichnet. „Über den See fahren", also Personen oder Güter im eigenen Boot befördern, brachte jährlich zwischen 11 und 50 Gulden ein. Gefischt wurde nur während 24 Wochen. Die Gesamteinnahmen Lettners waren 1822 für Bootstransport und Fischerei 82 fl 54 x. Danach werden nur noch für die folgenden fünf Jahre Gesamteinnahmen von 150, 147, 200, 141 und 192 Gulden genannt.

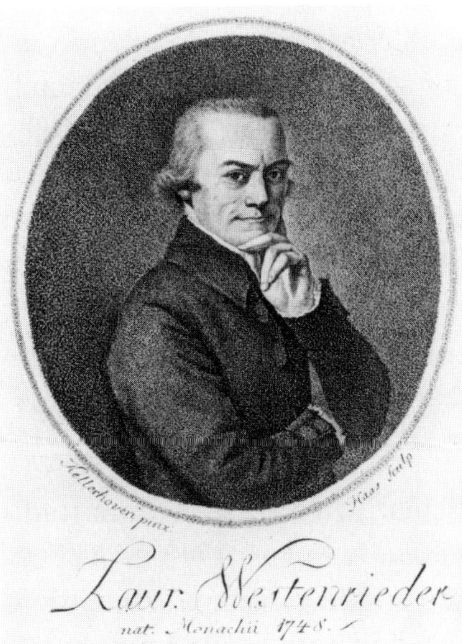

Lorenz Westenrieder, ein volksnaher Gelehrter, machte den Starnberger See durch ein 1784 erschienenes Buch bekannt. Er fuhr mit Kutsche an, wanderte zu Fuß, ließ sich auch rudern und erprobte die ersten Segelboote.

Noch schwieriger schätzt Lorenz Westenrieder die Lage der durch Steuern geplagten Bauern ein, weil „der ärmere und arbeitende Theil das Meiste, der vermögliche entgegen und größtentheils bloß zehrende das wenigste bezahlt", weil auch „oft ein Adelicher, der, ohne zu arbeiten, blos vom Schweise der Unterthanen lebt, so gut sichs thun läßt, nur sich selbst gütlich thut, und jährlich die beträchtlichsten Summen für Kleider, Weine etc. ins Ausland schickt." Vorgerechnet wird am Beispiel eines Bauernsohnes und Hofmarksuntertanen, welche Belastungen es ihm unmöglich machen, „sich iemals wieder empor zu schwingen." Er übernimmt Hofschulden von 1000 Gulden, zahlt dann für Heiratsgenehmigung,

Advokat, Gerichtsdiener, Verwalter, Stiftsbrief, Hofmarksherrn, Übergabsbrief, Austragsbrief und vieles dazu an die 500 Gulden. „Dieser Eintritt benimmt dem Anfänger allen Muth", rechnet der frühere Kaplan und Schullehrer Westenrieder vor. Er klagt auch über das Elend in den Dörfern zwischen München und Starnberg, wo der Wagen von Bettelkindern und ihrem Geschrei begleitet wird. Zu den öffentlichen Problemen im damals (1784) noch kleinen und trotz der Burg unscheinbaren Starnberg zählt Westenrieder vor allem die Mängel im „Hebammenwesen" und in der Schulerziehung. „Kaum das fünfzigste Bauernweib kann lesen, und kaum das hundertste schreiben."[21]

Den ebenso schwärmenden wie mahnenden Literaten und Geschichtserkunder Westenrieder nennt Benno Hubensteiner einen „jungen Brausekopf" unter den Mitgliedern der Münchner Akademie, einen „Klassiker des bayerischen Schrifttums" und einen „Herzensfreund" des Anton Bucher, der als Schulinspektor, „Jesuitenfresser" und Pfarrer in der Hallertau „der große Zeitsatiriker und Sittenrichter, geistreich, aber auch frivol und zynisch" war. Westenrieder wird weiter so charakterisiert: „Ein kleines quecksilbriges Männchen mit einer ungemein behenden Feder, helläugig, scharf im Urteil, schleuderte er eine solche Fülle von Flugschriften, Zeitungsartikeln, Reden und Lehrbüchern heraus, daß man ihn geradezu den ‚Volkslehrer seines Vaterlandes' genannt hat."[22]

Geboren wurde der trotz aller hellsichtigen Kritik nie zum Radikalismus neigende bayerische Aufklärer am 1. August 1748 in der heute seinen Namen tragenden Münchner Straße zwischen Viktualienmarkt und Isartor. Nach dem frühen Tod seiner Eltern kam der schwächliche Bub aufs Jesuitengymnasium. 1770 in Freising zum Weltpriester geweiht, fand er seine erste Anstellung als Kaplan am Münchner Liebfrauendom. Das Kirchenamt gab er auf für die Anstellung als Deutschlehrer an den Realschulen in Landshut und in München, wo er auch Professor am Gymnasium wurde. Wegen geschwächter Gesundheit mußte er den Schuldienst verlassen, begann nun aber seine rastlose Tätigkeit als Schriftsteller. 39 Bände stark ist sein Gesamtwerk, das umso erstaunlicher scheint, wenn man von Westenrieders Leiden mit einer Kieferklemme weiß. Franz von Pocci, Zeremonienmeister von König Ludwig I. und wegen seiner acht Marionettenkomödien auch „Kasperl-Graf" genannt, hat betont, daß der gelehrte Mann von vielen als mürrisch eingeschätzt wurde, „da aus dem stechenden Blick der unter schwarzen buschigen Brauen liegenden Augen sein wohlwollendes Gemüt nicht immer herausschauen wollte." Westenrieder war Mitglied der Königlich bayerischen Akademie der Wissenschaften, u.a. auch Ritter des Bayerischen Zivildienstordens und damit ab 1813 persönlich geadelt, Geheimer Geistlicher Rat und Hofkaplan, Erzbischöflicher Domkapitular, Schulrat und Bücherzensor. Dieses zuletzt genannte Amt hinderte ihn aber nicht, seine Kollegenschaft als Narrenhaufen zu bezeichnen. Am Münchner Promenadeplatz erhielt er ein 1854 von Ferdinand von Miller in Erz gegossenes Denkmal, das mit Spenden der Bürger finanziert wurde und deren Dankesinschrift trägt: „Die Bayern ihrem Geschichtsschreiber".

Daneben stehen die Denkmäler der Komponisten Orlando di Lasso und Christoph Willibald Gluck – alle drei überragt von dem kunst- und kriegslustigen Kurfürsten Max Emanuel. Nur einer fehlt: Wiguläus Xaverius Aloysius Freiherr von Kreittmayr. Sein von Schwanthaler geschaffenes Denkmal stürzte ein naher Bombeneinschlag im II. Weltkrieg vom Sockel, und die Erzfigur wurde eingeschmolzen. Der in München 1705 geborene und 1790 verstorbene kurfürstliche Hofjurist und Kanzler hatte im 18. Jahrhundert das bayerische Recht reformiert. Sein *Codex Civilis* blieb bis zur Einführung des Bürgerlichen Gesetzbuches im Jahre 1900 als Landesgesetz gültig. Kreittmayrs Strafprozeßordnung führte allerdings nach dem Denkmalssturz zu seiner Verbannung vom Münchner Promenadeplatz. Weil sein Gesetzbuch von 1751 noch die mittelalterlichen Folterstrafen zur Geständniserzwingung und auch die Todesstrafe für Hexen enthielt, gab es in München Proteste gegen die Aufstellung eines neuen Kreittmayr-Denkmals. Das von Alexander Fischer geschaffene neue Bronzestandbild wurde auf Beschluß des Stadtrats nicht mehr aufgestellt, sondern von der Landeshauptstadt für 50 000 Mark an den kleinen niederbayerischen Ort Offenstetten (heute zur Gemeinde Abensberg gehörend) verkauft. Hier steht Kreittmayr immer noch, denn nach dem Tod seiner ersten Frau hatte er ins Schloßgut Offenstetten eingeheiratet. Die vergoldeten Büsten des Staatsrechtlers und seiner zweiten Frau haben auch in der von Johann Baptist Zimmermann ausgestatteten kleinen barocken Pfarrkirche des Orts einen Ehrenplatz.

Industriepionier Joseph Anton von Maffei

Am Münchner Promenadeplatz ist außer Lorenz Westenrieder noch ein anderer für die Geschichte des Starnberger Sees bedeutsamer Mann vertreten: Joseph Anton Maffei (1790-1870), einer der wichtigsten Industriepioniere Münchens, Großgrundbesitzer und Hersteller von Dampfschiffen wie Lokomotiven. In dem von seinem Vater ererbten palastartigen Gebäude vor der beschriebenen Denkmalreihe befindet sich noch heute die Privatbank Maffei und Co., und gegenüber auf der anderen Seite des Promenadeplatzes steht das renommierte Hotel „Bayerischer Hof". Zu seinen Gründern gehörte J.A. Ritter und Edler von Maffei. Den bayerischen Adel hatte 1816 schon sein Vater erworben. Der Sohn erbte ihn und wurde Vorsitzender der Handelskammer für Oberbayern, jahrzehntelang Mitglied des Münchner Magistratsrats und zwölf Jahre Landtagsabgeordneter. Mit 250 000 Gulden Kapitalbeteiligung gehörte er auch zu den Hauptaktionären der 1835 von König Ludwig I. genehmigten Bayerischen Hypotheken- und Wechselbank. Kummer bescherte dem viel beschäftigten Mann außer seinen Finanzproblemen während der kritischen Wirtschaftsjahre um 1850 auch noch ein Ehrenamt. Als Oberst und Kommandant der Münchner Landwehr wagte er es im Revolutionsjahr 1848 nicht, seine Truppe zum Schutz von Lola Montez ausrücken zu lassen. Die Geliebte Ludwigs I. fühlte sich nämlich in ihrer Villa von Demonstranten bedroht, und da auch das reguläre Militär den Schutz verweigerte, konnte der zurückgetretene König seiner schönen Tänzerin nur noch zur Flucht aus der Stadt raten.

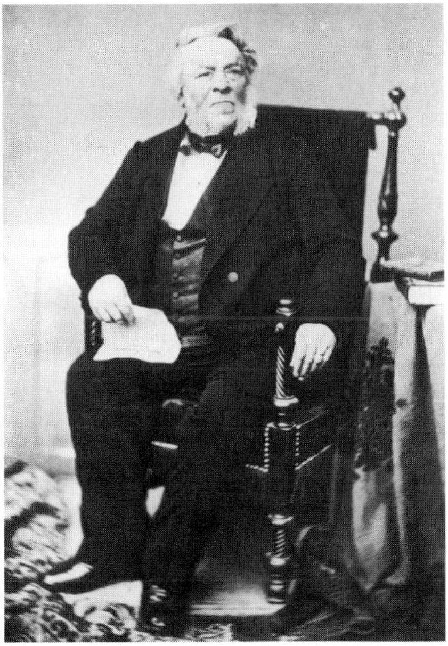

Joseph Anton von Maffei, Münchner Industriepionier, baute Lokomotiven und Dampfschiffe, auch 1851 den Starnberger „Maximilian". Schon früh erwarb er Grundstücke am See.

Maffeis Aufstieg zum Unternehmer hat sein Vater eingeleitet und mit dem vererbten Barvermögen von 2,7 Millionen Gulden auch abgesichert. Dieser 1770 aus Italien nach München gekommene Pietro Paolo Maffei hatte selbst durch Heirat eine Schnupftabakfabrik im Münchner Lehel erworben, seine Vornamen auf Peter Paul geändert und mit Gründung einer Bank dann die geschäftlichen Erfolge weiter ausgebaut. Sohn Joseph Anton wollte nach der Lehrzeit in einer Münchner Großhandlung und Handelsstudien in Genf allerdings lieber Botaniker oder Bildhauer werden. Der Vater rief ihn deshalb von einer Italienreise zurück und übergab ihm 1816 die Geschäftsleitung der Tabakfabrik mit einem Laden am Rindermarkt. Die entscheidende Wende in seinem Leben löste J.A. von Maffei jedoch selbst aus, als er 1837 von der Witwe Lindauer für 57 000 Gulden deren Eisen-Hammerwerk in der Hirschau am Nordrand des Englischen Gartens kaufte und für die neue Zukunftsindustrie ausbaute: Eisenbahnlokomotiven. Er selbst war kein Techniker, aber die Eröffnung der ersten deutschen Eisenbahn Nürnberg–Fürth (1835) hatte seinen

Geschäftssinn entfacht und ihn zum unermüdlichen Antreiber und Organisator für den Bau der Eisenbahnstrecke München–Augsburg gemacht, von der er hoffte, daß sie auch ihm Aufträge verschaffe. Doch so weit war er in seiner Fabrik noch nicht. Die ersten sechs Lokomotiven für die Bahn nach Augsburg wurden in England bestellt, und zwei trafen schon im Dezember 1837 als zerlegte Einzelteile in Kistenverpackung ein. Der Eisenbahnpionier Robert Stephenson hatte sie geschickt und dazu für den Zusammenbau einen Ingenieur mit zwei Helfern.

Den Spezialisten Joseph Hall schnappte Maffei sich für sein eigenes Werk und stellte ihn als technischen Direktor an, der dann auch die erste Maffei-Lokomotive konstruierte. Bayerns König Ludwig I. gab ihr den Namen *Der Münchener*, obwohl wesentliche Teile wie Räder, Treibachse und Dampfkesselbleche noch aus England stammten. Die 14 Tonnen schwere Maschine wurde 1841 blumengeschmückt von zehn Pferden quer durch die Stadt zum damaligen kleinen Holzbahnhof nahe der heutigen Hackerbrücke geschleppt. *Die Münchener Politische Zeitung* schrieb:

„Zu beiden Seiten (= der Lokomotive) gingen die bei ihrem Bau beschäftigt gewesenen Arbeiter, gegen 100 an der Zahl, und Schaaren von Neugierigen begleiteten dieß kunstvolle Werk – ein Zeugniß des Aufschwunges der vaterländischen Technik – auf seinem Weg."

Bei der ersten Probefahrt nach Augsburg wurden 32 km/h Durchschnittsgeschwindigkeit erreicht. Wegen „der Gefährlichkeit des kühnen Experiments" fanden sich zur Mitfahrt nicht alle eingeladenen Gäste bereit, aber die *Politische Zeitung* berichtete dann:

„Soeben ist die Maffei'sche Locomotiv-Maschine von ihrer ersten Fahrt nach Augsburg mit einem ungewöhnlich langen, aus 18 überfüllten Kutschen und Wagen bestehenden Train hier wieder eingelaufen. Dem ‚Münchener' ist bei dieser ersten großartigen Probefahrt zugleich die hohe Ehre zu Theil geworden, Ihre Durchl. die Frau Großherzogin Stephanie von Baden von Augsburg nach der k. Residenz zu bringen. Gestern schon war im Beisein höchster und hoher Staatsbehörden, des Stadtmagistrates und vieler ausge-

zeichneter Männer von allen Ständen eine Probefahrt bis zur Eisenbahnstation Lochhausen veranstaltet worden, und es scheint dabei die Absicht des Erbauers gewesen zu sein, sein auf eine ausgezeichnete Weise gelungenes Werk der stärksten Probe auszusetzen, als er sogleich Tags darauf seiner Maschine die Tüchtigkeit zumuthete, nebst dem ordinären Eisenbahn-Train auch noch mehrere mit sämmtlichen Arbeitern des Eisenwerkes Hirschau besetzte Wägen dem Dampfwagenzug anhängen zu lassen. Buchstäblich genommen, fand sich noch dazu ein sehr heftiger Gegner, der Sturmwind, bei dieser Probefahrt ein, welcher dem Laufe des ‚Münchener' geradezu und mit einer außerordentlichen Stärke entgegenblies. [...] Alles dessen aber ohngeachtet wurde die Fahrt dennoch in 2 Stunden 45 Minuten zurückgelegt, und der ‚Münchener' hatte somit seinen und seines Erbauers guten Ruf unwidersprechlich begründet."

Der Straßentransport der Lokomotiven von der Hirschau bis zum Münchner Bahnhof blieb übrigens noch lange ein Problem, da auch die später statt der Pferde eingesetzte Zugmaschine, ein Lokomobil, Proteste und Schadenersatzforderungen auslöste. Die eigens montierten Eisenreifen hatten Straßen und Kanaldeckel beschädigt. Erst 1901 bekam die Fabrik nach dem Ringbahnbau im Münchner Norden Anschluß an den Schwabinger Güterbahnhof und so auch ans Schienennetz zum Hauptbahnhof.

Die königliche Eisenbahndirektion bestellte bei Maffei 1843 acht Lokomotiven zum Stückpreis von 27 000 Gulden. Die erste mit dem Namen *Bavaria* zog ein Jahr später den Eröffnungszug auf der neuen Strecke Nürnberg–Bamberg. Sie steht wie *Der Münchener* als Modell auf der Eisenbahn-Galerie Ost im Deutschen Museum. Bis 1849 lieferte Maffei 56 Lokomotiven aus, 31 für die bayerische Staatseisenbahn, 8 für die pfälzische Ludwigsbahn und 17 für Gesellschaften in Hannover, Württemberg, Österreich und Venetien. Berühmt wurde der Münchner Hersteller durch einen Sieg mit einer verbesserten Neukonstruktion der *Bavaria* beim internationalen Wettbewerb auf der österreichischen Steilstrecke zum Semmering. Schon 1852 hatte Maffeis Fabrik die 100., 1864 die 500. und 1870 die 800. Lokomotive ausgeliefert.

Maffei holte sich als Direktoriumsvorstand von den Mitaktionären die Zustimmung zum Verkauf der Privateisenbahn München–Augsburg, erlöste vom bayerischen Staat dafür 4,4 Millionen Gulden. Sein technischer Leiter für den schwierigen Bau der auch durch ein Moorgebiet führenden Bahnstrecke war der königliche Baurat Johann Ulrich Himbsel. Diese beiden wagemutigen und der Zeit vorauseilenden Unternehmer fanden sich am Starnberger See erneut zu gemeinsamen Projekten zusammen. Diesmal bestimmte allerdings Himbsel als Finanzjongleur und Auftraggeber die Unternehmungen, bestellte bei Maffei das erste Dampfschiff und einige Jahre später, wieder ohne Aktiengesellschaft und auf eigenes Kreditrisiko, Lokomotiven für die von ihm nach lange aussichtslosem Kampf endlich durchgesetzte Eisenbahn nach Starnberg. Beide Männer erwarben auch mehrere Grundstücke am See und bauten Häuser für sich, Maffei am Westufer in Feldafing und Himbsel am Ostufer in Leoni, wo er aber schon 1860 im Alter von 63 Jahren einem Schlaganfall erlag, während Maffei weiter mit der Entwicklung der Dampfschiffahrt auf dem Starnberger See verbunden blieb.

Ein Anreger und Wegbereiter für diese Entwicklung in die Technikepoche am schönen Gewässer zwischen der Stadt und den Alpen war gewiß Lorenz Westenrieder, der allerdings für seine Landeserkundungen und die Reise an den Starnberger See noch das damals übliche Verkehrsmittel benutzen mußte. Der rüttelnde, mit mehreren Personen unterschiedlicher Herkunft und Vorhaben besetzte Stellwagen war bequemer als der Ritt auf einem Pferd oder gar der Fußmarsch, benötigte aber auch fast drei Stunden bis nach Starnberg. Dort stieg Westenrieder in ein Ruderboot um, „worin zwölf bis zwanzig Personen bequem sitzen können“ und in dem man sich von zwei Ruderern „zu einem sehr mäßigen Preis stundenlang führen lassen kann.“ Auch einen kleineren Einbaum der Fischer hat er erprobt, der mit einem Ruderer bis zu sechs Personen aufnimmt, aber ruhiges Sitzenbleiben verlangt. Wird man darin vom Sturm auf dem See überrascht, „so ist das beste Mittel, wider den Wind mitten auf die Wellen zu rudern, um diese zu schneiden." Sogar in die ersten englischen Segelboote klettert der Münchner Gelehrte und rühmt, daß man über die seitlichen Bänke „vermittelst einiger Stangen von Eisen in einer Minute eine Bedeckung ziehen und sich ein Zimmer machen kann." Das größere, sechs Meter lange Segelboot des auf Schloß Berg lebenden englischen Gesandten hat einige Zentner Blei im Spitzkiel und außer zwei Segeln auch vier Ruder für den Notfall. Laut Westenrieder konnte es bis zu zwölf Personen aufnehmen und

„strich mit erstaunlicher Geschwindigkeit durch den See. [...] Wenn nun ein frischer Wind sich in die schwellenden Segel legt, und der noch frischere See hellblaue Wellen wirft, wenn das Aug nach den lieblichen Hügeln, die wie Gärten mit schönen Tempeln umherliegen, hinwallt, und das, ich weis nicht wie, so angenehme Surren der Fahne, das Herz wie Musik erquickt: dann ist, glaube ich, niemand", der nicht ein Lied anstimmt.

Auch eine Sturmfahrt im Segelboot schildert Lorenz Westenrieder so dramatisch, daß er sie selbst erlebt haben muß:

„Die Wellen warfen siedenden weißen Schaum, und die Ufer verschwanden. [...] Unser Boot wurde mit erstaunlicher Geschwindigkeit fortgejagt, und einige Bewohner von Seeshaupten, in deren Gegend vermutlich nie ein Boot mit Segeln gekommen, erschraken über das fürchterliche Schwanken desselben [...] und hielten uns, wie wir nachher hörten, für verloren, [...] die kleine Unbequemlichkeit des Regens abgerechnet, konnte man sich nichts Prächtigeres denken, als den aufgebrachten See um uns her und das Gebrüll der tief ausholenden Wellen." Aber das Boot wurde ans Ufer „hinangeworfen und wieder zurück in den See geholt, und wieder hinangeworfen. [...] Ieder schrie dem andern zu, was er thun sollte, und was er indeß selbst nicht that; und was wir thaten, geschah, so zu sagen, ohne Besinnung."

Sie kamen heil ans Land, und mit Rudern ging es bei Sonnenuntergang zurück nach Bernried zum Übernachten. Im Schloß Berg machte der Seekundschafter aus der Residenzstadt die Bekanntschaft „der englischen Frau Gesandtin Henriette Trevor (deren Herr Gemahl eben in England abwesend ist)", und er staunte über das „junge überaus geistreiche Frauenzimmer", das während des zweijährigen Aufenthalts in Bayern „rein deutsch“ sprechen und schreiben gelernt hatte und auch die besten deutschen Schriftsteller kannte. In einer ausführlichen Anmerkung dazu beklagt der Münchner Literaturfreund und -kenner die Unbildung deutscher Damen:

„Die meisten wissen nichts von der Litteratur“, nehmen aber „ordentlich eine vornehme Miene an“, wenn davon gesprochen wird. Daher käme auch „der niedrige und elende Geschmack ihrer Unterhaltungen, worunter ein bißchen Koquetterie mit dem Klavierklimpern“ und das Kartenspielen, „das man ganze Abende aushält, eine der Hauptsachen ist.“ Dieser sogenannten besseren Gesellschaft stellt Westenrieder den in Realschulen unterrichteten „mittleren Stand“ gegenüber: „Die Kinder lernen nicht nur die Muttersprache nach Regeln lesen und schreiben (wie es die meisten jungen Fräulein und Herren nicht lernen), sondern auch andere Dinge, die den Verstand aufklären, und in etlichen Jahren steht diese Generation mit gesundem, emporgerichteten Auge da und betrachtet und richtet, was über ihr ist.“[23]

Patrizier und Adlige kaufen sich ein

Die „bessere Gesellschaft“ war es allerdings, die neben den Wittelsbachern und mit deren Duldung oder auch in ihrem Auftrag frühe Sommersitze um den Starnberger See bezog. Das taten sogar Jahrhunderte zurück erste Münchner Patrizier, die sich mit ihrem in Handel und Gewerbe verdienten Geld in Hofmarken einkauften – wie etwa der durch Salzhandel reich gewordene Wilhelm Dichtl Ende des 15. Jahrhunderts im Schloß Tutzing – und so Machtbefugnisse in der niederen Rechtssprechung wie im Eintreiben von Steuern erlangten. Auch höhere Beamte von Adel konnten Staatsgüter pachten oder erwerben, und bayerische Kurfürsten wie Ferdinand Maria kauften dann manches wieder zurück. Da gab es die gräfliche Sippe derer von Hörwarth, die wie andere Adelsfamilien nach der Erholung vom Dreißigjährigen Krieg bayerische Hofmarken aufkauften und manche Herrenhäuser zu Schlössern umbauten. Der bayerische Landschaftskanzler Hans Georg Hörwarth von Hohenburg stammte aus einem alten vornehmen, in den Ritterstand erhobenen Augsburger Bürgergeschlecht. Sein Vater hatte sich schon in Altbayern angesiedelt und mehrere Güter erworben, durch Erbschaft auch Hohenburg/Lenggries und Hechenburg/Tölz übernommen. Der Sohn kaufte 1619 die Hofmark Berg mit Aufkirchen und ein Jahr später die Hofmark Allmannshausen. Dazu kamen die Besitzungen Forstenried und Poschetsried mit dem Jagdschloß Fürstenried, 1619 dann das Schloß Planeck mit Seeholzen.[24]

Das alles erbte wieder ein nachfolgender Hans Georg Hörwarth zu Hohenburg, ebenfalls bayerischer Landschaftskanzler und Geheimer Rat. Von seinen vier Söhnen übernahm Hans Ludwig die Hofmark Berg und Aufkirchen, die er dann 1676 an Kurfürst Ferdinand Maria verkaufte. Der hatte im selben Jahr auch schon aus der Possenhofener Linie der Hörwarth deren Hofmark mit Schloß und Park erworben. Das mag genügen, um von den typischen alten Eigentumsverschachtelungen am Starnberger See eine Vorstellung zu gewinnen. Verstreut um diese ausgedehnten Parkanlagen mit Herrenhäusern und Schlössern entwickelte sich dann die frühe großbürgerliche und schließlich die heutige dichte Flächenansiedlung.

Das Schloß Berg hatte 1640 Hans Friedrich von Hörwarth errichtet, ein schlichtes kubisches Gebäude mit Laternenspitze auf dem Zeltdach, das 1676 die Wittelsbacher übernahmen, ohne aber viel zu ändern. Erst König Max II. baute es 1849/51 mit neuer Fassadengliederung und vier Zinnenecktürmen um, denen Ludwig II. dann noch einen fünften Turm mit dem Namen *Isolde* nach der Oper seines Freundes Richard Wagner hinzufügte, bis schließlich 1950 sämtliche Türme wieder entfernt wurden. Den Schloßpark Berg hatte 1807 der bayerische Gartenbaudirektor und Planer des Englischen Gartens in München, Friedrich Ludwig von Sckell, in englischem Stil angelegt, wonach dort dann 1850 der Münchner Hofgartendirektor Karl Effner, Nachkomme des Barockbaumeisters, seine Handschrift hinterließ. Als dann Ludwig II. seinen Sitz am Starnberger See bezog und dort pünktlich ab 1. Mai seinen Sommeraufenthalt begann, zelebrierte er 1868 auch noch das letzte große Aufflackern eines bayerischen Fürstenfestspiels für die russische Zarin Maria Alexandrowna. Doch darüber mehr im IV. Kapitel.

Auch des Königs Schiffe wurden vermietet

Schiffahrt und Jagd waren schon jahrhundertelang das Herrschaftsrecht der Fürsten, und der Starnberger See wie die anderen bayerischen Gewässer gehörten den Herzögen, Kurfürsten und Königen als deklariertes Eigentum. Die Fischer hatten streng überwachte Vorschriften für die Ablieferung ihres schlecht bezahlten Fanges und befuhren den See im Auftrag der Herrscher. Ein altes Monopol stand ihnen nur für die Frachtschiffahrt zu, wie es der Starnberger Rechtspfleger Bernhard Dichtl schon in einer Urkunde von 1633 festgeschrieben hatte: „Bey unausbleiblicher Straff" wurde für die „Paurn und Handwerksleit" verboten, daß auch sie mit Transportgütern über den See fahren. Aber wie sich die Zeiten hinein ins 19. Jahrhundert verändert hatten, das ist auch am Verhalten der Wittelsbacher Regenten abzulesen. Max I. Joseph, Kurfürst von Pfalzbayern und ab 1806 erster bayerischer König von Napoleons Gnaden, hatte keine starke Zuneigung mehr für den Hofsee seiner Vorgänger und begann eine Liebelei mit dem Tegernsee, wo er sich 1816 auch das säkularisierte alte Kloster zu einer Sommerresidenz ausbauen ließ. Die Trennung von den stolzen Erinnerungen an die Starnberger Fürstenflotte wird schon deutlich in der Behandlung und Geringschätzung der baufälligen Schiffe, mehr aber noch in der Preisgabe der letzten verwendbaren „Gondeln" für Vermietung an Gesellschaften aus der Stadt und an erste Sommergäste, um die Unterhaltskosten für die Staatskasse zu vermindern. Nur das 1814 gebaute neue kleinere Leibschiff für den ausrangierten alten „Schwan" sollte der Königsfamilie vorbehalten bleiben, für die es nicht schicklich sein könne, da Platz zu nehmen, „wo sich gestern noch Leute der geringeren Gattung belustigt haben."

Ein Dokument für die „Schiffstaxen-Erhebung auf dem Würmsee" läßt den Wandel von der adligen in die bürgerliche Zeit vorausahnen.

Schon 1805 hatte Freiherr von Montgelas „auf Churfürstlichen höchsten Befehl“ angeordnet:

„Wir wollen zwar den hiesigen Städtern sowohl, als anderen Privaten und Fremden, welche zu ihrem Vergnügen den Starnberger See beschiffen, den Gebrauch Unserer dortigen Gondeln und Schiffe mit Ausnahme des für Unser Person und Familie bestimmten Leibschiffes noch ferners gestatten, gedenken aber nach dem Antrage Unseres Obersthofmeister-Stabes verhältnißige Taxen, sowohl rücksichtlich der Schiffe selbst, als der Schifferlöhnungen hierfür“ erheben zu lassen.

Das „Normativ der Schiffe und Schiffers-Taxen“, urkundlich 1835 noch königlich bestätigt, setzte für eine Gondel pro Tag einen Gulden fest und für einen Ruderer von der Starnberger Schiffshütte bis zum Schloß Berg mit Rückkehr nach einer Stunde Aufenthalt 24 Kreuzer. Den „ganzen See zu umfahrn“ kostete 1 Gulden und 36 Kreuzer. Außer der Löhnung mußte jedem Ruderer ab zwei Stunden Fahrt bei jedem Halt eine Maß Bier und für einen Kreuzer Brot bezahlt werden. Wer Ruderer für den ganzen Tag mietete, hatte für jeden Mittagskost und zwei Maß oder ohne Essen vier Maß Bier zu bezahlen.

„Für absichtliches oder auch nur unvorsichtiges Ruinieren am inneren Ameublement der Schiffe wird die fahrende Gesellschaft durch den verpflichteten Schiffmeister auf der Stelle verantwortlich gemacht, und des Schadenersatzes halber, wenn es nöthig seyn sollte, bei dortigem Landgericht also resp. Seerichteramte belangt werden.“[25]

Wegen der reichlichen Bierversorgung für die Ruderer hielt der Obersthofmeisterstab übrigens das Mieten der Schiffe für gefährlich, weil die Bootsführer häufig betrunken waren. Auch wenn die Fischer im eigenen Boot Personen beförderten, konnten sie von Starnberg nach Berg und mit Rückfahrt nach einer Stunde 24 Kreuzer, 1 Maß Bier und 1 Kreuzer Brot verlangen.

Einer der ersten Ansiedler zu Beginn des 19. Jahrhunderts war Hauptstaatskassier Franz Michael Ritter von Ertl, der 1818 die alte Hofmark Leutstetten am nördlichen Endmoränenrand des Sees mit dem 1565 errichteten Schloß erwarb, das dann Staatsminister Fürst

Oettingen-Wallerstein und anschließend dessen gräflicher Schwiegersohn übernahm, bis 1875 ein Wittelsbacher sich einkaufte, Prinz Ludwig, der spätere (letzte) König Ludwig III., dessen Nachkommen noch heute in Leutstetten residieren. Ritter von Ertl war auch am westlichen Seeufer der erste Neusiedler. Er kaufte 1827 das schon vor ihm in eine Einsiedlerklause umgebaute St. Georgs-Kirchlein auf der Anhöhe über dem Fischerdorf Achheim (dem späteren Starnberg) und ließ eine Landvilla mit englischem Park errichten.

Der Name Leoni stammt von einem Opernsänger

Noch früher hatte am nördlichen Ostufer des Starnberger Sees schon ein anderer königlicher Beamter sich niedergelassen, Staatsrat Franz von Krenner. Er baute 1810 im alten Assenbuch eine klassisch-vornehme Villa mit Säulen-Vorhalle und großer Seeterrasse, das erste repräsentative Gebäude neben einigen schlichten Fischerhäuschen. Und hier, an dem von München aus mit Kutsche, Pferd oder Stellwagen am schnellsten erreichbaren Ufer, entstand auch die erste kleine Siedler-Kolonie. Den Grundstein dafür hatte Krenner gelegt, weil er seine Villa dem von ihm hochgeschätzten Königlichen Hofopern- und Kammersänger Giuseppe Leoni hinterließ. Dieser leutselige und geschäftstüchtige Italiener verwandelte 1825 das schöne Haus in eine Pension mit Speiselokal und hatte nach wenigen Jahren einen Ruf, der bis nach München reichte und seinen Namen zur Adresse machte. Das ging so weit, daß die Gäste nicht mehr von Assenbuch oder Assenhausen sprachen, sondern von Leonihausen und schließlich nur noch von Leoni – so wie der historische Platz heute heißt.

Der Schriftsteller Adolph von Schaden kehrte auch dort ein und schwärmte:

„Im Erdgeschoße befindet sich der freundliche Speise- und in der Belle-Etage der Konversationssaal und etliche Gastzimmer. Aus dem Konversationssaal tritt man auf den sehr geräumigen Balkon, von welchem aus man der herrlichsten Aussicht genießt, und mit Herrn Leoni's trefflichem Fern-

rohre selbst in den weit entlegenen Gebirgen Gegenstände unterscheiden kann, [...] und in der Tat ist das Lust-Haus auch so vorteilhaft situiert, daß man von ihm aus bequemer als irgendwärts das nördliche, westliche und südliche, ja selbst einen großen Teil des östlichen Ufers übersehen kann. Man findet in Leonihausen schöne Zimmer, herrliche Betten und eine Bedienung, welche nichts zu wünschen übrig läßt. Bei günstiger Witterung im Sommer versammelt sich hier viele Gesellschaft aus den gebildeten Ständen der Residenz- und Hauptstadt. Es wird table d'hôte (=an gemeinsamer Tafel) gespeist, und Madame Leoni sucht als Köchin ihresgleichen. Überhaupt fühlt man sich in Leonihausen bald heimisch, und man glaubt, nicht in einem Gasthause, sondern im Zirkel einer befreundeten Familie zu leben." Giuseppe Leoni überreichte den Fremden vornehme Kupferstichkarten mit dem Bild der Villa und einem herzlichen Willkommensgruß. Schlußzeilen: „Und den Naturgenuß vom schönsten Standpunkt aus / erbiethet, sonder Zier, dieß freundlich kleine Haus."

Gut vierzig Jahre später erinnerte ein anderer Seebeschreiber, G.A. Horst, an die

„Gastwirthschaft, die in den vergangenen Decennien einen wohlverdienten und ausgebreiteten Ruf genoß. [...] Die in den See vorgeschobene Terrasse des Gasthauses wetteifert in Beliebtheit und Zahl der Besucher mit dem gegenüber liegenden Feldafing. Ist auch von hier aus das Panorama der Alpenkette halb versteckt, so zeigt sich doch die Zugspitze mit ihren charakteristischen Formen in ganzer Majestät. Hier, wo unmittelbar unter uns die Welle rauscht, verlebte ich einst Stunden, welche mir, so verschiedenartig auch ihre Eindrücke waren, für immer unvergeßlich bleiben werden." Horst beschreibt einen Winterabend am zugefrorenen See mit dem „weit hallenden Gellen und Dröhnen des springenden Eises" und dann einen „der schönsten, ruhigsten Abende des Hochsommers. Eine kleine Gesellschaft war in heiterem Gespräche an den beleuchteten Tischen versammelt und in goldner Klarheit war über den Wäldern der Mond aus leichten Wolken hervorgetreten. Unbemerkt hatten sich einige, denen die Gabe des Gesanges verliehen (= vermutlich also auch Opernsänger Giuseppe Leoni mit seinem Baß), von den Uebrigen entfernt, lautlos war einer derselben hinaus in den schweigenden See gerudert, da ertönte mit einem Male aus weiter Ferne ein herrliches Lied und in wundervollem Wechselgesang antwortete eine gleich schöne Stimme aus dem Versteck des Ufers."[26]

Zu der von Giuseppe Leoni schon veränderten Krenner-Villa wurde 1880 für den gewachsenen Fremdenverkehr ein Nebengebäude errichtet, und noch vor der Jahrhundertwende entstand dort das neue Seehotel Leoni, das mit seinen ungleichen zwei Türmchen bis 1975 zu den charakteristischen Merkmalen der Seelandschaft gehörte und dann einem Neubau weichen mußte, der jetzt zur Dorint-Hotelkette gehört. Nicht weit davon Richtung Kempfenhausen soll noch 1999 mit dem Bau eines neuen Tagungshotel am Seeufer begonnen werden, und schräg gegenüber am Westufer in Feldafing ist gerade ein weiteres großes Tagungshotel mit 92 Zimmern eröffnet worden. Das zeigt eine Entwicklung an, die zum überlieferten Fremdenverkehr und dem historischen weitläufigen Grundbesitz von Adel und Großbürgertum jetzt wieder neue Formen der Ansiedlung von finanzkräftigen öffentlichen Körperschaften, privaten Unternehmen und Aktiengesellschaften für geschäftliche Nutzung hervorbringt.

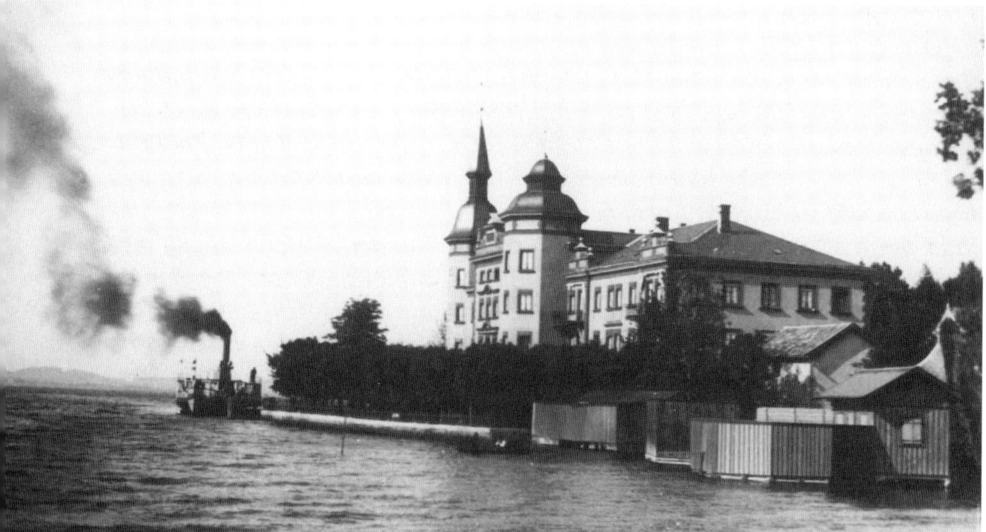

Ein Wahrzeichen des Starnberger Sees blieb von 1900 bis in die siebziger Jahre mit seinen zwei verschiedenen Türmen dieses Hotel in Leoni, der Siedler-Kolonie am Ostufer. Der Dampfer stammt aus dem 19. Jahrhundert.

Wo Wilhelm von Kaulbach den Sommer genoß

Zu den ersten Ansiedlern in der kleinen Leoni-Kolonie gehörte auch der königliche Baumeister Johann Ulrich Himbsel, der in den fünfziger Jahren des 19. Jahrhunderts dann mit Dampfschiff und Eisenbahn die größte Umwälzung am Starnberger See eingeleitet hat (s. IV. Kapitel). Himbsel baute sich 1827 ein kleines, biedermeierlich schlichtes Sommerhaus (Assenbucher Straße 45, heute Besitz der Münchner Volkshochschule, vorgelagert dem VHS-Hauptgebäude Haus Buchenried). Dazu gehörte ein nach englischem Muster den Hang hinauf angelegter Park mit Wasserfall und einer künstlich aufgeschütteten Erdzunge in den See hinein. Als Himbsel sich 1842 ein Stück weiter südlich (heute Assenbucher Straße 51) eine stattliche große Landvilla im Stil oberbayerischer Bauernhäuser errichtet hatte, vermietete er das erste Haus in den Sommermonaten ab 1850 an die Familie des Malers Wilhelm von Kaulbach. Dessen Tochter schrieb später über ihre Kindheitserinnerungen in Leoni:[27]

„Während mehrerer Sommer hatten die Eltern in Leoni ein kleines Häuschen gemietet. [...] Nicht weit davon entfernt hauste die Familie Dürck, und es entspann sich aus dieser Nachbarschaft ein reizend freundschaftlicher Verkehr, dem sich noch so manche andere Familien anschlossen. Da war Herr Himbsel, ein geschickter Baumeister, der sich eine reizende Villa dicht am See baute und der verschiedene Künstler einlud, das Treppenhaus auszuschmücken; das ließen sich die Maler Kaulbach, Dürck, Asher, Zimmermann nicht zweimal sagen. [...] Daß es bei solch gemeinsamer Arbeit sehr fidel und übermütig zuging, läßt sich denken, besonders, da der gute Hilari-Bolgiano, der Hofkonfektmeister König Ludwis I., sein möglichstes tat, um die Künstler bei Laune und gut im Futter zu halten. Jedoch die Hauptperson für leibliche Speis und Trank blieb immer Frau Leoni selbst, die dickste Frau der Welt, die nur vom Lehnstuhl aus wegen ihrer Körperfülle ihr kleines Reich dirigieren und tyrannisieren konnte. [...] Ein Tagesausflug nach Starnberg–Leoni gehörte damals zu den Ereignissen, an denen man zehrte, denn es war dies eine umständliche Sache, und doch brachten viele Freunde dieses Opfer, denn sowohl bei Dürcks als Kaulbachs gingen und kamen viele große und kleine Gäste. Wenn es hieß: morgen geht's nach Starnberg!, dann mußten vor allem Plätze im Postwagen gesichert werden. Früh mor-

gens 5-6 Uhr stand man schon beim Stachus und wurde vom Postillon fest und warm in den Kasten verpackt. Nun ging's mit Jubel und Peitschenknallen in die Weite, über Wiesen und Felder, über ödes Land und durch dunkle Wälder. [...] Hatte man endlich nach 3-4 Stunden Fahrt den Fürstenrieder Park hinter sich, so glaubte man schon die Reise überstanden und die Freuden des Tages dicht vor sich zu haben. [...] Aber nur Geduld. Bei ‚Pellet', dem einzigen Gasthof Starnbergs, wurde ein kleiner Imbiß eingenommen, und dann stürmte man an den See, wo die Qual der Wahl um ein Schifflein nicht schwer war, denn es gab nur etwa 5-6 solche kleine Einbaum-ähnliche Gebilde."

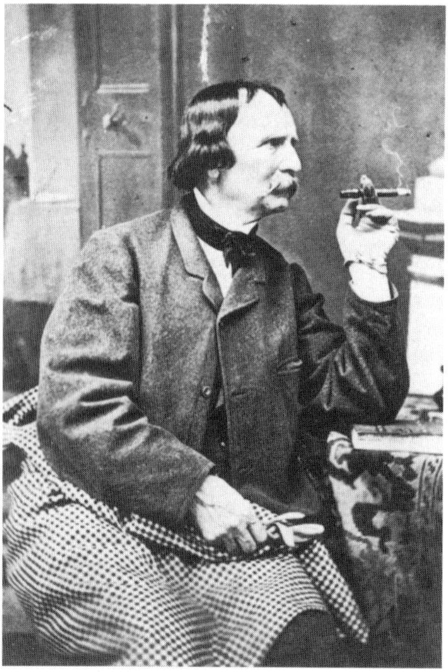

Wilhelm von Kaulbach, Maler und Akademiedirektor in München, gehörte ab 1850 zu dem am Ostufer versammelten Künstlerkreis und machte einige Sommer lang Urlaub in Leoni. Die zweite Himbsel-Villa schmückten er und andere Maler mit Gemälden und Fresken aus.

In Leoni wurde die Gesellschaft von Freunden herzlich empfangen, und der Tag verflog nur zu schnell, „denn vor Abend mußte man wieder an die lange Heimfahrt denken!" Die Kaulbach-Tochter schildert die familiär-gemütliche Stimmung der Künstlertreffen am See:

„Waren Partien und Spaziergänge geplant, so wurden auch sämtliche Kinder und Dienstboten mitgenommen. Da gabs einen geräumigen Kinderwagen, in den oft drei bis vier Kinder verstaut wurden: Fritz und Fine Dürck, oder Marie, meine Schwester, und meine Wenigkeit im kleinsten Format. Eigentlich sollte die alte Gustl (die Dürcksche Kinderfrau) den Wagen schieben, doch litt das der Vater selten und schob, manchmal von Asher abgelöst, die große Fuhre. Ging's aber am Abend (natürlich ohne das Kinderzeug) auf die Rottmannshöhe, [...] so wurde Provi-

ant mitgenommen, unterwegs kleines Holz gesammelt, und oben [...] ein lustiges Feuer angezündet, Kartoffeln gebraten und Kaffee gekocht und dazu musiziert. Die herrliche Altstimme von Frau Dürck gab da den Ton an und bildete das Entzücken meines Vaters. Unter Sang und Klang und Harmonikabegleitung zog man dann durch den stillen Wald heimwärts.“

Gegenüber am westlichen Seeufer hatte sich von Starnberg aus bis Niederpöcking nach Mitte des 19. Jahrhunderts auch eine Reihe von Münchner Ansiedlern zusammengefunden. Über diese fast zufällige und ganz an persönliche Kontakte gebundene Entwicklung berichtet Fritz von Miller, ein Sohn des Erzgießers, in seinen Erinnerungen. 1855 fuhr er mit Eltern und Geschwistern an einem Sonntag mit der Kutsche an den Starnberger See. Man setzte sich zum Picknick in einem Wädchen ans Ufer. Freunde kamen dazu,

„und als die Gesellschaft am Abend auseinanderging, hatten die Unternehmenden unter ihnen beschlossen, an diesem Platze zu einer Kolonie sich zusammenzutun und hier am Ufer des Sees für den Sommer eigene Nester zu bauen.“[28]

Ferdinand von Miller ließ sich auf einem 7500 Quadratmeter großen Seegrundstück schon 1856 von Arnold Zenetti eine prachtvolle große Villa mit Terrassen, Balkonen und Erkern errichten. Sohn Fritz schildert das fröhliche Familienleben in Niederpöcking so:

„Oft mußten die zwei Schwestern und wir Brüder auf Holzbänken und in Hängematten übernachten, um den unerwartet eingetroffenen Freunden Nachtlager in dem Haus zu geben, das unter der Eltern unbegrenzter Gastfreundschaft sich zu dehnen und strecken schien, damit Platz für alle wurde. Vater hatte selbst mit seinen Schlossern und Schmieden in der Erzgießerei ein eisernes Schiff mit niedrigem Kiel gebaut. Wir Buben wurden in gleichartige Matrosenanzüge gesteckt und streng im taktfesten Rudern geschult. Das Schiff mit den ‚Millerbuben‘ war am ganzen See bekannt. Als im Jahre 1859 das große Künstlerfest auf der Rottmannshöhe gefeiert wurde, zimmerten wir auf Vaters Geheiß einen riesigen Schwan, so groß wie der Körper des bauchigen Schiffes es zuließ. Der naturgetreu geformte Hals konnte von dem zwischen den gehobenen Flügeln versteckten Lenker des Schiffes in jeder Richtung und bis zum Wasserspiegel gebogen werden. So segelte

das märchenhafte Tier phantastisch dahin, bei allen Jubel erregend, die es von der Ferne über den Wasserspiegel kommen sahen."

Als Ost- und Westufer noch zusammen feierten

Die große Künstlerfeier auf der Rottmannshöhe wurde am Vorabend schon bei einem Münchner Kellerfest begossen. Am nächsten Morgen fuhr die große Gesellschaft in einem Sonderzug nach Starnberg und von dort im geschmückten Boots-Korso hinüber nach Leoni. Unterwegs konnte das Schwanenboot der Miller-Buben bewundert werden. Oben auf dem höchsten Moränenrand wurde zu Ehren des nach mehreren Selbstmordversuchen verschiedenen Landschaftsmalers Karl Rottmann ein Gedenkstein errichtet und der großartige Aussichtsplatz Rottmannshöhe getauft. Diese bis in den Abend fröhlich in großer Runde arrangierten Künstlertreffen hatten unter vielen ähnlichen Feiern eine besondere Bedeutung, weil sie die Münchner Gäste und Villenbesitzer von beiden Ufern des Starnberger Sees erstmals zusammenführten und ihnen das Glück im naturgesegneten gemeinsamen Sommerleben bewußtmachten.

Das verbindende Orts-und Lebensgefühl für Ost- und Westufer wie auch schon für die seit Generationen ansässigen alten Familien um den ganzen Starnberger See herum ist seltsamerweise durch alle geschichtlichen Epochen nie ein typisches Merkmal gewesen. Schon die verschiedenen klösterlichen und frühen adligen Hofmarksherrschaften haben wie die späteren verwaltungstechnischen Bindungen an die drei Landkreise Starnberg, Weilheim und Wolfratshausen/Bad Tölz eher auch zu gefühlsmäßiger Trennung geführt. Dazu kam die im Bewußtsein der Einheimischen gespeicherte alte Unterscheidung zwischen dem sittlich anfälligeren „Untersee" und dem ab der Linie Tutzing–Ammerland nach Süden reichenden traditionsfesteren „Obersee". Am deutlichsten blieb jedoch immer die Spaltung zwischen Ost- und Westufer, wie schon der hoch oben am Starnberger Prinzenweg lebende Schwabinger Schriftsteller und Verleger Ernst Heimeran spürte und ironisch kommentierte:

„Das Ostufer ist berühmt für seine schlechte Verkehrslage. Wer sich dort ansiedelt, muß sich bewußt sein, daß er mit der Außenwelt abgeschlossen hat. Darauf sind die Ostuferer aber besonders stolz. Sie sagen, daß sie sich rein erhalten wollen, während die Westuferbewohner der Zivilisation und damit dem sicheren Untergang anheimfallen würden."[29]

Auch mehrere Landgerichte waren früher für die Seeanwohner zuständig, die schon zur Zeit der ersten Klostergründungen zu verschiedenen bischöflichen Diözesan-Amtsbereichen gehörten, das Westufer zu Augsburg, das Ostufer zu München und Freising. Die Verkehrserschließung des Westufers war seit der Römerzeit immer besser als die am Ostufer gewesen. Als ab 1851 / 54 Dampfschiff und Eisenbahn für die Haupt- und Residenzstadt München den Starnberger See öffneten, blieb die östliche Uferseite wieder benachteiligt – oder auch wegen geringerer Publikumsbelästigung bevorzugt, wie man's nimmt –, was dann nicht einmal die spätere Autobahn mangels brauchbarer Abfahrten ändern konnte.

Der Wunsch nach Mobilität und besserer Verkehrsanbindung ist jedoch am Ostufer des Sees schon früh laut geworden und hat sich auch in Varianten zum Starnberger Eisenbahn-Weiterbau niedergeschlagen, als 1862 die Staatsbahnverwaltung eine Ostufer-Linie mit Fortsetzung nach Süden erwog, was allerdings König Maximilian II. durch seine Entscheidung für die weiterführenden Strecken von Starnberg/Tutzing nach den Bergwerksorten Penzberg und Unterpeißenberg verhinderte. Auch die nach der Jahrhundertwende aufkommenden Wünsche nach einer Gleisverbindung des Ostufers mit München ähnlich dem Beispiel Isartalbahn wurden nicht erfüllt. Als das neue individuelle Verkehrsmittel Auto noch nicht zur allgemeinen Verfügung stand, stellten 80 Villenbesitzer vom Ostufer 1886 einen gemeinsamen Antrag an die Schiffahrtsgesellschaft, für sie wenigstens einen fahrplanmäßigen Frühdampfer so einzusetzen, daß damit in Starnberg der erste Zug um halb sieben Uhr früh nach München erreicht werden konnte. Die Bitte wurde erfüllt.

Es ging nicht nur um Personenbeförderung, sondern auch um Materialtransport und -versorgung. Das war Jahrzehnte vor Dampfschiff und Eisenbahn schon ein besonderes Problem für die Anwohner des Ostufers, die sich bestimmte Waren oder Nahrungsmittel und vor allem Baustoffe von Booten liefern lassen mußten. Da gab es den berühmten Tutzinger Fischersohn Joseph Böck, der 1856 in ein Fischeranwesen nach Ammerland einheiratete und neben Landwirtschaft und Fischerei auch als Frachtschiffer arbeitete. Von seinen Söhnen gingen vier zur Dampfschiffahrt und wurden sogar Kapitäne. Der besonders kräftige Georg übernahm das große, mit einem einfachen Rahsegel ausgestattete Transportboot, mit dem von den Brauereien in Bernried und Tutzing auch die Bierfässer in die Wirtshäuser am Ostufer gebracht wurden. Mit günstigem Wind und Segel war das einfach, mit Rudern dauerte es aber wenigstens zwei Stunden, und die Rückfahrt bei starkem Gegenwind war gar nicht möglich. Der Böck-Kahn konnte auch 3000 Ziegelsteine laden, und noch 1890 zur Zeit des stark frequentierten Dampfschiffverkehrs lieferte er Baumaterial für die Seeburg.

Auch der Langholztransport vom Süd- und Ostufer des Sees nach Starnberg wurde von den Böcks nach alter Flößerart betrieben. Bis zu 100 in den Wäldern gefällte und vorbearbeitete Stämme wurden zusammengebunden und dann als Floß von zwei Personen mit langen Stangen am Ufer entlang bewegt. Die anstrengende Fahrt dauerte zwei Tage lang. Bei schlechtem Wetter mußte unterwegs angelandet werden, doch der Sturm trieb oft auch die Stämme auseinander und erforderte danach mühseliges Zusammensuchen. Pro Stamm, der ins Starnberger Sägewerk geliefert wurde, bekamen die Flößer 40 Pfennige. Das Brennholz für das erste Dampfschiff „Maximilian“ kam ebenso wie die noch lange mit Pferdefuhrwerken in Säcken aus Penzberg angelieferte Kohle in Schleppkähnen über den See und wurde zuerst auch mit Fuhrwerken und dann im Güterwagen der Eisenbahn nach München befördert. Schon 1860 wurden dafür im Starnberger Bahnhof 30 000 Zentner Kohlen umgeladen.

Das alte Heilbad Petersbrunn

Im gegenüberliegenden Starnberg war zur Zeit der ersten Ostufer-Ansiedler und ihrer Besucher noch nicht so viel los. Bevor hier nach Eröffnung des Dampfer- und Eisenbahnbetriebs der Andrang von Münchner Geldadel, großbürgerlicher Prominenz und Villenherrschaften einsetzte, kannten die besseren Leute in der Stadt höchstens noch den Namen Petersbrunn. Das alte Wildbad mit der Heilquelle war 1817 zu einem vornehmen Hotel ausgebaut worden und unterhielt schöne Spazierwege an der Würm entlang ins Mühltal und zum Schloß Leutstetten. Sogar vom See her konnte man in kleinen Booten sich langsam treiben oder rudern lassen und unterwegs noch in einigen ruhigen Würmausbuchtungen anhalten. Der Rosenheimer Landrichter Joseph von Klöckel beschrieb als Besucher des Heilbades für allerlei Gebrechen wie Gicht, Nervenschwäche und Frauenleiden in einem romantischen Text die Wasserfahrt auf der Würm:

„Das sanfte Wiegen auf ruhiger Fluth ist eine der köstlichen Vergnügungen, es bespület die zarten Empfindungen, erhöhet durch frischenden Luftzug den Reiz, und belebet die Seelenkräfte. Ein süßes Erholungs-Mittel: dem Gesunden und für den Wiedergenesenden stille ermunternde Bewegung! Niedlich und jeden zur Freundlichkeit einladend ist die Fahrt mehrerer Gondeln auf diesem sanft wallenden Flüß'chen. Während die Seefahrt immer gefährdet, [...] schweben die Gondeln emsig und traulich vom Beginne des Würmflusses durch den Gold- und Silber-See, und eilen zur Heimath auf den Leutstetter-See. [...] Hier ein Schiffhaus in niedlicher Form eines Hafens, freundlich der Willkomm durch kleines Geschütz. Vorrichtungen, die rings um den See üblich sind, und aus den Zeiten stammen, als das Lustschloß zu Starenberg von den Fürsten häufig besucht wurde, als dort der ‚Buccentauro' noch prangte."[30]

Wo sie damals die Badegäste „durch kleines Geschütz" begrüßt haben, ist inzwischen eine Autowerkstätte im Erdgeschoß des früheren Hotels eingezogen. Die Quelle auf der anderen Straßenseite spendet immer noch Wasser in eine Leitung zum Keller der Auto-Werkstatt und weiter in ein Nachbargrundstück, aber ihre einst aus Schwefel, Salzen und Mineralien gespeiste Heilkraft ist erschöpft, und das Badehotel hatte schon 1876 ausgedient. Auch die früher gegenüberliegende Wirtschaft gibt's nicht mehr – nur noch ein altes Schild mit dem seltsamen Drachentöter, der nicht vom Pferd aus kämpft, sondern in einem Boot steht. So hat es auch Moritz von Schwind in seinem Gemälde „Die Hochzeitsreise“ dargestellt, und das alte Wirtshausschild ist noch in der Schloßgaststätte Leutstetten zu sehen. Das Kapellchen in Petersbrunn stammt schon aus der Zeit von Herzog Wilhelm IV., der hier das erste Badehaus errichtete und im Jahre 1510 sogar eine Badeordnung für Kur- und Wasseranwendungen erließ. Geheilt oder besänftigt werden sollten einst Hautkrankheiten „bei offenen Schäden, Geschwüren, Verrenkungen und Gliedschwamm“, ebenso Gicht und Unterleibsbeschwerden der Frauen. Die Badbenützer wuschen sich im Quellwasser auch Gesicht und Augen für klaren Blick, für wachen Geist. Und im 19. Jahrhundert erhofften die Damen sich von der Petersbrunner Badekur vor allem straffe Haut und Kräftigung der weiblichen Organe.

Eine alte Verkaufsurkunde von 1565 hält fest, daß die damalige Ortschaft Petersbrunn samt Kircherl und Badeeinrichtungen von Herzog Albrecht V. an Hans Urmiller verkauft wurde, den amtlichen Pfleger in Starnberg und Kämmerer am Münchner Hof. Der erbaute auch Schloß Leutstetten, züchtete Truthähne und führte aus England Kartoffeln für den eigenen Anbau ein. Über wechselnde Schloßherren ging Leutstetten mit Petersbrunn 1875 schließlich an Prinz Ludwig von Bayern, späteren König Ludwig III., über. Der erwarb auch das auf der Moränenhöhe liegende Gut Rieden dazu, das dann wieder verkauft und in den heutigen Zustand als Golfplatz verwandelt wurde. Eine wechselvolle Geschichte, die sich in ähnlichen zeittypischen Veränderungen vielfach rings um den See herum abgespielt hat.

Die Bedeutung der bis ins 7. Jahrhundert und nach manchen Erkenntnissen sogar bis in die Römerzeit zurückreichenden Siedlung Petersbrunn mögen noch einige Angaben zum Badehotel im 19. Jahrhundert deutlich machen. Es hatte im Erdgeschoß 6 hohe Zimmer mit

12 kupfernen Wannen, im 1. Stock kleinere Räume. Das Wasser wurde aus dem Keller hochgepumpt, in Sudpfannen erhitzt und durch Röhren in die Wannen geleitet. Auch in Nebengebäuden des Schlosses Leutstetten gab es 4 Zimmer mit Kupferwannen und für die „geringere Klasse“ Holzwannen. Aus dem Jahre 1871 sind noch Preise der Badekur überliefert: Wohnungen für 15–30 Kreuzer pro Tag, Salons für 1 Gulden, Mineralbad 24 und Würmbad 8 Kreuzer. Letzte Veränderungen der alten Siedlungsstätte Petersbrunn: Von der Wittelsbacher Erbengemeinschaft der Prinzen Ludwig und Rasso von Bayern ging die Kapelle mit ein paar Quadratmeter Grund an den Eigentümer des Gutes (und heutigen Golfplatzes) Rieden über und 1982 an die Stadt Starnberg. Schon ein Jahr später fand sich eine Interessengemeinschaft zur Renovierung der verfallenen Petersbrunner Kapelle zusammen, die heute allerdings trotz Denkmalswürde recht verlassen neben der vielbefahrenen Straße steht. Nicht weit davon ragt am Waldrand ein mächtiger Eiszeitfindling auf, der in langen, tief beeindruckenden Reihen rostiger Buchstaben folgende Inschrift trägt:

„Auf dieser Straße wurden in den letzten Tagen des 2. Weltkrieges mehr als siebentausend Gefangene aus dem Konzentrationslager Dachau in ein ungewisses dunkles Schicksal getrieben. Für viele führte dieser Leidensweg in den Tod. Sie waren Opfer der menschenverachtenden nationalsozialistischen Gewaltherrschaft. Sie rufen uns auf zur Versöhnung und Nächstenliebe. Gott wird den Tod verschlingen auf ewig. Der Herr wird abwischen die Tränen von jedem Angesicht. Jesaja 258.“

Anschluß an den Kaiserlichen Postdienst

Hundert Jahre früher sind hier fröhliche Künstler und Landschaftsbeschreiber gewandert. Eingeladen wurde zum Beispiel 1862 ins Bad Petersbrunn zu einem „Maispaziergang der Künstlergesellschaften“ mit dem Hinweis „Extrazug nach Gauting um 1/2 9 Uhr“. Hierauf bezieht sich wohl der Maler G.A. Horst, der den schönen Weg von Gauting durchs Mühltal pries, als längst schon die Eisenbahn verkehrte:

„Zuerst noch der sonnig heißen Straße entlang, bald aber winkt uns der ersehnte Schatten des Waldes. Hier nun bitte ich jeden, der mit mir wandert, sein Herz auf, weit auf zu thun, denn wir sind der herrlichsten Stelle unsres Weges nahe. Wie unvergeßlich bleibt es mir, als hier einst bei einem kleineren Künstlermaifeste das wunderbare Lied Mendelssohns 'Wer hat dich du schöner Wald / Aufgebaut so hoch da droben' in dem noch im Morgenthau glänzenden und dampfenden Wald gesungen wurde. Das klang hinauf zu den hundertjährigen Buchenkronen wie ein ewiges Loblied. Wahrlich in solchen Momenten fühlt man es so klar, daß auf dieser weiten Gotteswelt nichts unsrem deutschen Wald gleicht."[31]

Leoni, Petersbrunn – diese Namen waren vielen Münchnern schon ein Begriff, als von Starnberg als Ort in den ersten Jahrzehnten des 19. Jahrhunderts noch nicht viel gesprochen wurde. Das dünn besiedelte, unscheinbare Fischerdorf mit dem einsam hoch oben und weitab vom See thronenden Schloß hatte sich zwar schon aus den alten kleinen Siedlungen Achheim und Niederstarnberg vereint und 1803 mit Anschluß an den „Kaiserlichen Postdienst" eine eigene Posthalterei bekommen, die vom Fürstenhaus Thurn und Taxis 1808 an den bayerischen Staat überging. Der betrieb ab 1829 mit Pferdekutschen dann einen allsonntäglichen „Eilzug" München–Starnberg–Innsbruck, der zehn Jahre später sogar viermal wöchentlich verkehrte. Ab 1851 rauchte auch der lange Schlot des ersten Dampfers auf dem See, 1852 erhielt Starnberg eine Telegraphenstation, 1854 ratterte endlich die Eisenbahn von Pasing bis zum See, 1869 gab's die ersten Briefkästen im Ort, 1873 die Gasbeleuchtung. Doch die Verwandlung Starnbergs zur neuen Kernzelle der Westufer-Entwicklung kam nur langsam voran. Zwar heißt es im Starnberger Heimatbuch von 1972, daß der Ort schon 1840 ein „beliebter Sommeraufenthalt" war und eher „einer Münchner Vorstadt als einem Dorf" glich. Aber die Gemeindeväter erkannten 1846 auch, daß für die Fremden mehr getan werden müsse. Die Straßen seien teilweise unzumutbar, besonders in der Nähe des Sees, wo auch die Pferdeschwemme zwar die Tiere reinige, aber die ersten Badegäste vertreibe. Ein Hemmnis für den Aufstieg Starnbergs war außerdem seine zerklüftete Struktur. Es fehlte dem Ort ein historischer Mittelpunkt, wie ihn etwa die Marktflecken Wolfratshausen und Weilheim besaßen.

Der See und seine Landschaft wurden dann allerdings durch die neuen Verkehrsmittel Eisenbahn und Dampfschiff nicht nur für vermögende Ansiedler, sondern auch für den Münchner Ausflügler erreichbar. Und lockenden Baugrund gab's genug. Der Münchner Kulturhistoriker Wilhelm Heinrich von Riehl stellte bei seinen Exkursionen Mitte des 19. Jahrhunderts fest, daß hier noch „Platz für eine doppelte Volkszahl" sei. Und die Zunahme der Starnberger Neubauten entsprach dann tatsächlich einer Verdoppelung in 25 Jahren ab 1852 und dann noch einmal in 25 Jahren bis 1903. Die Villenkette am Westufer Richtung Süden hatte der in München lebende englische Privatier Charles du Pré 1850 begonnen mit einem Landhaus auf 4 Tagwerk Grund in den südlichen Starnberger „Seegärten". Sein Grundstück (später Possenhofener Straße 49) vergrößerte er noch auf 9 Tagwerk, bevor ab 1853 die Münchner Großkaufleute Angelo Knorr, August Ferdinand Zenetti und Karl Riederer Villen-Nachbarn wurden, denen in den folgenden Jahren dann der königliche Kammerherr Max von Perfall, der Erzgießer Ferdinand von Miller, der Maler Moritz von Schwind und eine ganze Reihe weiterer prominenter Münchner sich anschlossen in Richtung Niederpöcking und nach den Schloßparks von Possenhofen und Garatshausen auch auf Tutzing zu.

Hier hatte der Schloßherr Karl Matthäus Graf von Vieregg 1853 die erste See-Villa im italienischen Landhausstil mit hohem Belvedereturm errichtet, die 1864 ein wenig verdienender kgl. bayerischer Leutnant dank der Mitgift seiner Frau für 18 500 Gulden kaufen konnte. Er hieß Maximilian Schmidt, wurde durch Romane, Bühnenstücke und Fortsetzungserzählungen in Zeitschriften als Volksschriftsteller berühmt, bekam von König Ludwig II. den Titel Hofrat und vom Prinzregenten Luitpold den freundlichen Namen „Waldschmidt", weil er schon früh für seinen heimatlichen Bayerischen Wald wie dann auch für den Fremdenverkehr und den Starnberger See warb. Sein Weg hierher macht die Anziehungskraft der Landschaft deutlich und auch ein typisches Immobilienmerkmal der Region: den raschen Eigentumswechsel. Maximilian Schmidt mußte sein Haus schon nach acht Jahren wieder verkaufen an die aus St. Petersburg stammende Sophie von Quist, Frau eines russischen Geheimrats. Dann folgten in raschem Wechsel u.a. ein Ingenieur, ein Romane schreibender Professor, ein Chemiker, ein Tuchfabrikant und der zwielichtige Dichter Georg Kaiser, der wegen Diebstahls ins Gefängnis mußte.

IV. Die Technik

Da steht er nun am Ostufer des Starnberger Sees und denkt über sein Leben, über seine Zukunft nach. Er ist vierzig Jahre und sieben Monate alt an diesem federleicht über dem Wasser schwebenden Septembertag des Jahres 1827. Er hat eine zehn Jahre jüngere Frau und vier Kinder von eins bis sechs. Johann Ulrich Himbsel, königlich bayerischer Baurat, blickt gedankenversunken auf den in der Abendsonne glitzernden Wasserspiegel, hinüber nach Starnberg, dann am westlichen Ufer entlang zur majestätischen Alpenkette. Ich bin glücklich, denkt der Mann.

Er ist nicht berühmt wie die großen Architekten, die Maler und Hofopernsänger der Kunstmetropole München, aber er hat viel gesehen auf Studienreisen in Frankreich, in Italien und England. Er hat Häuser gebaut, gut verdient, Geschäfte gemacht. Jetzt spürte er den beruhigenden Zauber der Abgeschiedenheit in seinem kleinen Sommerhaus und dem zur Parkgestaltung bereitliegenden Grundstück vom See bis hinauf zur Anhöhe. Er hat einen Ort zur Besinnung gefunden. Er fühlt sich als Entdecker an diesem einsamen Platz mit wenigen Fischerhäuschen und nur ein paar Stadtansiedlern nahe dem heruntergekommenen Schloß Berg. Er hat die Gunst des seit 1806 im neuen bayerischen Königreich regierenden Max I. Joseph genossen, aber er hat auch unter dem Neid von Münchner Berufskollegen gelitten. Er ist befreundet mit Künstlern, deren Namen in der Residenzstadt Klang haben. Er ist keiner wie sie und empfindet doch seine trotzige Selbstsicherheit.

Als die Sonne vom Starnberger Höhenzug ihre letzte Glut auf den See wirft, facht sie eine Vision an in Himbsels Traumverlorenheit. Er sieht ein Dampfschiff herübergleiten und dahinter einen Bahnhof mit rauchender Lokomotive und vielen Waggons. Der Mann fröstelt plötzlich unter der Wucht dieser Vorstellung. Er will die Eisenbahn von

München nach Starnberg und dann vielleicht noch weiter fort bauen und ein Dampfschiff dazu – und diese Gedankenfunken entzünden Johann Ulrich Himbsels Begeisterung für einen noch lange dauernden Lebenskampf.

Von dem Mann und seinem Familienleben ist kaum etwas Privates überliefert, auch durch seine schließlich sieben Kinder nicht. Die persönliche Lebenssphäre läßt sich aber doch aus Spuren am Starnberger See erahnen. Himbsels zweite und größere Villa wurde zum Glück als kostbare Hinterlassenschaft des gottesfürchtigen, kunstsinnigen, gastfreundlichen und wagemutigen Unternehmers in der Assenhauser Straße 51 zu Leoni erhalten. Für die eingangs geschilderte Situation gibt es keinen überlieferten Beleg – aber so ähnlich könnte alles begonnen haben, der überraschend zuerst gelungene Start zur Dampfschiffahrt und dann der Bau einer Eisenbahnstrecke von Pasing nach Starnberg.

Johann Ulrich Himbsel, der Erwecker des Sees

Sicher ist jedenfalls, daß Johann Ulrich Himbsel zum eigentlichen Entdecker, ja Erwecker des Starnberger Sees wurde, ihn für alle geöffnet und den Münchnern fast wie ein Geschenk präsentiert hat mit dem ersten massentauglichen Verkehrsmittel. Er selbst mußte noch fünfundzwanzig Jahre lang als Hausbesitzer am Ostufer des Sees die mühsamen An- und Rückfahrten im sogenannten Stellwagen ertragen, jeweils drei Stunden lang im sechs bis acht Personen fassenden Pferde-Taxi vom Hotel „Drei Rosen“ am Münchner Rindermarkt und später vom Stachus aus zum Starnberger Gasthof Pellet und dann mit dem Ruderboot nach Leoni.

Erstaunlich genug, daß die bayerischen Regenten zu ihren berühmten Seefesten und Jagden die Gäste immer wieder aus der Stadt herauslocken konnten, wenn auch die feinen Equipagen und Chaisen bequemer als die Münchner Lohnkutschen waren. Erstaunlich ebenso, daß die ersten Botaniker, Geographen, Schriftsteller und Landschaftsmaler die Reisestrapaze mit oftmals noch weiten Fußmärschen nicht scheuten, daß schließlich die frühen Villenbesitzer am See den umständlichen Stadtbesuch für Arbeit oder gesellschaftliche Verpflichtungen in Kauf genommen haben. Johann Ulrich Himbsel dachte bei seinen ersten Anträgen für die Verkehrserschließung durch Eisenbahn und Dampfschiff zwar auch ans Vergnügen des Seepublikums und an wirtschaftlichen Aufschwung durch die Anbindung des Alpenvorlands, und er dachte als früher Ankäufer von billigen Seegrundstücken gewiß zugleich an eigene Vorteile. Doch der Mann, der den Schlüssel zur Öffnung des Starnberger Sees geschmiedet hat, konnte sich wohl kaum ausmalen, wohin das alles führen würde.

Wer war dieser Schrittmacher, über den nur verstreute biographische Daten zu finden sind, aber keine fundierte Lebensbeschreibung? Als eines von siebzehn Kindern des Franz Ignaz Himbsel wird er am 30. Januar 1787 in dem kleinen Oberpfälzer Ort Neukirchen bei Amberg geboren und wegen der häuslichen Enge aus der großen Kinderschar als Sechzehnjähriger allein nach München geschickt. Großvater Leonhard hat auf dem alten Familiengrundstück noch das seit einigen Generationen betriebene Schmiedehandwerk ausgeübt, dann aber ein Baugeschäft eröffnet und mit seinem Sohn Franz Ignaz als Landbaumeister gearbeitet. Auch Enkel Johann Ulrich beginnt hier seine Berufslaufbahn. In einem 1836 erschienenen Buch mit den von allen dargestellten Personen „selbst entworfenen oder revidirten Artikeln“ steht das, was Himbsel als kargen Lebenslauf geschrieben oder zumindest so genehmigt hat. Da heißt es:

Himbsel „verwendete sich in den frühesten Jahren für die Geschäfte seines Vaters, bei welchem er Gelegenheit hatte, sich im Zeichnen und praktischen Bauwesen zu üben. Im Jahre 1803 kam er nach München, wo er neben dem Besuche der Feiertagsschule vom königl. Professor Hrn. v. Fischer die weitere Ausbildung im Zeichnen erhielt, und mit ihm im Jahre 1806 sich nach Paris begab, woselbst er im Steuercataster-Bureau als Zeichner und zu gleicher Zeit im Bureau des General-Bau-Inspectors Molinos beschäfti-

get, dann durch freundschaftliche Fürsorge und aus Auftrag des Baudirectors Nury bei mehreren Vermessungen verwendet, und endlich in der Akademie der bildenden Künste als Eleve aufgenommen wurde. Von Sr. Maj. dem Könige Maximilian Joseph, Höchstwelcher im Jahre 1810 in Paris anwesend war, wurde er allergnädigst unterstützt, und erhielt den Auftrag, auf Allerhöchste Kosten nach München zurückzukehren, wo er dann noch im selben Jahre bei der Baukommission als Inspector angestellt wurde. Im folgenden Jahre 1811 erhielt er zu seiner weitern Ausbildung die Bewilligung zu einer Reise nach Italien, woselbst er bei seinem anderthalb Jahre langen Aufenthalte alle für die Baukunst merkwürdigen Städte in Ober- und Unteritalien besuchte. [...] Verschiedene Aufträge der kgl. Regierung und der k. Akademie der Wissenschaften veranlaßten ihn im Jahre 1825 zu einer Reise nach Frankreich und England, woselbst er ein halbes Jahre verweilte."[32]

Ähnlich emotionslos geht die Aufzählung von Bauaufträgen weiter. Interessant ist Himbsels Anmerkung zu seinem *Magazin der Baukunst, besonders für Teutsche*, das ab 1814 erschien und das er „wegen angehäuften Berufs- und Privatgeschäften bei seiner im Jahre 1816 erfolgten Ernennung als königl. Baurath nur bis zu 5 Heften fortsetzen konnte". Zweifellos wollte Himbsel mit dieser Veröffentlichung als kundiger und fortschrittlicher Stilgeber die führenden Münchner Baumeister und Architekten beeindrucken, besonders aber den ihm wohlgesonnenen König Max I. Joseph. Die Vorrede beginnt mit einer Klage über die geringe Geltung der Baukunst gegenüber anderen Künsten, hebt die Bedeutung von „unsterblichen Wunderwerken der Architektur auf griechischem und römischem Boden" hervor, schätzt auch die Nacheiferer von klassischen Vorbildern der griechisch-römischen und gotischen Baukunst. Doch Himbsel will andere Pläne für „alle möglichen Gebäude, von dem geringsten bis zum größten, bürgerliche, Stadt- und Landhäuser, Brücken, Paläste, Lazarette, Kasernen, Theater, Kirchen" dem kälteren deutschen Klima anpassen und „zur minder kostspieligen Ausführung darstellen".

Die Herausgabe seines Architektur-Magazins mit den zur Vervielfältigung nötigen Lithos ist für Himbsel ein frühes und bezeichnendes Wagnis. Der Aufsteiger hat keinen Verleger, Buchhändler oder

Geldgeber im Rücken, er ist wie später auch bei seinen noch größeren finanziellen Abenteuern selbst der Macher und Risikoträger. Er setzt, typisch für den nach oben drängenden Herrn Niemand, optimistisch auf Erfolg. Aber sein Magazin gedeiht nicht, schon weil der großmächtige und ihm gnädige König offenbar Bedenken hat. Himbsels Hoffnung, daß er sein Werk dem König widmen und es dadurch auszeichnen könne, zerschlägt sich. Er hat dem Monarchen geschrieben:[33]

„Euer Exzellenz habe ich die Gelegenheit zu meiner bisherigen Ausbildung als Architekt zu danken. Im Gefühle der Dankbarkeit wage ich daher Euer Exzellenz anliegende Vorrede zu meinem Werke [...] zu übersenden, und zu bitten, daß Euer Exzellenz mir erlauben mögen, Hochderselben solches dedizieren zu dürfen. Im Vertrauen auf die Ermunterung, welche Euer Exzellenz den Künsten und Wissenschaften zufließen lassen, sehe ich der Begünstigung meiner unterthänigsten Bitte entgegen. [...] Euer Exzellenz unterthänigst gehorsamster Himbsel, k. Bauinspector. München den 25. Dezember 1813."

Der Monarch merkte am oberen Rand des ihm vorgelegten Schreibens an: „Ich glaube daß dem Bau-Inspector Himbsel aufgetragen werden sollte, vor allem die ersten Hefte seines Werkes vorzulegen. Max." Auf einem angehängten Blatt steht:

„Dem Inspector Himbsel ist auf Anmelden mündlich zu eröffnen, daß, nachdem sein herauszugebendes Werk [...] ohnehin heftweise erscheint, er [...] sich an der Herausgabe der ersten Hefte zwar nicht hindern zu lassen, von der Dedikation jedoch vor der Hand noch Umgang zu nehmen, und vielmehr die gedachten ersten Hefte vorzulegen habe. [...] Sign. 6. Februar 1814."

Zu dieser Ablehnung einer Widmung für den König hat Himbsel dann eine noch schlimmere Enttäuschung zu bewältigen. Die von der Bau-Kommission als Gutachter beauftragten Zentral-Baumeister Adam Stahl und Max Lebschée fällen ein vernichtendes Urteil über das Baumagazin. Sie kritisieren an Himbsels Entwürfen „wesentliche Fehler", z.B. Mangel an Licht für Stiegen und Gänge, beschwerliche Treppen,

Toiletten in finsteren Winkeln oder an Stiegen-Eingängen, Feuergefährlichkeit, zu enge Schlafzimmer, „wo kaum eine Bettstatt und diese dem Ofen zunächst stehen kann, ohne daß man Gefahr des Verbrennens liefe". Daher möge das kgl. geheime Finanzministerium sich zu überzeugen geruhen, „daß sich die Regierung sehr kompromittieren würde, dieses Privat-Unternehmen und die Ausgabe eines Werkes zu unterstützen, [...] das so vieler Critique" unterworfen sei und einer notwendigen Erläuterung oder eines Textes ermangle. Daher könne sich „die Sektion nicht verstehen, ein Gutachten zur Unterstützung des Himbsel abzugeben, doch nimmt dieselbe keinen Anstand, ihn der allerhöchsten Gnade zu empfehlen, wenn er vielleicht allergnädigst seyn wolle, denselben lediglich in Hinsicht seiner zerrütteten häuslichen Verhältnisse mit einer Gratifikation zu unterstützen. [...] München 28. April 1815. Kgl. Steuer- und Domainen-Sektion des geheimen Finanzministeriums."[34]

Ein „denkwürdiger Bayer"

Nach dieser scheinheiligen und entwürdigenden Formulierung erfährt Himbsel dann im Juni 1815, daß ihm eine „augenblickliche Unterstützung von Zweihundert Gulden" vom König bewilligt werde. Im selben Jahr wird er auf sein Gesuch hin auch zum „wirklichen technischen Mitgliede der Bau-Commission" ernannt, und ab März 1816 erhält er eine jährliche Gehaltszulage von 200 Gulden. Einige Monate später aber wird ihm die „allerhöchst" genehmigte Aufsicht bei den Umbauten im Alten Hof wieder entzogen, weil die vorher schon mit diesen Aufgaben betrauten Baumeister durch Himbsels „Überordnung gekränkt würden". Für den ehrgeizigen jungen Architekten aus der Oberpfalz ist dieser Kleinkrieg im beziehungs-und intrigenreichen Münchner Behördengeflecht zermürbend, aber er hält ihn durch und steigt als Privatunternehmer mit dem Bau von Miets- und Schulhäusern und auch durch Kontakt mit dem berühmten Stadtplaner Leo von Klenze trotz vieler Anfeindungen weiter auf.

Das wird schon fünf Jahre nach seinem Tod gerühmt. In dem Buch *Denkwürdige Bayern* heißt es über Himbsel:

„Männer von besonderen geistigen Anlagen, in denen sich Talent und fester Charakter gleichmäßig paart, [...] verdienen den Dank ihrer Nation und ein ehrendes Andenken um so mehr, wenn ihre Anstrengungen [...] lähmende Hindernisse mit Kraft beseitigen." Dem königlichen Baurat wird da „technische Fähigkeit und unbesiegbare Ausdauer" bestätigt, ebenso das berufliche Können: „Sein Geschmack beurkundete sich glänzend durch ein von ihm 1827 erbautes Landhaus am Starnbergersee und mehrere von ihm für sich erbaute Wohnhäuser und andere große Bauten, z.B. des Bazar's in München. Die von ihm 1820, 1827–1829 erbauten Schulhäuser in München zeichnen sich ebensosehr durch ihr würdevolles Äußere als durch die edle Einfachheit, wohlgeeignete Eintheilung und Zweckmäßigkeit aus."[35]

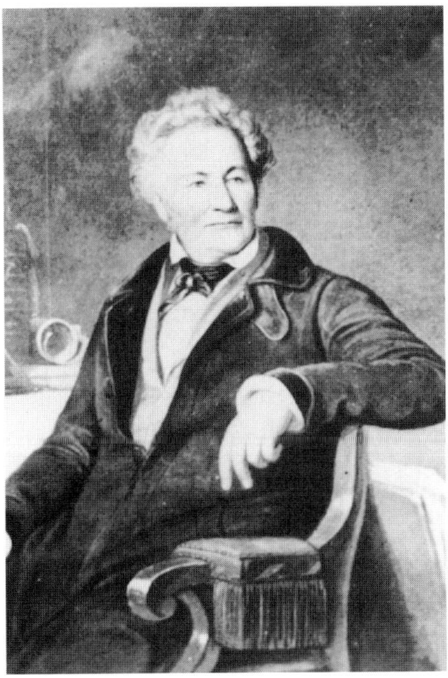

Johann Ulrich Himbsel setzte den Bau von Eisenbahn und Dampfschiff auf eigenes Risiko durch und wurde so zum Erwecker des Starnberger Sees.

Viel erhalten ist von Himbsels Münchner Bauten nicht mehr. Neue Gebäude ersetzten die vom königlichen Baurat einst errichteten drei Häuser am damals noch ziemlich leeren Maximiliansplatz (Nr. 22 und 23) sowie in der Karlstraße Nr. 30. Auch Himbsels Schulhäuser in der Luisen- und Maffeistraße sind verschwunden. Geblieben, wenn auch durch Aufstockung stark verändert, ist das Schulhaus an der Von-der-Tann-Straße 2 (jetzt Bay. Handelsbank). Die einstige Nr. 30 der Karlstraße, Himbsels eigenes Stadthaus auf einem vom König ihm geschenkten Grundstück, war ein hoher kubischer Bau und setzte laut Expertenurteil „nach drei

Seiten städtebauliche Akzente."[36] Es wurde unter dem Namen Himbselhaus bekannt, mußte aber dem ab 1896 errichteten neubarocken Bau der Deutschen Bank (ehemals Lenbachplatz 2) weichen. Das nördlich sich anschließende Englische Café, von Himbsel mit Pavillons und Zwischentrakten errichtet, ging 1909 mit der Erweiterung des Bernheimer-Palais unter. Himbsel errichtete auch 1825/26 „nach Klenzes Plänen zu dessen großer Zufriedenheit das Odeon und fast gleichzeitig den gegenüberliegenden Bazar, ein langgestrecktes Geschäftsgebäude, das er auch als Unternehmer baute, nachdem genügend Miet-Interessenten gefunden waren." Die Pläne stammten wieder von Klenze, die Anordnung der Geschäftslokale im Inneren war vielleicht Himbsel überlassen, der sich hierbei an Pariser Vorbilder erinnert haben könnte. Auch das im Klenze-Palaststil errichtete Mietshaus Pacellistraße 4 (jetzt ein Bankhaus) wird Himbsel zugeschrieben.

Interessant als Hinweis auf dessen geschäftliche Geschmeidigkeit ist der Abschied aus dem ursprünglichen Einflußkreis seines nur fünf Jahre älteren, aber schon sehr erfolgreichen ersten Lehrmeisters und befreundeten Reisebegleiters Carl von Fischer. Himbsel begibt sich in die Obhut Klenzes. Und er bewies sein Gespür für die großen Entwicklungslinien der Zeit und der Landschaft am Starnberger See. Wie es in einer neuen Münchner Architekturstudie heißt[37], entwickelte König Maximilian II. „eine besondere Vorliebe für Landschaften in den bayerischen Bergen und für Seelandschaften, die eine Aussicht auf das nahe Alpenpanorama gestatteten". Von den acht großen Bauvorhaben, die Maximilian während seiner Regierungszeit in Angriff nahm, waren allein drei am Starnberger See geplant: der Umbau von Schloß Berg (1848–1851), das Casino auf der Insel Wörth (Roseninsel, 1850–1853) und das große königliche Schloß in Feldafing (nur Projekt bis 1864; die Fundamentsteine noch im heutigen Park, anderes Material nach Maximilians Tod für den Feldafinger Bahnhofbau verwendet). Über die Wirkung der königlichen Pläne heißt es weiter:

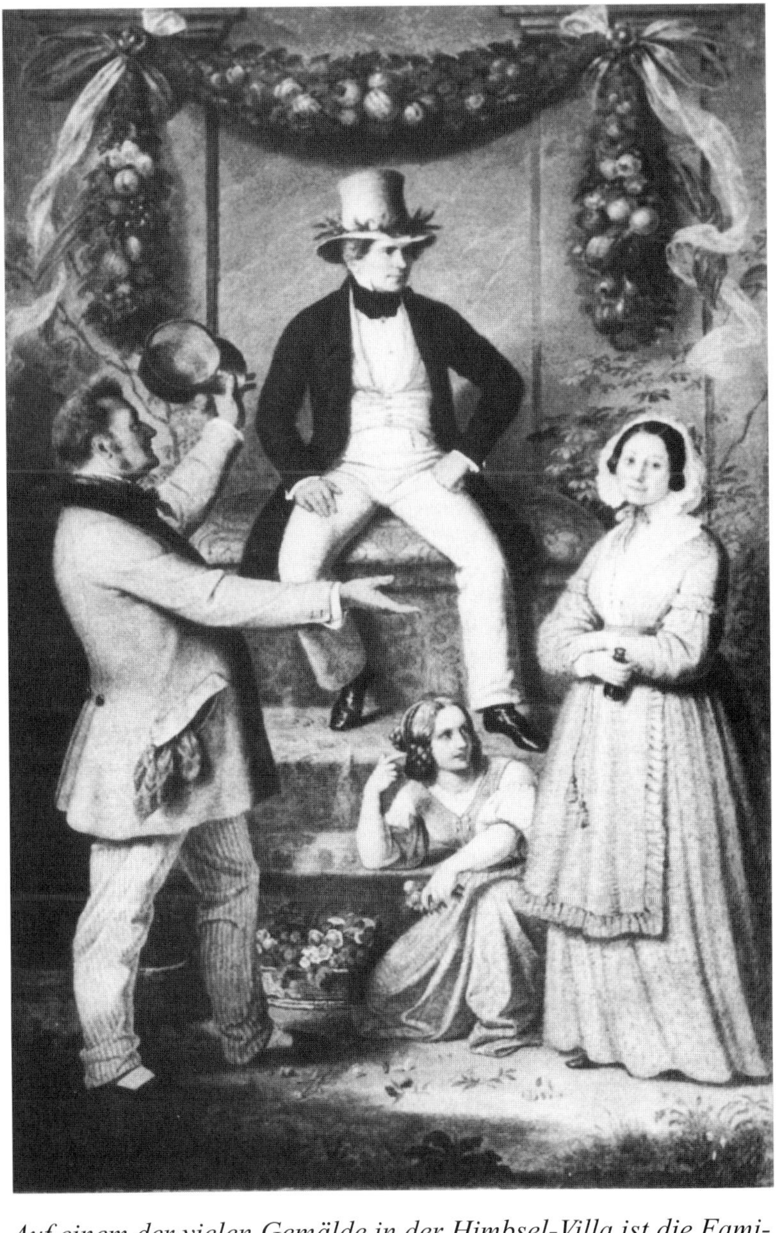

Auf einem der vielen Gemälde in der Himbsel-Villa ist die Familie des Hausherrn in feierlicher Pose vor dem Maler Clemens Zimmermann dargestellt. Münchner Maler waren oft in Leoni zu Gast.

„Daß der Starnberger See in den fünfziger Jahren des 19. Jahrhunderts zur wahrscheinlich größten Baustelle des Königreichs Bayern avancierte, ist bis heute unbekannt geblieben. Damals setzte eine Entwicklung ein, die den Starnberger See mit seinen Ufern zu einem der größten und geschlossensten Villengebiete in Europa werden ließ, [...] das monumentale Vorhaben Maximilians, aus Starnberg ein zweites Potsdam zu machen, (hatte) bei seinem Tod bereits deutliche Züge angenommen.“

Starnberg als zweites Potsdam?

Schon als Kronprinz belebte Maximilian das versunkene Wittelsbacher Interesse am Starnberger See. Gleich nach seiner Regierungsübernahme im Sommer 1848 ritt er mit seinem Flügeladjutanten die Ufer ab, um für das geplante neue Schloß unter mehreren Standorten den im heutigen Feldafinger Golfgelände liegenden auszuwählen. Als Grundlage für die architektonische Verwandlung Starnbergs ließ er 1850 Franz Josef Kreuter eine kleine Denkschrift über das Aufblühen Potsdams verfassen. Darin heißt es:

„Für München wäre Starnberg und der See ein analoger Punkt, nur daß die großartige Naturschönheit und der herrliche See tausendmal reizender als Potsdams Sand und Sumpf ist. [...] Die Hauptpunkte des Starnberger Sees sind schon durch Edelsitze occupirt und davon ist einer der schönsten das königliche Schloß Berg samt Park, welcher alle Fundamente besitzt, um in Kurzem zu einer reizenden Anlage umgestaltet zu werden. Leoni ist schon eine kleine Kolonie von Landhäusern, der Platz zwischen dem Königlichen Park und Leoni bietet noch Raum für 10 schöne Anwesen samt Gärten.“

Wie es in der Münchner Architekturstudie heißt, erkannte Kreuter „die Notwendigkeit einer infrastrukturellen Anbindung an die Residenzstadt München. Er schlug deshalb eine Eisenbahnlinie vor, wie sie zwischen Potsdam und Berlin bestand.“ Daß Johann Ulrich Himbsel diese Verkehrserschließung privat realisiert hat, wird da zwar erwähnt, aber ohne Hinweis auf dessen lange vorauseilende Konzessionsbemühungen für Eisenbahn und Dampfschiff. Himbsels planerische Aktivität reicht sogar weiter zurück, als bisher bekannt oder irgendwo zitiert wurde. Er selbst schreibt in einem seiner vielen Genehmigungsanträge, daß er schon 1828 „beim k. Seegericht in Starnberg die Bewilligung ein Dampfschiff zu bauen“ erbeten habe. Das ist überliefert in einer Akte des Stadtarchivs München.[38] In Himbsels „Abschrift“ seines wiederholten Konzessionsgesuchs an den König heißt es da: Durch die schon am 1. Juli 1844 und am 15. Dezember 1837 vorgetragenen Bitten seien dargelegt worden

„die außerordentlichen Vortheile und die Wichtigkeit, welche eine nähere Verbindung der k. Haupt-und Residenzstadt mit dem bayerischen Oberlande mittelst Eisenbahn, Dampfschiff, Kanälen und so weiter in gewerblicher kommerzieller und national-oekonomischer Beziehung nothwendig herbeiführen muß.“ Zur Begründung sei noch beizufügen, „daß die ganze Gegend oberhalb des Würmsees bis an die südliche Landesgrenze außer dem äußerst reichen Vorrathe an Brenn-, Nutz- und Werkholz, welcher bei dem Mangel erleichternder Transportmittel nicht verwerthet werden kann,“ [...] auch eine „fast unermeßbare Menge anderer Gegenstände und Produkte“ darbietet. Erheblicher Nutzen ergäbe sich auch für die Landwirtschaft, da „in jener Gegend Strecken von 20- bis 90 000 Tagwerk unbewirtschafteter und fast nutzlos liegender Moore durch den belebten Verkehr und die erleichterten Verbindungs- und Absatzwege kultivirt und zu blühenden segensreichen und nutzbringenden Fluren umgewandelt werden können.“

Himbsel prophezeit sogar, daß durch die Verkehrserschließung außer Wohlstand auch „die bessere Gesittung“ gefördert werden könne, allerdings sei das Unternehmen („von München aus eine fortgesetzte Verkehrslinie durch das ganze bayerische Oberland“) nicht auf einmal im ganzen zu bewältigen. Deshalb schlägt der Konzessionbewerber zunächst „die Verbindung der Residenzstadt mit dem Starnbergersee bis zu dessen südlichen Endpunkten“ vor und erklärt, beim Zustandekommen einer Aktiengesellschaft „für die Ausführung des Unternehmens“ zu haften. Jetzt folgt Himbsels schon erwähnter Hinweis auf sein Urheberrecht:

„Da dem Kupferschmid Seitz in München die allerhöchste Erlaubnis, ein Dampfschiff auf dem Würmsee versuchsweise gehen lassen zu dürfen, ertheilt ist, derselbe aber seit Jahr und Tag sein beabsichtigtes Werk nicht in Ausführung gebracht hat und wahrscheinlich nicht bringen wird – weil ein Dampfschiff für Lustfahrende ohne Eisenbahn nicht bestehen kann – so ha-

be ich dennoch nicht unterlassen, zur Vermeidung einer Konkurrenz ihm eine Entschädigung von 1500 fl für seine bisher gehabten unbedeutenden Ausgaben anzubieten, allein er wies diese Entschädigung zurück und gab dadurch faktisch zu erkennen, daß er eine Konkurrenz von Dampfschiffen auf dem Würmsee nicht scheut, wohl wissend, daß ich schon früher als er – mit weit größeren Auslagen – nämlich im Jahre 1837 durch eine alleruntertthänigste Bitte als Bewerber hierfür aufzutreten wagte, und neun Jahre früher – im Jahre 1828 – schon beim k. Seegericht Starnberg die Bewilligung ein Dampfschiff zu bauen nachsuchte."

Um seinen letzten Antrag vom 18. Januar 1845 dringender zu machen, weist Himbsel noch auf seine „nothwendig immer mehr wachsenden Auslagen" und auf die „gegenwärtig günstige Jahreszeit" hin, die allerdings schnellen Baubeginn verlange. Das benötigte Holz müsse also spätestens im Februar gefällt werden, bevor es im Saft stehe, „wenn nicht ein ganzes Jahr verlorengehen" solle. Der königliche Baurat erbittet auch gleich die Konzession zum Verkauf von Speisen und Getränken auf dem Dampfschiff und zur Bildung einer Aktiengesellschaft. Weiter vorausschauend will er sogar noch „allerhöchste Zusicherung", nach Vollendung des Eisenbahn- und Dampfschiffbaus „auch die Verbindungslinie vom Würmsee bis zur südlichen Landesgrenze auf die geeignetste Weise fortführen zu dürfen." Von diesem zuletzt genannten Antrag tritt er allerdings wegen konkurrierender Pläne anderer wieder zurück.

Der Münchner Kupferschmied Josef Seitz hatte sein Gesuch zum Bau eines Dampfschiffs auf dem Starnberger See am 19.5.1843 eingereicht und schon am 10.2.1844 vom König die Konzession zur „versuchsweisen Einrichtung der Dampfschiffahrt" bekommen. Doch er konnte die erforderlichen Konstruktionszeichnungen nicht vorlegen, weshalb auch das Rektorat der Polytechnischen Hochschule München Zweifel an der Realisierbarkeit äußerte. Für Himbsel dagegen gab es nach zwölfjährigem Warten grünes Licht. König Maximilian II. genehmigte ihm am 7. August 1849 die „Bildung einer Aktiengesellschaft für den Zweck des Baues und Betriebes einer Eisenbahn von

München nach Starnberg“ und knapp sieben Wochen später auch für die „Unterhaltung einer regelmäßigen Dampfschiffahrt auf dem Würmsee“ mit Restaurationsbetrieb. Seitz wurde dafür am 14. November 1849 die fünf Jahre vorher erteilte Genehmigung ohne nähere Begründung wieder entzogen.

Wie gegen Himbsels Anträge schon Landgerichte und Fischerei-Vertreter Bedenken angemeldet hatten, so versuchten nach der erfolgten Baugenehmigung für ihn auch die Münchner Stellwagenunternehmer, die bis dahin den regen Besuchsverkehr nach Starnberg besorgt hatten, die Entwicklung noch einmal zu stoppen. Doch schon am 4. Februar 1850 wurde die Regierung von Oberbayern beauftragt, „dem Gewerbeverein der Lohnkutscher zu München eröffnen zu lassen, daß seine Vorstellung vom 3. v. Mts. gegen Einrichtung einer Eisenbahn von München nach Starnberg keine Berücksichtigung finden könne und für dieses Unternehmen bereits eine Concession ertheilt sei.“

„Maximilian“, das erste Dampfschiff

Auf eigenes unternehmerisches Risiko ließ Himbsel 1850 das erste Dampfschiff für den Starnberger See von Joseph Anton Maffei bauen. Diesen Eisenfabrikanten, einen der ersten großen Münchner Industriepioniere, kannte er von der gemeinsamen Arbeit an der 1840 eröffneten Eisenbahnstrecke München–Augsburg. Maffei war dort Vorsitzender des Verwaltungsrats, Himbsel verantwortlicher Bauleiter. Der Dampfer „Maximilian“ war 33,5 m lang, 4,75 m breit (ohne Radkästen), hatte 0,66 m Tiefgang und einen 8 m hohen Rauchschlot. Die mit 4,11 m Durchmesser sehr großen Antriebsräder mit je 12 starren Schaufeln drehten sich in Verkleidungskästen. Die Hauptfarben der genieteten eisernen Schiffsschale und der Holzaufbauten waren Grün und Braun. Schiffsname, Galionsfigur und Heckverzierungen glänzten in Gold. Die Dampfmaschine mit zwei Zylindern leistete nur 80 PS, den Dampf lieferten zwei mit Holz befeuerte Lokomotivkessel. Die „Maximilian“ erreichte 14 km/h Höchstgeschwindigkeit, allerdings nicht bei voller Besetzung mit 300 Personen.

Zwei Sonderkabinen waren für das Königspaar reserviert, die Unterdecksalons mit Fenstern lagen im Vorschiff (2. Klasse) und achtern (1. Klasse). Hier gab es goldgerahmte Spiegel, samtbezogene Sitzmöbel und viel Schmuck nach den Entwürfen des Akademiedirektors Wilhelm von Kaulbach, von dem auch die Galionsfigur stammte, eine Frau mit Kranz in der erhobenen Hand, der später bei gelegentlich unsanftem Anlegen auch ins Wasser fiel. Für Gäste der 1. Klasse konnte auf Deck ein Sonnensegel gespannt werden. In der 2. Klasse war aus nächster Nähe das Böllerschießen am Bug zu beobachten, das allerdings wegen Belästigung der Passagiere bald wieder abgeschafft wurde.

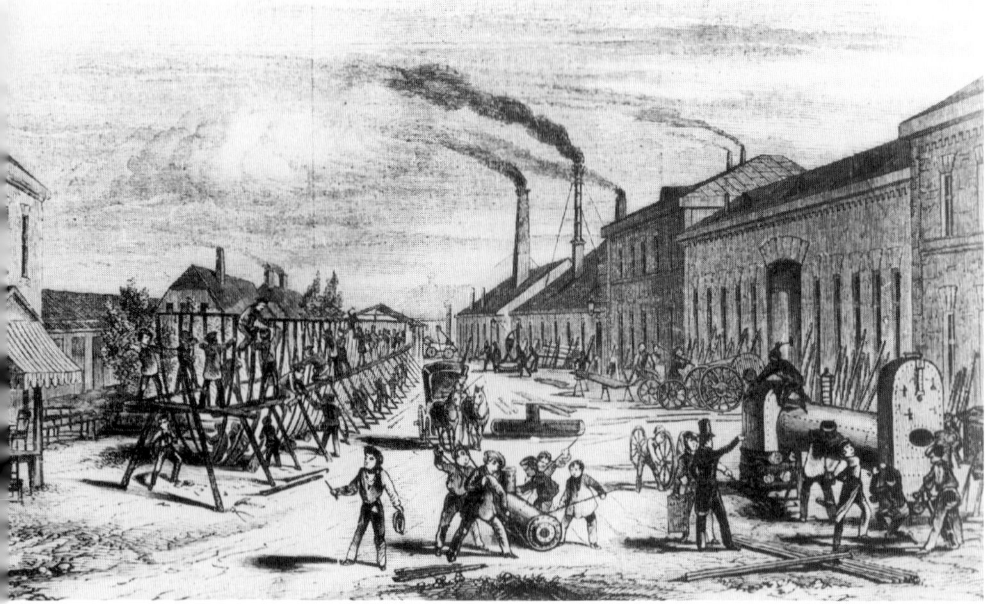

So wurde ein Schiffsrumpf schon vor 1850 im Münchner Maffei-Werk gezimmert und dann mit Eisenblech überzogen und vernietet. Seine Fabrik mit 500 Arbeitern hatte Maffei an der Isar im Englischen Garten aufgebaut.

Am 11. März 1851 lief die „Maximilian“ auf der Starnberger Werft in Gegenwart des Königs Maximilian II. vom Stapel, am 11. Mai folgte die erste offizielle Fahrt. Sie wurde nach zeitgenössischer Schilderung

„am ganzen See unter heller Begeisterung der Münchener und der Uferanwohner würdevoll gefeiert, enthielt doch das Festprogramm nicht weniger als fünfzehn Nummern! Vormittags reihte sich an die kirchliche Weihe des Schiffes durch die Ortsgeistlichkeit nach Ankunft Ihrer Majestäten dessen Taufe, es erhielt zu Ehren des Königs den Namen ‚Maximilian‘, an den Taufakt schloß sich unter lebhafter Teilnahme des Hofes eine Rundfahrt um den See an, den Schluß der Festlichkeiten bildete eine prachtvolle nächtliche Beleuchtung des Schiffes, der Ufer und des Sees.“

Im „Festgesang“ eines Sebastian Daxenberger hieß es u.a.:

O See, was schmückst du heute dich so hell,
Was treibt so rasch dich heut‘, o grüne Well‘?
Rings wehen Fahnen, Donner rufen laut,
Es nahet Volk, wohin das Auge schaut!
[...]
Und erst, wenn Sturm und böse Wetter nah’n,
Wie wird dein Kleinod dann zum Talisman!
Wie werden hocherstaunt die Ufer steh’n,
Mein See, wenn sie im Sturm es glänzen seh’n![39]

In der Fest-Denkschrift zur Eröffnungsfahrt wurde noch das Gedicht eines Friedrich Beck veröffentlicht. Darin heißt es:

Mit Zeichen fährst du aus, die Glück verheißen,
Und gute Sterne leuchten über dir;
Ein Name ist’s, den alle Bayern preisen,
Der dich begleiten wird als Schutz und Zier!

So wird der Name des Königs Maximilian gepriesen. Bei ihm hatte Himbsel endlich Gehör gefunden. Der vorangegangene Ludwig I. wollte trotz mehrmaliger Konzessionsanträge von Starnbergs Eisenbahn und Dampfschiff nichts wissen. Der Monarch lehnte trotz zustimmender Gutachten seiner Ministerien und der Finanzverwaltung aus eher persönlichen Gründen (auch wegen seiner Vorliebe für Flüsse und Kanäle als Verkehrswege) ab und ließ mitteilen: „Die Bereisung einer malerischen Gegend, wie dem Würmsee, auf Dampfschiffen entspricht wenigstens dem Zweck einer pittoresken Reise gewiß nicht“ und „Weder eine Dampfschiffahrt auf dem Würmsee noch eine Eisenbahn durch meinen (= Forstenrieder) Park soll statt haben.“ Schließlich verweigerte König Ludwig I. seine Zustimmung 1845 noch einmal mit der Begründung, daß statt „einer Vergnügungsbahn“ wirtschaftlich erforderliche Bahnen zu bauen seien.[40]

Der nach Ludwigs I. Rücktritt folgende König Maximilian II. (er selbst unterzeichnete mit Max) erteilte endlich die erforderlichen Genehmigungen, knüpfte sie aber an die Bedingung, daß Himbsel innerhalb eines Jahres zur Finanzierung eine Aktiengesellschaft mit 1,8 Millionen Gulden Stammkapital gründen müsse und die Konzessionen verliere, wenn Bahn und Schiff nicht innerhalb von drei Jahren betriebsbereit seien. Die Gründung der AG kam wegen der gewaltigen Summe nicht zustande, obwohl Himbsel die von der Regierung zunächst vorgeschriebene Aktiendividende von 4 auf wenigstens 4,5 % erhöhen durfte – was allerdings auch nicht genügend Geldgeber mit den erforderlichen Summen anlockte. So mußte Himbsel weiter verhandeln und erreichte schließlich, daß der bayerische Staat sich im April 1852 zur Pacht der Starnberger Eisenbahn verpflichtete mit Zahlung von jährlich 45 000 Gulden und Unterhalt von Fuhrpark und Personal.

Nach dieser Zusage erhielt der Bahnunternehmer Himbsel von der königlichen Nürnberger Bank einen Kredit von 900 000 Gulden. Der offizielle Vertrag zwischen Himbsel und den k. bayerischen Verkehrsanstalten wurde am 5. November 1853 unterzeichnet. Darin hieß es u.a., das erforderliche Kapital dürfe eine Million Gulden nicht überschreiten, die Generaldirektion der Verkehrsanstalten habe das Recht zur ständigen Bauaufsicht und übernehme für eine von Himbsel zu zahlende Summe von 40 000 Gulden die Errichtung der Hochbauten (= Bahnhöfe). Unter § 19 war festgelegt, daß die „General-Direktion von allen in gegenwärtigen Vertrag übernommenen Verbindlichkeiten entbunden werde, wenn Himbsel oder seine Erben die Bahn nicht „binnen zwei Jahren“ nach Vertragsabschluß „im vollendeten Zustande zur Inbetriebsetzung nach den Bedingungen dieses Vertrags hergestellt haben sollten.“ Ergänzend wurde am 18.11.1853 noch vertraglich geregelt: „Wir genehmigen, daß die Dampfschiffahrt auf dem Würmsee [...] nunmehr als ein von der Pasing–Starnberger Eisenbahn unabhängiges gesondertes Unternehmen von dem Baurath Himbsel selbst betrieben werde.“[41]

In 55 Minuten nach Starnberg

Trotz aller Verzögerungen und auch wachsender Schwierigkeiten während des Baus schaffte Himbsel die in einzelnen Abschnitten voranschreitende Fertigstellung der 20 Kilometer langen Eisenbahnstrecke Pasing–Starnberg in der erstaunlich kurzen Zeit von nur sieben Monaten. Schon am 28. November 1854, dem Geburtstag des Königs Max II., wurde der Betrieb aufgenommen. Die Fahrt dauerte 55 Minuten. Hin und zurück kostete das in der II. Klasse 1 Gulden 12 Kreuzer (entsprechend 2 Mark 5 Pfennig nach dem ab 1.4.1874 gültigen Reichs-Münzsystem). Neu angelegt war die Strecke ab Pasing. Von München her konnte aber schon auf dem Gleisabschnitt der 1840 eröffneten Augsburg-Bahn gefahren werden. Der erste Bahnhof der Residenzstadt, damals noch eine windige Bretterbude, lag außerhalb des Stadtbereichs auf dem Marsfeld (nahe der heutigen Hackerbrücke) und brannte 1847 nieder. Die Leipziger *Illustrirte Zeitung* schrieb damals,

„daß man nur die Lokomotiven retten konnte, während eine große Anzahl Wagen und ein ganzer Güterzug verbrannten. Letzterer enthielt mehrentheils Getreide, über 4000 Scheffel, welches nach der Schweiz bestimmt war.[...] Die Entstehung des Brandes wird allgemein dem Unmuth der ärmeren Classen zugeschrieben, welche an jedem Schrannentage ungeheure Massen von Getreide von vermeintlichen Wucherern aufkaufen und fortführen sehen, während in München das Brot mit jeder Woche im Preise stieg.

[...] Den verursachten Schaden schlägt man auf mehr als 300 000 Gulden an.“[42]

Schon im Entstehungsjahr 1840 hatte der unterhaltsame und doch sehr kritische bayerische Schriftsteller Ludwig Steub über Münchens ersten Bahnhof gespottet, er liege

„eine kleine halbe Stunde vor dem Tore, ein Mißstand, der dadurch an Gewicht verliert, daß die Gäste durch eigene, von der Anstalt bestellte Fiaker aus den Ringmauern herausgeholt werden. [...] Es ist ein hohes, hölzernes Gehäuse, von dessen First herunter die Landesflagge weht, an dessen Vorderseite auf großer schwarzer Tafel Bedeutung und Zweck des Gebäudes ausgesprochen sind. [...] Vor den Eingängen stehen zwei hölzerne Tempelchen, unbestimmbarer Ordnung, in denen der Reisende sein Opfer darbringt. [...] Die Glocke, die über dem Giebel des Bahnbaues hängt, läßt sich vor der Abfahrt dreimal hören. Beim zweiten Male öffnen sich die Tore des Hauses, um sich beim dritten Male wieder hinter der Menge zu schließen. Zwei große Empfangszimmer beherbergen die Reisenden die wenigen Minuten bis zur Abfahrt. – Endlich ist's an der Zeit, und das fahrlustige Volk strömt hinaus in die weite Halle, welche die Anfänge der Bahn überwölbt. Dort stehen in langer Reihe die Wagen bereit. [...] Die letzte Klasse ist ein viereckiger Kasten ohne Deckel, mit hölzernen Bänken, ohne Schutz gegen Sonne und Regen – der Lieblingsplatz der Landleute. Die nächste Klasse erfreut sich schon gepolsterter Sitze; vor der Sonne schützt die Bedachung und gegen den einschlagenden Regen die ledernen Vorhänge zu beiden Seiten. Wer's noch besser haben will, dem gewährt die zweite Klasse nicht allein gepolsterte Sitze, sondern auch gepolsterte Rücklehnen, und die besten und vornehmsten Wagen, die der ersten Klasse, führen sogar Glasfenster. [...] Eine Menge Diener laufen unterdessen hin und her, ermahnend, helfend und ratend, die meisten in der Bahnlivree, einem krapproten Frack mit schwarzen Aufschlägen; das Haupt bedeckt eine Jockeymütze.“[43]

Ein früher Spezialist für Bahnhöfe – und in den fünfziger Jahren auch Gestalter der Münchner Maximilianstraße – war der Architekt Friedrich Bürklein. 1846 bekam er den Auftrag zur Planung von 21 Gebäuden an der Strecke München–Augsburg und dann auch für die Hochbauten des neuen Münchner „Centralbahnhofs“ sowie der Pasinger Station und der weiteren Haltepunkte an der Strecke nach Starnberg. Für den etwas weiter an die Stadt herangeschobenen, auf dem

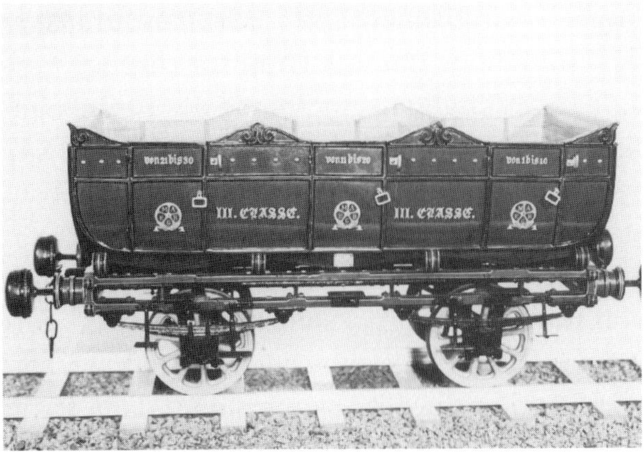

Dreiklassengesellschaft gab's lange bei der Eisenbahn. Hier originalgetreue Modelle aus dem Deutschen Verkehrsmuseum Nürnberg. Die Wagen der 3. Klasse blieben über Jahrzehnte noch ohne jeden Komfort.

Die 2. Klasse hatte ein Dach und Sitzpolsterung, aber statt Glasfenstern nur dicke Ledervorhänge, die vor Wind, Ruß und Regen schützten. Die Wagentüren verschloß der Schaffner anfangs von außen.

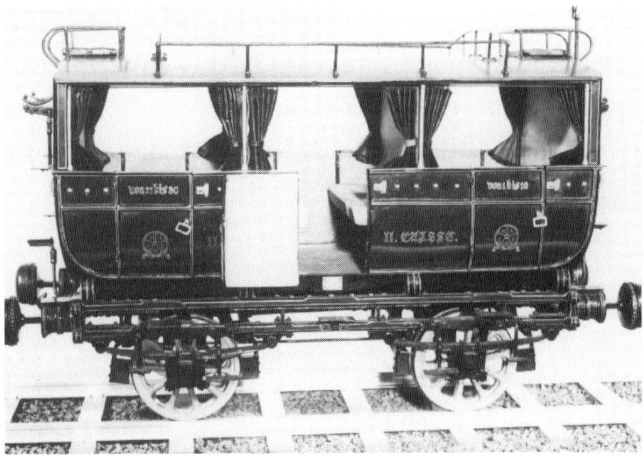

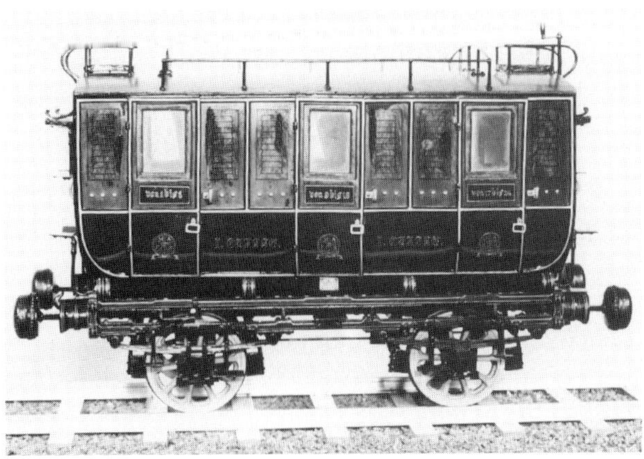

Die 1. Klasse bot schon ein bißchen Luxus. Zwar gab es auch hier jahrzehntelang noch keine Heizung, kein Licht und keine Toiletten in den Wagen – aber die Fenster waren verglast und die Sitzbänke gut gepolstert.

alten Schießplatz errichteten Hauptbahnhof griff Bürklein auf frühere Planungsentwürfe des Münchner Baurats Himbsel zurück. Auftraggeber König Ludwig I., ursprünglich kein Freund des Eisenbahnbaus, wollte die wichtigen bayerischen Hauptbahnhöfe schon 1841 im „antik-römischen Style" und architektonisch eindrucksvoll gebaut haben. Für die „Hauptstadt des Königreichs Bayern" verlangte er sogar, daß der ab 1847 entstehende neue Bahnhof auf keinen Fall hinter dem aufwendigen von Darmstadt zurückstehen dürfe – weil dort nämlich Großherzog Ludwig II. von Hessen residierte, der Vater seiner Schwiegertochter. Als Bürkleins neuer Hauptbahnhof dann fertig war, zollte die Leipziger *Illustrirte Zeitung* „beifällige Anerkennung"[44] und rechtfertigte aus Kostengründen auch die Verwendung von hölzernen Rundbögen als Stütze des Zinkblechdaches, weil eine Eisenkonstruktion mehr als doppelt so teuer gewesen wäre. Backstein und Holz seien außerdem das für München charakteristische Baumaterial. Vermieden habe der Architekt

„alles, was die Feuersgefahr vermehren könnte. Von dem geringsten Dienerzimmer bis zu den Beamtenwohnungen, Betriebsbüreaux, Restaurationssälen und Wartesälen findet sich kein einziger Ofen vor, denn sämmtliche Localitäten sind erwärmt durch die Perkin'sche Heißwasserheizung."

Nur eine Bauzeit von zwei Jahren und zwei Monaten wurde für die „riesigen und außergewöhnlichen Constructionen" benötigt. Die Gebäude für Güterabfertigung und Lokomotiven, die Werkstätten und Magazine für Heizmaterial lagen getrennt vom Hauptgebäude für Personenverkehr und Gepäck. Aus der Vorhalle mit den Kassen führte links an den Wartesälen vorbei ein Arkadengang in die große Halle zur Abreise. Auf der rechten Seite mit eigenem Bahnsteig traten die ankommenden Reisenden

„in eigne Zimmer, um ihr Gepäck zu erwarten und zu ordnen. Dort harrt die Dienerschaft und draußen unter den freigetragenen Pultdächern halten die Wagen, Fiaker und Omnibus, in welche man wiederum trockenen Fußes einsteigen kann. Eine mächtige Halle also, [...] fünf Spuren überdeckend."

Das Lob aus Leipzig wird auch deshalb gespendet, weil München nicht nur als Landeshauptstadt, sondern auch als

„die Stadt der bedeutsamsten Kunstleistungen ohne grellen Verstoß kein Bahnhofhauptgebäude mit kahlen geweißten Wänden, unangestrichenen Holztheilen an Fenstern und Thüren, ohne jegliche architektonische Gliederung erhalten konnte. [...] Ist aber auch irgendwo die Aufgabe gelungen, mit wenig Geld Außergewöhnliches zu leisten, so dürfte hier diese Lösung errungen sein."

Von den 40 000 Gulden für die Bahnhöfe der neuen Strecke Pasing–Starnberg (ohne den schon für München–Augsburg errichteten ersten Pasinger Bahnhof) wurden fast zwei Drittel (28 880) für die Endstation Starnberg veranschlagt, die auch wegen des erwarteten Aufenthalts allerhöchster Herrschaften repräsentativer ausgestattet werden sollte. Für das königliche Paar gab es zwei kleine Extrakabinette und dazu den feineren Königssalon neben den unterschiedlichen Wartesälen für die drei Fahrpreisklassen. Die Möbel im Starnberger Königssalon hatte ein Kunstschreiner eigentlich für die Münchner Weltausstellung von 1854 angefertigt, wo sie von dem verheerenden Brand im Glaspalast verschont blieben, aber anschließend günstig erworben werden konnten.

Die Streckenführung zum Starnberger Bahnhof und damit dessen Errichtung verzögerte sich immer wieder wegen Protesten einiger betroffener Grundstücks- und Villeneigentümer. Ursprünglich sollte die Bahnlinie zum Nordufer des Sees führen, mußte dann aber ans nördliche Westufer verschoben werden. Hier waren künstliche Kies- und Erdaufschüttungen zur Uferverbreiterung erforderlich. Wie der Bahnhofsarchitekt Friedrich von Bürklein der Regierung mitteilte, büßten so zwar wieder einige Grundstückseigner ihre schöne Aussicht ein, doch hatte die neue Lösung den Vorteil, daß die Reisenden „nach Ankunft mit dem Dampfwagen in wenigen Schritten schon das davor liegende Dampfboot erreichen" konnten.[45] Auf der Seeseite trug das Starnberger Bahnhofsgebäude ein Perrondach auf schlanken Gußeisensäulen.

Außer dem Hauptbau wurden noch eine Postwagenremise, Schuppen und Werkstätten für Loks, Waggons, Kohlen sowie Wasser- und Wiegestation errichtet.

Und so ging Seine Majestät auf Reisen

Schon vor der Eisenbahnzeit gab es im bayerischen Königreich Vorschriften für den Empfang der Majestäten, wenn sie auf einer Reise anhielten. Für Ludwig I. mußte ab 1829 bei Ankunft seiner Equipage folgendes Begrüßungszeremoniell eingehalten werden:

„1. Glockengeläute, 2. Abfeuern der Geschütze, 3. Ausrücken der Landwehr, 4. Aufstellung der Schuljugend. 5. Abhalten von Reden, 6. Ausschmückung von Straßen mit Fahnen, Laub- und Blumengewinden, 7. Aufwartung aller Staats-, Kirchen-, Gemeinde- und Militär-Beamten. - Ob Beleuchtung, Festbälle oder Festtheater wird auf vorkommende Nachfrage immer speziell erlaubt oder sich verbeten."

Als König Ludwig I. am 17. August 1836 auf der Strecke Nürnberg–Fürth seine erste kurze Eisenbahnfahrt unternahm, wurde nach der alten Vorschrift aus Kutschenzeit gefeiert, obwohl Majestät nur zur Besichtigung gekommen war. Unter seinem Nachfolger Maximilian II. gab das neue Verkehrsmittel dann schon zu königlichen Klagen und Wünschen Anlaß. Im dritten Regierungsjahr 1850 mußte die bayerische Eisenbahn-Generalverwaltung aufklären, warum „in Folge mangelhafter Vorkehrungen die Reise Seiner Majestät von Nördlingen nach Augsburg unterbrochen wurde." Im zehnseitigen Untersuchungsbericht hieß es, daß der königliche Extrazug in Donauwörth versehentlich über zwei Stunden lang angehalten wurde, um einen gemeldeten Güterzug passieren zu lassen. Der wartete aber an einer anderen Station. Der König stieg wütend aus, übernachtete in Donauwörth und setzte seinen „Reisekommissär" wegen mangelnder Umsicht ab. Ein Jahr später wollte der Regent wissen,

„ob die Spurweite sämtlicher Eisenbahnen in Deutschland – vielleicht auch in den Nachbarstaaten – gleich sey, sodaß ich Meinen eigenen Wagen

auch bei Fahrten über Bayern hinaus benutzen kann oder – wenn dieß nicht der Fall seyn sollte – ob nicht etwa Mein Wagen so eingerichtet werden kann, daß er auf verschiedenen Gleisen brauchbar wäre.“

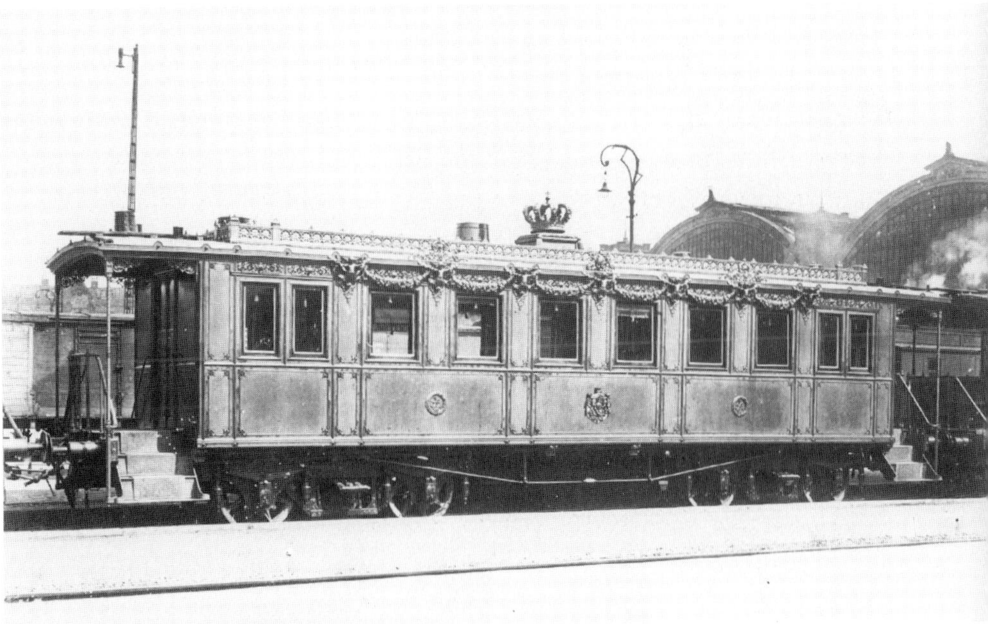

Der vierachsige Salonwagen war schon für Maximilian II. ab 1860 gebaut worden. Er glänzte blau- und goldfarben und trug auf dem Dach eine Königskrone. Zum Hofzug gehörten auch Gefolge-, Heiz- und Packwagen.

Es stellte sich heraus, daß Badens Eisenbahnen eine breitere Spurweite hatten, daß die Puffer der norddeutschen Wagen höher und weiter auseinander angebracht waren, die in Österreich ebenfalls höher, aber enger saßen, und daß die württembergischen Waggons ganz ohne Puffer fuhren. Außerdem konnten die breiten und niedrig gehängten Wagenkästen Bayerns auswärts die höher und enger gebauten Bahnsteige nicht benützen. Deshalb gab Maximilian II. den Auftrag zum Bau von königlichen Wagen, die überall „ohne Gefahr und besondere Anstände“ fahren könnten. Das gelang, allerdings ohne die badische Breitspur. Aber eine vom König angeordnete Testfahrt durch ganz

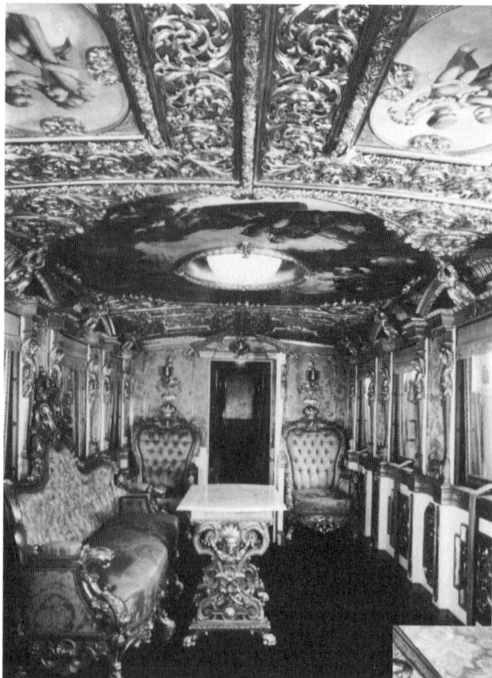

Für eine Reise nach Paris ließ König Ludwig II. den Salonwagen völlig neu im Renaissancestil („Genre Louis XIV.“) ausstatten. Viele allegorische Figuren stellten die Jahreszeiten und Erdteile an Decke und Wänden dar.

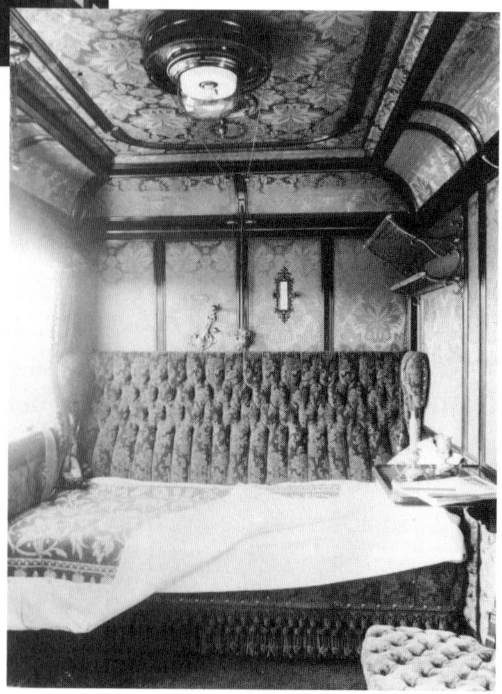

Der Salonwagen enthielt außer dem Königskabinett noch einen Adjutantenraum und das hier gezeigte mit fliegenden Putten geschmückte Schlafabteil sowie im Wandschrank eine Toilette mit rotseidenen Tapeten.

Deutschland bis Berlin und dann über Leipzig, Dresden, Breslau, Wien nach Prag und wieder zurück erwies die Brauchbarkeit des neuen Münchner Hofzuges.

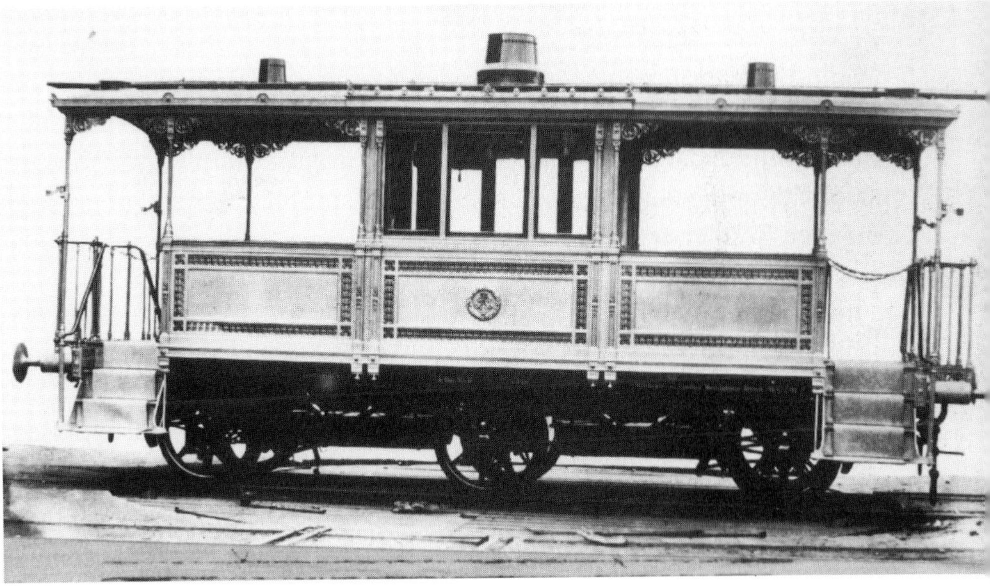

Neu für den Hofzug ließ Ludwig II. auch diesen dreiachsigen Terrassenwagen bauen, um sich nach dem verlorenen Krieg Bayerns gegen Preußen 1866 auf einer Fahrt durch Franken den verzagten Untertanen zu präsentieren.

Den bereicherte nach dem Tod seines Vaters der nachfolgende König Ludwig II. durch einen offenen Terrassenwagen, den er 1866 auf der großen Franken-Fahrt mitnahm, um die vom verlorenen Krieg besonders betroffene dortige Bevölkerung aufzumuntern. Für seine nächste große Bahnreise 1867 nach Paris und Versailles, mit Vorauszug für Equipagen und Pferde, ließ der Musik-, Kunst- und Schlösserfreund auch seinen Salonwagen im Renaissancestil „Genre Louis XIV." wahrhaft königlich aufmöbeln. Für die Schreiner-, Bildhauer- und Vergoldungsarbeiten, für Gemälde, Vorhänge und Möbel wurden insgesamt 14 000 Gulden ausgegeben. Spätere Kosten in Höhe von weiteren 3500 Gulden entstanden noch für Nachvergoldung des Terrassenwagens, zusätzliche Ausstattung und Dampfheizung. Der berühmte königliche Luxuszug bestand schließlich aus Salon- und Terrassenwagen, (heute noch zu bewundern im Deutschen Verkehrsmuseum zu Nürnberg), zwei Waggons für das Gefolge, einem Dienerschaftswagen mit dem Heizkessel, einem Packwagen und zwei Küchenwagen. Wenn Ludwig II. von München nach Starnberg fuhr, ließ er meist nur seinen vierachsigen, blau- und goldfarbenen Salonwagen an den fahrplanmäßigen Zug anhängen, hielt sich kurz im Starnberger Königssalon auf und bestieg dann seinen Privatdampfer „Tristan“ über einen eigenen Sondersteg.

Der Salonwagen enthielt das Adjutantenkabinett, in der Mitte den Hauptsalon mit blauseidenem Sofa und dazupassenden Sesseln, Prunktisch und Deckengemälden voller allegorischer Figuren für die Darstellung der vier Jahreszeiten und der Erdteile. Der sich anschließende Schlafraum bot vom Bett aus an der Wagendecke durch zarte Wolken fliegende Putten. In einem Wandschrank versteckt war das königliche Klo mit goldenen Ornamenten und rotseidenen Tapeten. Der schon von Ludwigs Vater Maximilian II. bestellte Königswagen war und blieb der schönste von den im Laufe der Jahrzehnte fürs bayerische Königshaus gebauten 33 Extrawagen. Der letzte königliche Hofzug mit insgesamt acht Wagen wurde noch bis 1918 betriebsbereit gehalten. Die letzte Modernisierung mit Drehgestellen der Salonwagen-Achsen, mit Druckluftbremse und Gasbeleuchtung hatte er ab 1891 erfahren. Letzter Benützer war nach Ludwig II. Tod noch der Schah von Persien bei einem Deutschlandbesuch gewesen.

Für die Verbrüderung mit Österreich

Als 1860 für die Eisenbahnverbindung München–Wien zum fertigen österreichischen Streckenteil auch München–Salzburg eingeweiht wurde, feierte Bayern das als staatstragendes Ereignis mit allem nur denkbaren organisatorischen Aufwand und Auftrieb. Die in

Stuttgart erscheinende Familienzeitschrift *Über Land und Meer* schrieb:

„Auch die politische Seite des Festes hat etwas Erhebendes – sollte dieser Tag ja eine Verbrüderung zweier deutscher Volksstämme erzielen. [...] Die Bahnhöfe und Wärterhäuschen waren auf der ganzen Strecke mit den schönsten Blumengebinden, Wappen, Inschriften und Fahnen verziert, Böller begrüßten den Festzug, und die Arbeiter der Bahn hatten Pyramiden aus ihren Werkzeugen errichtet, neben denen sie in Parade mit Pike und Schaufel sich aufstellten. [...] So wurden wir (= in dem vorausgeschickten Begleitzug) auf einer Station von der Bevölkerung in der irrigen Meinung, unser Zug führe den König, mit begeistertem Vivatrufen und der Nationalhymne empfangen. Besonders auf den Bahnhöfen der Märkte Aibling, Rosenheim, Traunstein, Prien und Teisendorf war nicht nur die Bevölkerung der Ortschaften selbst, sondern auch der umliegenden Gegend zusammengeströmt, und vor dem Spalier der angerückten Landwehr oder der Gebirgsschützen-Kompagnien hatten sich die Geistlichkeit, so wie sämmtliche königlichen Beamten und Schulvorstände mit ihren Untergebenen und der festlich geschmückten Schuljugend aufgestellt. [...] Wenige Minuten vor halb zwölf Uhr langte aus Wien der Hofzug mit Seiner Majestät dem Kaiser Franz Joseph an, die Lokomotive war an der Vorderseite mit einem den Namenszug der Kaiserin tragenden Rundbilde geschmückt. [...] Etwa zwanzig Minuten nach dem Eintreffen des Kaisers kam von der anderen Seite her der bayerische Hofzug. [...] Der Kaiser eilte dem König entgegen, und reichte die Hand zum herzlichen Willkommgruße. (Im Festsaal wurden) jene bedeutungsvollen Toaste ausgebracht, welche der Telegraph nach allen Windrosen trug, und die dem Feste eine höhere politische und geschichtliche Bedeutung verliehen."[46]

Wie das Eisenbahn-Erlebnis im einfachsten Eisenbahnwagen 1849 noch ganz anders war, beschreibt der bayerische Kadett und später erfolgreiche Volksschriftsteller Maximilian Schmidt nach einer Reise München–Hof in den Osterferien so:

„Natürlich nahm ich in einem Wagen der 3. Klasse Platz. Aber wie waren solche damals beschaffen! Niedere, schmale Sitze, keine Fenster, – der Wind strich durch – und es fehlte nichts, als daß man für das miserable Publikum, das zu dieser Wagenklasse verdammt war, noch Stacheln in den Sitzen angebracht hätte. Dazu Sturm, der den Regen, mit Schneeflocken untermischt, in den Wagen peitschte, so, daß die Insassen patschnaß wurden und vor Kälte schnatterten."[47]

Das war also kaum bequemer und vergnüglicher als knapp hundert Jahre früher eine Postkutschenfahrt, wie W.A. Mozart sie 1780 im Brief an seinen Vater schilderte:

„Dieser Wagen stößt einem doch die Seele heraus! Und die Sitze! Hart wie Stein! Von Wasserburg aus glaubte ich in der Tat, meinen Hintern nicht ganz nach München bringen zu können. [...] Zwei ganze Posten fuhr ich, die Hände auf dem Polster gestützt und den Hintern in Lüften haltend. [...] Aber zur Regel wird es mir sein, lieber zu Fuß zu gehen, als in einem Postwagen zu fahren."

Es dauerte sehr lange, bis die Eisenbahn auch nur annähernd die heutigen Komforteinrichtungen bieten konnte. Erst 1882 wurden statt Petroleum- und dann Gaslampen die ersten Versuche mit elektrischer Beleuchtung unternommen, 1885 führte die Bayerische Staatsbahn die Westinghouse-Luftdruckbremsen ein und 1889 die Dampfheizung. Erst in den dreißiger Jahren erhielten die Trockentoiletten Wasch- und Spülwasser, und allmählich wurde die Holzklasse gepolstert.

An ärmliche und kriegsbedingte Eisenbahnzeiten mag sich wohl auch manch heutiger Fahrgast erinnern, wenn er zum Beispiel auf der einst königlichen Strecke nach Starnberg die verkommenen historischen Haltestellen sieht. Daß sie seit der Privatisierung des staatlichen Bahneigentums und der Umwandlung in die Deutsche Bahn AG immer mehr verwahrlosen, ist eine Schande und verlangt dringend nach Vereinbarungen mit den betroffenen Gemeinden. Den Touristen und ebenso den einheimischen Bahnbenützern sollte doch der klägliche Anblick von bröselnden Fassaden, verdreckten oder geschlossenen Toiletten, rostigen und klapprigen Vordächern sowie der miserable Gesamtzustand der S-Bahn-Stationen und vieler anderer Bahnhöfe erspart werden.

Der Staat übernimmt privat gebaute Bahnen

Die frühe Übernahme der Pacht für die Starnberger Bahn durch den Staat war keine Sonderregelung für den königlichen Baurat Himbsel. Da die Beteiligungsbereitschaft privater Aktionäre um 1850 nach dem anfänglichen Interesse spürbar erlahmt war, mußte der Staat sich für den als unerläßlich erkannten Eisenbahnbau selbst engagieren. Das hatte schon 1843 Leo von Klenze als Chef der obersten Baubehörde des Königreichs Bayern als nötig bezeichnet, und im Dezember 1845 erklärte Minister v. Abel in einer Kammerdebatte: „Nie wird die Regierung die Leitung und Benützung der Eisenbahnen [...] in ihren Hauptrichtungen in Privathände geben.“[48] Das erste bayerische Eisenbahn-Dotationsgesetz führte 1844 zur Eröffnung der Strecke Nürnberg–Bamberg und zur staatlichen Übernahme der zunächst privat finanzierten Linie München–Augsburg. Die von Anfang an bestehenden Schwierigkeiten für den Grunderwerb aus privatem Eigentum waren schon 1837 durch das bayerische Expropriationsgesetz vermindert worden. Die Zwangsabtretung von Grundeigentum war jetzt auch möglich für „Eisenbahnen zur Beförderung des inneren und äußeren Handels und Verkehrs“ und kam schon dem Bau der Strecke München–Augsburg zugute.

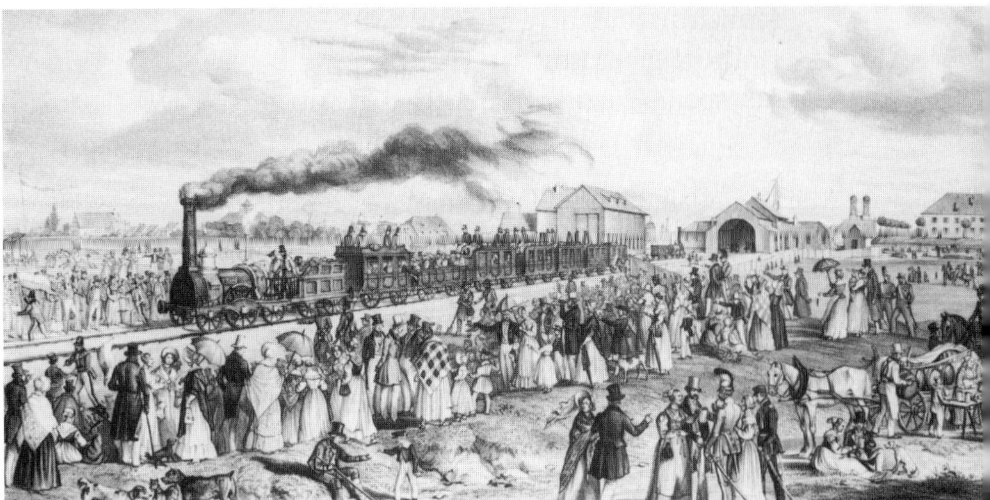

Zur Eröffnung der neuen Eisenbahnstrecke München–Augsburg am 1. September 1839 waren viele Gäste geladen, von denen allerdings einige lieber zuschauten als mitzufahren. Der Münchner Bretterbahnhof brannte 1847 ab.

Hier blieben wegen der geringen Zusteigezahlen an den ländlichen Bahnhöfen aber die Einnahmen zunächst stark hinter den Erwartungen zurück, so daß die ersten Dividenden an die Aktionäre nur mit einer zusätzlichen Anleihe finanziert werden konnten. Schon vier Jahre nach Eröffnung des Eisenbahnbetriebs München–Augsburg übernahm der Staat nach Zustimmung der Aktionärsversammlung das Unternehmen für 4,4 Millionen Gulden und gab noch 150 000 Gulden für den Ankauf der alten Münchner Schießstätte aus, wo er bis 1848 dann für weitere 630 000 Gulden den neuen Münchner Bahnhof errichten ließ. Galt München–Augsburg schon als eine Hauptbahn im neu entstehenden bayerischen Eisenbahnnetz, so wurde Pasing–Starnberg zu den sogenannten Zweig- oder Pachtbahnen gezählt, die der Staat nützen und auf eigene Kosten betreiben konnte, nachdem sie mit privaten Mitteln gebaut worden waren. Unter den insgesamt acht bayerischen Pachtbahnen waren:

Neuenmarkt–Bayreuth (21 km, 1853 eröffnet)
München–Starnberg (20 km, 1854)
Holzkirchen–Miesbach (17 km, 1861)
Starnberg–Tutzing–Penzberg und Tutzing–Peißenberg
(beide nach Vertrag mit Weilheim, zus. 54 km, 1865/66).

Alle Pachtbahnen mit 305 Kilometer Gesamtlänge wurden durch Darlehen der königlichen Bank Nürnberg finanziert. Von den 34,08 Millionen Mark Baukosten konnte bis 1892 ein Drittel durch Betriebseinnahmen getilgt werden. Von Unterpeißenberg nach Peißenberg wurde die Strecke 1875 auf Staatskosten verlängert, und 1879 folgte endlich auch der Weiterbau von Weilheim nach Murnau. Hier, so dicht vor den von Münchner und ferneren Besuchern bewunderten Alpen, schien der Eisenbahn (beziehungsweise der Regierung) aber der Dampf auszugehen. Die Marktgemeinde Murnau hatte sich schon ab 1862 um die neuen „eisernen Kunststraßen“ bemüht und auf Verbindung mit der ursprünglich geplanten Verlängerung vom Bergwerks-Bahnhof Penzberg durchs Loisachtal nach Garmisch-Partenkirchen gehofft. Diese Strecke wurde wegen Einspruchs aus Augsburg aber nicht gebaut. Der Augsburger Gewerbeverein befürwortete eine kürzere Strecke nach Innsbruck, und die bayerische Eisenbahnverwaltung stieg um auf eine Projektierung von Weilheim nach Garmisch-Partenkirchen und Innsbruck, um Anschluß an die Arlbergbahn zu ermöglichen. Am 26.8.1867 stimmten Gemeindevertreter aus dem ganzen Oberland in Weilheim für diese Lösung, die 1869 auch schon ins Gesetzblatt aufgenommen wurde. 1872 bildete sich in Murnau ein Eisenbahnkomittee unter Vorsitz des Reichstagsabgeordneten Emmeran Kottmüller, der den Magistrat von Murnau 1875 zu Zinsgarantien von 340 000 Gulden bewegen konnte. 1876 erfolgte die staatliche Genehmigung zum Bau, und am 15.5.1889 wurde die Strecke nach Garmisch-Partenkirchen eröffnet.

Der mittelalterliche Handelsverkehr zwischen Augsburg und Italien war hier längst verebbt, doch ab 1828 hatte es von der alten Fuggerstadt wie von München aus einmal wöchentlich und ab 1841 sogar täglich Postwagenbetrieb gegeben. 1854 kostete die fast zwölfstündige Fahrt im sogenannten Postomnibus mit Pferdebespannung nach Mittenwald 3 Gulden 21 Kreuzer. Wer mit dem Dampfschiff nach Seeshaupt kam, konnte mit der Postkutsche auch weiter nach Murnau fahren. Im *Weilheim-Werdenfelser Wochenblatt* veröffentlichte der Partenkirchner Wirt Karl Reiser 1878 eine für die eisenbahnlose Zeit bezeichnende Anzeige:

„Gasthof zur Post, I. Ranges, im bayerischen Hochland, Post- und Telegraphenstation im Gasthof, mitten im Markte gelegen, mit 25 comfortable eingerichteten Fremdenzimmern, [...] für Familien und Touristen zu längerem Aufenthalt besonders zu empfehlen, Haupteinkehr der Geschäftsreisenden, aufmerksame Bedienung, solide Preise, I und II spännige Equipagen zu jeder Zeit, täglich zweimalige Postverbindung zur Bahnstation Murnau."

Schon die Strecke von Weilheim nach Murnau war angelegt als sogenannte Vizinalbahn, die einfacher ausgestattet und zu geringeren Kosten gebaut werden sollte. Im Dotationsgesetz vom 29.4.1869 hieß es darüber:

„Bahnen von lokaler Wichtigkeit, welche vom Staat oder durch Privatunternehmung hergestellt werden, sollen nur unter der Voraussetzung Aussicht auf Unterstützung haben, wenn für dieselben die Grunderwerbung und die Herstellung der Erdarbeiten ohne Inanspruchnahme von Staatsfonds gesichert ist."[49]

Elektrisch ins Passionsdorf Oberammergau

Die Fortführung der Linie von Murnau nach Garmisch-Partenkirchen betrieb zunächst ein Murnauer „Schmalspurbahn-Comitee", ehe die private Bayerische Lokalbahn-Aktiengesellschaft einstieg, die von Garmisch 57 000 Mark Grunderwerbskosten zugesichert bekam und in neuneinhalb Monaten die 25 Schienenkilometer legte, die 1908 als Staatsbahn übernommen wurden. Das Passionsdorf Oberammergau konnte erst im Jahre 1900 auf Betreiben des Moorbads Kohlgrub von Murnau aus mit einer Eisenbahn erreicht werden. Prinzregent Luitpold hatte am 24.1.1897 die Konzession zum Bau einer elektrischen Lokalbahn unterzeichnet, die dann drei Jahre später mit dem ersten Probezug die 24 km lange Strecke befuhr, aber wegen technischer Mängel nur die Genehmigung zum provisorischen Dampfbetrieb erhielt. Zu den Passionsspielen 1900 wurden die Waggons mit insgesamt 318 015 Personen durch Dampflokomotiven von Murnau nach Oberammergau gezogen. Zu den früheren Passionsspielen mußte das Publikum von Oberau aus den steilen Ettaler Berg noch zu Fuß neben den Pferdekutschen bewältigen. „Eine Fahrt nach Oberammergau" hieß 1860 ein Bericht in der Familienzeitschrift *Gartenlaube*. Die Autorin gibt da interessante Reise-Einblicke:

„So fuhren wir also, eine ganze Karawane Postomnibusse und Stellwagen, um 7 Uhr in der Frühe von Tölz ab und kamen abends 6 Uhr in Oberammergau an. (Dort) fiel der Regen in Strömen, Menschen, Pferde und Wagen versperrten die Straßen, und der allgemeine Nothschrei war: ‚Wo werden wir essen, wo unser müdes Haupt hinlegen?' Eine Sache, die bei einer Überflutung von 8000 Menschen keine Kleinigkeit war. […] Schließlich drängt sich mir zum Nutzen und Frommen aller Reisenden, aber besonders der reisenden Damen, die Bemerkung auf, wie schade es ist, daß in dem schönen

bayerischen Hochgebirge so schlecht unterhaltene Gemeindewege und so wenig Kommunikationsmittel sind, um von einem Ort zum andern zu gelangen. Jeder einzelne See liegt wie Dornröschen dem Nachbar unzugänglich, natürlich ist hier nicht von den Postomnibussen die Rede, welche von München aus an alle Orte des Landes fahren, sondern von dem Verkehr der einzelnen Orte unter sich. [...] In unseren raschen Fortbewegungszeiten käme man sich bei diesem mittelalterlichen Zopf, oder besser bei dieser Lahmheit des Unternehmungsgeistes, als mehrere Jahrhundert zurückverwunschen vor, wenn nicht die modernen Preise an die Jetztzeit erinnern würden, aber, man kann nur bedauern, daß dieses herrliche Land mit seinen wundervollen und seltenen Naturschönheiten nicht für alle Bewunderer leicht zugänglich ist.“

Schon knapp dreißig Jahre vorher wäre dieses oberbayerische Verkehrsproblem vielleicht zu bewältigen gewesen, wenn der König und seine Ministerien einen Vorschlag des 1763 in Rieden am Staffelsee geborenen späteren Münchner Bürgermeisters Joseph von Utzschneider verfolgt hätten. Der trat 1832 für eine die südbayerischen Flüsse kreuzende Oberland-Eisenbahn ein, „zwischen Rosenheim am Inn und Schongau am Lech – verbunden mit einem schiffbaren Kanal von Iffeldorf nach dem Würmsee bei München.“ Schon wenige Monate später, im September 1832, knüpfte an diesen Vorschlag Utzschneiders der deutsche Eisenbahn-Apostel Joseph von Baader an, der auch seine „Pferde-Eisenbahn nach der verbesserten englischen Bauart“ vom Sendlingertor in München bis zur Schiffhütte in Starnberg empfahl und dazu „eine Dampfschiffahrt auf dem Würmsee“.[50] König Ludwig I. lehnte diese Vorschläge ab. Baader wie sein früherer Eisenbahn-Mitstreiter Friedrich List begingen übrigens wegen ihrer so lange vergeblichen Bemühungen Selbstmord. Joseph von Utzschneider verunglückte 1840 tödlich in einer Pferdekutsche auf dem Weg zur Ständeversammlung. Wie da Mißgeschick und viele persönliche Enttäuschungen den Start der neuen, Gesellschaft und Wirtschaft revolutionierenden Verkehrsmittel begleiteten, so erlitten andererseits auch Gemeinden und Städte schmerzliche Abfuhr.

Wie Weilheim am Weltverkehr teilnimmt

Da hoffte zum Beispiel Seeshaupt am südlichen Ende des Sees noch vor der Einbeziehung in die Linie Tutzing–Penzberg (1865) ein bedeutender Eisenbahn-Knotenpunkt zu werden. Ein Gesuch an den König vom 8.12.1861 sollte ermöglichen, daß die Weiterführung der Strecke Tutzing–Weilheim über Seeshaupt geleitet wird und so der Ort am See direkt mit München und dem Alpenvorland verbunden wäre. Daraus wurde nichts wie auch aus dem Plan, von Seeshaupt aus durchs Loisachtal nach Garmisch eine Bahnlinie zu legen. Welch hochfliegende Wünsche die Eisenbahn aber in Weilheim auslöste, macht Ortspfarrer Carl August Böhaimb in seiner Stadt-Chronik deutlich:

„Ein den Verkehr und Realitätenwerth erhöhendes, regsames Leben und Streben förderndes Unternehmen wird die Verlängerung der Eisenbahnlinie von Starnberg nach Weilheim und von da nach Peißenberg. [...] Dadurch, daß Weilheim in das Eisenbahn-Netz gezogen wird, tritt es in den Weltverkehr ein. Was in jetziger Zeit an einer Eisenbahn liegt, das wird berührt, was links oder rechts ein paar Stunden abliegt, an dem saust die Lokomotive vorüber, und mit ihr der Verkehr.“[51]

Ähnlich hoch eingeschätzt wurde der Vorteil des Bahnanschlusses in Garmisch, als der Marktschreiber J. Manger am 25. Dezember 1867 im *Weilheimer Wochenblatt* die vielen vergeblichen Eingaben und mündlichen „Vorstellungen“ durch Bürgermeister, Abgeordnete, Notare und andere angesehene Bürger bei der Regierung schilderte und die Bedeutung des Bahnanschlusses durch folgende Sätze unterstrich:

„Die Eisenbahn wirkt so bestimmend auf die sozialen Verhältnisse einer Gegend, wie keine andere industrielle Schöpfung. Der Wohlstand, nachhaltige Arbeit, Handel und Gewerbe, Alles hängt von ihr ab. Je mehr Eisenbahnen gebaut werden, destomehr empfinden den Abgang einer Bahn die vernachlässigten Bezirke. [...] Noch nie hat die Noth in Werdenfels so große Dimensionen angenommen wie jetzt. Daß nur eine Bahn helfen kann, wird eingesehen. [...] Es wurde Seiner Majestät (= Ludwig II. bei einer Audienz in Partenkirchen am 21.12.1867) der immer mehr in Werdenfels um sich greifende Nothstand, die Verdienstlosigkeit der Leute u.s.w. in ergreifenden Farben geschildert. [...] Seine Majestät sicherten stetige Fürsorge für das

materielle Wohl von Werdenfels und die Ausführung einer Bahn hieher zu. [...] Ich glaube, daß man sich nun in Werdenfels den besten Hoffnungen hingeben kann.“

Aber es dauerte, wie schon geschildert, gut zwanzig Jahre, bis die Bahnverbindung von Murnau nach Garmisch-Partenkirchen endlich geschaffen war. Meldungen aus der Zeit vor, während und nach dem Eisenbahnbau lassen auch heute noch die unterschiedlichen Gefühle unserer Vorfahren nachempfinden. Die Lohnkutscher waren erst noch unentbehrlich, spürten aber schon die drohende Dampfkonkurrenz. Im *Weilheimer Wochenblatt* wurde heftig mit Anzeigen geworben.

Ab 1. August 1851 gab's da die tägliche „Post-Omnibus-Fahrt Weilheim–Bayerdiessen–Landsberg, 4 Uhr früh hin und 2 Uhr nachmittags retour für 1 fl 6 kr. [...] Zur echt zahlreichen Benutzung, um so mehr, als die Personentaxe pr. Stunde nur 6 kr beträgt, und ich zur Zufriedenstellung der Passagiere Alles aufbieten werde.“ Ergebenst eingeladen wurden auch die Fahrgäste in der Anzeige von einer „Monika Hipper, k. Posthalterswitwe.“ Am 1.9.1849 machte Silvester Ortner, „fahrender Münchner Bote und conncessionirter Stellwagen-Inhaber“ bekannt, daß er jeden Dienstag um 6 Uhr früh von Weilheim über Starnberg nach München und am Mittwoch um 12 Uhr wieder zurück kutschiere mit jeweils sieben Stunden Fahrzeit, „in Wägen von vorzüglicher Güte mit 2 guten und rüstigen Pferden.“ Das Wochenblatt teilte aber „im Namen Sr. Majestät des Königs“ auch mit, daß „die Stellwagen-Inhaber ihren Verbindlichkeiten hinsichtlich der Numerierung der Sitzplätze“ und der „Überfüllung der Wägen“ wegen vieler Beschwerden sorgsamer nachzukommen hätten.

„Im Namen Sr. Majestät des Königs von Bayern“ wurde dann am 5.12.1853 für die Weilheimer Eisenbahnzeit vorauswarnend aus München gemeldet:

„Im Laufe der letzten 14 Tage haben mehrere Personen auf der Eisenbahn dadurch den Tod gefunden, daß sie, um Fahrgeld zu ersparen, sich, vom Dienstpersonal ungesehen, auf die Puffer des letzten Wagens im Zuge

aufsetzten. Beim Anhalten der Züge sprangen oder stürzten sie herab und wurden augenblicklich zerschmettert." Auch die Weilheimer Chronik des Pfarrers Böhaimb vermerkte schon: „Leider ereigneten sich beim Bau der Bahn viele Unglücksfälle und das Krankenhaus hier war stets gefüllt von Arbeitern. Nicht wenige derselben fanden hier ihr Grab." Ergänzt wurde das in tagebuchartigen Aufzeichnungen des Weilheimer Spitalkurators Andreas Schmidtner, der namentlich 25 tödlich verunglückte Arbeiterinnen und Arbeiter nannte, darunter außer Bayern auch Italiener und „etwelche Stock-Böhmen".

Weilheim hatte sich in einem Stiftungsvertrag mit der kgl. Eisenbahnverwaltung verpflichtet, verunglückte Arbeiter zur Heilung und Verpflegung in das Städtische Krankenhaus aufzunehmen. Dazu wurde dann sogar ein eigenes Eisenbahn-Arbeiterspital eingerichtet. Auch einen Beichtvater speziell für die Italiener gab es, den Pähler Pfarrer Dr. Hechner, ehemaligen Zögling des deutsch-ungarischen Collegiums in Rom.

Trotz vieler Schreckensmeldungen vor und während des Eisenbahnbaus gab es zu den Eröffnungsfeiern überall feierliche Reden, feine Kleidung, Blumenschmuck, Musik und kirchlichen Segen, meist auch rührend-holperige Gedichte. So hieß es zum Start der Bahn Tutzing–Unterpeißenberg am 1.2.1866 in einem von der Redaktion des *Weilheimer Wochenblatts* gereimten Text:

Fliegendes Dampfroß, sei uns gegrüsst,
Brausend in weiteste Fernen.
Gleich dem Blitz, der vorüberschiesst
Hoch von den schwebenden Sternen!

Als die Angst noch mitfuhr

Die Begeisterung für die Eisenbahn und die überall vorgetragenen Wünsche um Streckenbau und -anschluß hatten bald die Angst vor den keuchenden, rußstreuenden Dampfungeheuern verdrängt. Aber es war nur zwei, drei Jahrzehnte her, daß die Menschen sich vor der mächtigen Maschine auf der „Eisenstraße" noch entsetzt abgewandt und sie verflucht hatten, daß kritische Geister ihr bedrohliche und kultur- wie gesundheitsschädliche Einflüsse prophezeiten. Schon vor der Eröffnung der frühen englischen Eisenbahn Liverpool–Manchester (1830) wurde geklagt,

> *„die aus dem Schornstein der Maschine herausfliegenden Funken müßten jedes in der Nähe stehende Haus anzünden, die Luft würde durch die Rauchwolken verpestet werden. [...] Die Dampfkessel würden häufig platzen, so daß kein Mensch in der Nähe der Bahn mehr seines Lebens sicher sein würde; der bloße Anblick des vorüberdonnernden Eisenbahnzuges müßte die Tiere zu Tode erschrecken, die Menschen wahnsinnig machen." Der deutsche Ingenieur Max Maria von Weber, Sohn des berühmten Komponisten, zitierte: „Es wurde behauptet, durch die vergiftete Luft, aus der die Vögel tot herabfallen würden, müßten die Kühe die Milch verlieren, die Pferdezucht werde verkommen, das Getreide und Viehfutter schädliche Beimischungen erhalten und [...] der Jagdsport werde durch Aussterben und Verscheuchen der Hasen, Rehe, Hühner, Fasanen und vornehmlich der Füchse unheilbar geschädigt werden; abgesehen davon, daß das Leben der Reisenden auf der Bahn ununterbrochen aufs äußerste gefährdet sein müsse."[52] Das Scheppern der Wagen und das Pfeifen der Lokomotive würden das Gehör bis zur Taubheit schädigen, das Rütteln provoziere Frühgeburten, Aborte, Harnverhalten, Hämorrhoiden, Blutungen aller Art und vor allem Schädigungen des Nervensystems, der Anblick vorbeiflitzender Objekte ermüde und schädige auch die Augen. Medizinische Autoritäten warnten vor Eisenbahnfahrten wegen der Gefahr von Hirnkrankheiten. Besonders bedroht seien die Berufseisenbahner. Max Maria von Weber schrieb dazu: „Die Erschütterungen gehen bei dem Locomotivpersonale durch die Beine auf das Rückgrat und das Gehirn über, bei dem Zugpersonale: Schaffner, Oberschaffner etc. erfolgen sie directer auf die Wirbelsäule."*

1835 bei der Einweihung der ersten deutschen Bahnlinie Nürnberg–Fürth schrieb das *Stuttgarter Morgenblatt*, Pferde auf der nahen Chaussee hätten „beim Herannahen des Ungetüms" gescheut und Kinder geweint, und sogar „Menschen, die nicht alle zu den ungebildeten gerechnet werden dürfen, haben ein leises Beben nicht unterdrücken können". Der im Pariser Exil lebende Heinrich Heine schrieb 1843 nach Eröffnung der Bahnlinien Richtung Orleans und Rouen über die:

„Erschütterung, die jeder mitempfindet, wenn er nicht auf einem sozialen Isolierschemel steht. [...] Während aber die große Menge verdutzt und betäubt die äußere Erscheinung der großen Bewegungsmächte anstarrt, erfaßt den Denker ein unheimliches Grauen, wie wir es immer empfinden, wenn das Ungeheuerste, das Unerhörteste geschieht. Welche Veränderungen müssen jetzt eintreten in unsere Anschauungsweise und unseren Vorstellungen! Durch die Eisenbahnen wird der Raum getötet und es bleibt nur noch die Zeit übrig. [...] Mir ist, als kämen die Berge und Wälder aller Länder auf Paris angerückt. Ich rieche schon den Duft der deutschen Linden; vor meiner Türe brandet die Nordsee.“[53]

Um die Sicherheit der Passagiere zu erhöhen, wurden bei den ersten Eisenbahnen noch jahrelang vor der Abfahrt die Waggon- und Abteiltüren von außen verschlossen. So sollte verhindert werden, daß Ängstliche während der Fahrt oder vor dem Anhalten zu früh absprangen oder versehentlich die Türe öffneten und aus dem Zug stürzten. Das Einschließen der Fahrgäste diente aber auch der Billettkontrolle, für die der Schaffner von Abteil zu Abteil die Türen öffnen und wieder schließen mußte und bei Coupéwaggons sich auf dem äußeren Trittbrett von Tür zu Tür hangelte.

Die Fahrgäste eingesperrt und verbrannt

Das Einsperren der Eisenbahnpassagiere wurde aber auf allen europäischen Strecken nach dem ersten schweren Unglück verboten, als 1842 auf der Strecke Paris–Versailles die Lokomotive wegen einer gebrochenen Achse entgleiste und mit ihren glühenden Kohlen die aufprallenden hölzernen Wagenaufbauten in Brand steckte. 50 eingeschlossene Personen kamen dabei ums Leben. Der französische Korrespondent der *Neuen Zürcher Zeitung* berichtete über den Schock der Großstadt Paris, er habe „sie weder zur Zeit der Cholera noch in den Aufständen von 1832 und 1834 bewegter gesehen. Das Volk wollte die Eisenbahnen zerstören.“[54]

Beruhigend schrieb nach dieser ersten Eisenbahnkatastrophe schon drei Jahre später die *Illustrirte Zeitung:*

„Ein Eisenbahnunfall, das Bersten eines Dampfschiffkessels gehörten bei uns in Deutschland zu den fast unerhörten Dingen; man unterhält sich von ihnen wie von ausländischen Erscheinungen, welche sich nur in Nordamerika, England, Frankreich und Belgien finden; denn während kein Jahr, kein Monat vorübergeht, ohne uns aus jenen Ländern mehr oder weniger schreckenerregende Nachrichten von Ereignissen dieser Art zu bringen, haben wir in Deutschland, ziemlich unbedeutende Unfälle ausgenommen, noch kein großes Eisenbahnunglück zu beklagen. [...] Gewiß kommt es nicht daher, daß wir verhältnismäßig weniger Bahnen haben, daß man bei uns etwas weniger schnell und nicht bei Nacht fährt, sondern daher, daß wir die Bahnen solider bauen und weil der technische Betrieb und der tägliche Dienst auf fast allen deutschen Eisenbahnen mit der musterhaftesten Sorgfalt und Pünktlichkeit überwacht und gehandhabt wird. [...] Und dennoch, trotz all dieser Sicherheitsgarantien, wie groß ist noch gegenwärtig und wie viel größer war früher das Vorurtheil gegen Eisenbahnen! Mancher bediente sich ihrer nur mit Angst und Widerstreben und nach einem Abschied von den Seinigen, als ob es in den Tod ginge! Jetzt hat die Macht der Gewohnheit und des bisherigen glücklichen Erfolges den Sieg über frühere Bedenklichkeiten davongetragen, die Furcht hat sich verloren.“ [...] Es steht „unumstößlich fest, daß die gewöhnlichen Beförderungsmittel, Wagen, Pferde und des Menschen eigene Füße, unverhältnismäßig mehr Opfer fordern als der Dampfwagen; wir täuschen uns nur deshalb so leicht über das Thatsächliche, weil ein Eisenbahnunfall, der Natur der Sache nach viel Unglück mit einem Schlage anrichtend, durch seine fürchterliche Großartigkeit außergewöhnlich erschreckt und die Kunde davon in alle Welttheile dringt.“[55]

Starnberg 1860 eine „zierliche Stadt“

Was dachten die Zeitgenossen nach Einführung des Starnberger Eisenbahn- und Schiffahrtsverkehrs? Der Heimatschriftsteller Ludwig Steub schrieb über *Das landwirtschaftliche Fest zu Starnberg* im Jahre 1860:

„Wenn ich von Starnberg reden soll, so finde ich, daß es zu bekannt ist, um viele Worte darüber zu verlieren. Wir, die wir durch Geburt oder Wahl zu dem sinnigen Volk der Münchner gehören, wir können mit entsagender Wehmut sprechen: Es ist noch unser – aber wir wissen nicht, wie lange es noch dauern wird“. Wenn man nämlich die Städte und Flecken am Gebirge, vielmehr die Sommerfrischorte betrachtet, so zeigt sich, daß schon vie-

le an andere Nationen übergegangen sind. Reichenhall gehört der Welt im allgemeinen, Tölz und Partenkirchen sind preußisch geworden, andere kleinere Orte sind von anderen kleineren Stämmen, den Hannoveranern, Mecklenburgern, Sachsen eingenommen. Tegernsee ist patritätisch, bayrisch, den Münchnern alleinig untertan, sind nur noch Starnberg und Miesbach. [...] Wenn wir unserer Hypochondrie einen weiteren Lauf lassen wollten, so könnten wir wohl noch mehrere Schattenseiten dieses angenehm und bequem zu erreichenden Örtchens namhaft machen, aber unsereiner als Kind desselben Vaterlandes hat doch eher die Pflicht, für dessen Ehre und Ruhm, als für etwas anderes zu sorgen. Und freilich (wer wird's leugnen wollen?) es kann schon noch ein schöneres Leben geben als zu Starnberg, aber der höhere Mensch muß doch auch zugestehen, daß in der Frühe, ehe die städtischen Biedermänner mit ihren Schlafmützen an die Fenster trippeln, über dem See und über den blauen Alpen ein erhabener Reiz liegt, der einen mächtigen Eindruck nicht bloß bei denen hinterläßt, die dessen zum ersten Male Zeugen sind, sondern auch bei jenen, die an den Gestaden dieser edlen Flut von Jugend auf heimisch waren. Desgleichen sind auch die Abende, wo du vielleicht da und dort am See unter dem Dach der Linden in die Berge starrst und das Alpenglühen betrachtest, oder die spätere Zeit, wo der Mond seine eigenen Spiele mit den glänzenden Wellen treibt, nicht zu vergessen, denn auch diese Stunden lassen ein schönes Gedächtnis zurück. Und überdies muß man sich nicht verheimlichen, daß die ganze Niederlassung eigentlich eine blühende Kolonie ist, daß statt des ehemaligen armen Bauerndörfleins jetzt eine kleine und zierliche Stadt dasteht, welche eine Menge gebildeter und bildungsfähiger Einwohner enthält. Wo so viel für mannigfachen und namentlich nationalökonomischen Fortschritt geschehen ist, da muß sich am Ende selbst das schwermütige, nach Einsamkeit verlangende Herz des Dichters beschwichtigen, wenn er auch in der hohen Pappelallee mit seiner Tracht unsterblicher Gedanken nicht mehr so allein dahinwallen kann wie weiland vor achtzig Jahren, da Lorenz Westenrieder als erster Tourist die unbekannten Ufer des schönen Wasserbeckens umfuhr."[56]

Lob von allen Seiten

Interessant ist auch ein österreichisches Urteil über den Starnberger See aus dem Jahre 1876. Da hieß es in der Wiener Zeitung *Die Presse* unter dem Titel *Feldaffing*:

„Wenn ich Padischah (= höchster persischer Fürstentitel) des Salzkammerguts wäre, ich würde alle Eisenbahn- und Dampfschifffahrt-Unterneh-

mer, alle Postmeister und Wirthe, die Bürgermeister und Gemeinderäte von Gmunden bis Aussee zu einer Zwangstour nach dem Starnberger See verurtheilen, damit die Herren endlich einmal lernen, wie man für den Comfort des Reisenden sorgt und seine Bedürfnisse befriedigt, ohne ihn als Citrone zu behandeln. [...] Vom Bahnhof in Starnberg hat man zwanzig Schritte zum Landungsplatze des Dampfschiffes, das abfahrtsbereit der Passagiere harrt, und, wenn noch so viel Gepäck zu verladen ist, wenige Minuten nach Ankunft des Zuges weiterdampft. Im lieben Österreich werden die Bahnhöfe so geschickt angelegt – vide Salzkammergutbahn – daß man vom See eines Führers und einer halben Tagesreise bedürfen wird, um die Eisenbahnstation zu erreichen. Die Hotels und Restaurants längs des ganzen Würmsees von Starnberg bis Seeshaupt dürfen sich der rigorosesten Kritik unterwerfen."

Vom Eisenbahnausflug zum Starnberger See im Jahre 1881 berichtete die *Illustrirte Zeitung*:

„Vor allem aber ans Herz gewachsen ist dem Münchner die Krone seiner Heimat, sein berechtigtster Stolz, sein Starnberger See! [...] Zug auf Zug, menschengefüllt, entrollt an beiden Pfingsttagen der weiten Halle des münchener Bahnhofs. Rasselnd und stöhnend führt die Locomotive die schwere Last durch prächtige Wälder und blühendes Land, an dem lieblichen Mühlthal vorbei, nach kaum einstündiger Fahrt dicht vor die grünen Wogen des in duftiger Ferne sich verlierenden Sees. Was jetzt den endlos langen Zügen entsteigt, eine Völkerwanderung scheint es zu sein, eine Invasion luft- und naturbedürftiger, aber auch hungeriger und durstiger Kinder der Stadt, so daß selbst dem Fischlein drunten in der kühlen Tiefe um seine fernere ungestörte Existenz recht bange werden könnte. [...] Bald ist's lebendig rings um den See. Da singt es und lacht es auf der Höhe und im Thal, hier lagert's im Wald, wo durch grüngoldiges Laub flimmerndes Sonnenlicht helle Gewänder und rosige Wangen streift, wo jugendliche Lust auf weichem Rasen im fröhlichen Reigen sich dreht.

Draußen im See aber gleiten, farbig leuchtend und von blitzendem Ruder getrieben, langsam die Kähne dahin, sie tragen manch liebliche Last, deren schlanke Finger gar gern in die grüne Flut sich tauchen, um das jugendliche heiße Blut zu kühlen. Leise erklingt und lauter dann Gesang, weithin trägt das Wasser den reinen Ton, vom fernen Echo wiederholt. Abseits von allem, um die Wasserrose zu pflücken, treibt dort ein einsam Pärchen in kleinem Boot durch das Rohr, geräuschvolle Lust reizt beide nicht, sich selbst überlassen hängt längst das Ruder im Stift, Hände und Lippen haben sich gefunden in innigem Druck und süßer Erwiderung. Erglühend im Abendschein schaut allein das steinerne Riesenhaupt der Zugspitze herab auf dieses stille Geheimniß, und die Wedel des bergenden Schilfs nicken und rauschen verständnißinnig dazu."[57]

„Liebliches Starnberg, Perle aller Ausflüge"

Die *Deutsche Illustrirte Zeitung* aus Berlin berichtete 1884 unter dem Titel *Am Starnberger See*:

„[...]Man hat's ja bei uns recht bequem. Großhesselohe, Schleißheim, und wie die lustigen Waldorte alle heißen mögen, Du aber obenan, Perle aller Ausflüge, Du liebliches Starnberg mit Deinem hellen, frischen, grünen See, Deinen reizenden Waldbergen, Deinen idyllischen Villen und – Deinen vortrefflichen Renken, sei gegrüßt! [...] Die Gesellschaft auf den Seedampfern ist, je nach den Tagen, eine sehr verschiedene. Während an Feiertagen München in all' seinen socialen Schichten hier vertreten ist, und wer Lust und Zeit hat, genug Stoff zu den interessantesten und ergötzlichsten Betrachtungen über München auf dem Lande finden mag, ist es an Wochentagen die Schaar der Fremden, welche die Schiffe bevölkern und nicht müde werden, das Lob und die Schönheit unserer Seen in allen Idiomen zu preisen."

Und die Hochstimmung am Starnberger See läßt auch nach der Jahrhundertwende nicht nach. Da meldet am 20. April 1911 aus Tutzing der Starnberger *Land- und Seebote:*

„Wer da weiß,welche Ausflugspläne lange vor Ostern von der Menschheit aller Klassen geschmiedet worden waren, der fühlte so recht den gewaltigen Eindruck, den der herrliche Gruß des sonnigen Ostermorgens auf Natur und Menschen gemacht hat. Tausendfach stieg der Freudenruf auf. Und tausendfach gingen tiefbeseligt die Wanderlustigen ihren Zielen zu. Wen die Hand des Glücks besonders führte, der kam herauf zu unseren Seen, in unsere Wälder, zu unseren Bergen! In Tutzing, eine der Perlen, die den Starnberger See einfassen, drängten sich die Scharen der Städter. Mit Menschen vollgefrachtete Züge brausten in unseren Bahnhof ein. Unten an der Lände schleppten die stolzen Dampfer mit wehender Rauchfahne und gellender Glocke die Menschenmassen von Land zu Land. Die weißen Segler wie Schwäne, die kleinen Boote wie Wasserhühner umschwärmten sie, streiften kreuz und quer durch die Flut."

Gut ein halbes Jahrhundert vor dieser Schilderung hatte der schon zitierte Münchner Schriftsteller Adolph von Schaden eine aufschlußreiche Bilanz seiner Erkundungen „nach einem längeren Aufenthalte am See“ veröffentlicht und sich von Westenrieders noch einmal fünf Jahrzehnte älterer Beschreibung betont abgesetzt. Obwohl auch Schaden sich ohne Eisenbahn und Dampfschiff entlang beiden Ufern zu Fuß oder mit Ruderbooten bewegte, macht sein Urteil schon tiefgreifende gesellschaftliche Veränderungen am See deutlich. Zunächst betont er aber: „Ich gehöre seit einer langen Reihe von Jahren unter die begeisterten Verehrer des Sees und unter seine regelmäßigen Besucher.“[58] Schaden bewundert wie Westenrieder den Liebreiz der Uferlandschaft, das Farbenspiel auf dem Wasser und den fernen Bergen. Doch er schmäht Besucher, von denen die „mystischen Naturschönheiten“ entweiht werden:

„Für jene seelenlose, spießbürgerliche Geschöpfe habe ich nicht geschrieben, die am Johannes-, am Peter und Paul-, am Maria Himmelsfahrts- oder einem anderen hohen Festtage zum Hofgärtner nach Berg fahren, sich nach nichts als Enten, Gänsen und einer Schüssel mit Bratwürsten sehnen, sich die Mägen vollpfropfen, dann nach Leonihausen hinübertaumeln, Kaffee und Chokolade zu sich nehmen, und sich zur Überfahrt (= im Ruderboot) nach Possenhofen anschicken. Auf dem See haben solche Herren für nichts Sinn, als ihre alten, verrosteten Pistolen, die sie unaufhörlich laden und abschießen, und nebenbei, in Anfällen galanter Laune, ihre Damen mit Seewasser bespritzen. In Possenhofen beim Fischmeister angelangt, ersteht eine neue heiße Sehnsucht – nach Bodenrenken, Lachsforellen, Karpfen, Hechten und Krebsen: Der Fisch will schwimmen heißt es dann, und bald schwimmt der Herren Besinnung dahin, und schnarchend fahren sie am späten Abend in die Stadt zurück. [...] Solche unpoetische Besuche erhält der poetische See jedes Jahr in erklecklicher Zahl.[59]

Adolph von Schaden unterrichtet seine anders gesinnten Leser, daß sie den See bei günstigem Wetter in drei Tagen umrunden können, „ohne sich im geringsten zu ermüden“. Er rät aber davon ab, irgendwelche Schlösser besichtigen zu wollen. Einige „werden im Sommer von hohen Herrschaften bewohnt“, die aber keinen Besuch schätzen.

„Andere Schlösser sind von ihren Besitzern verlassen, verschlossen und verriegelt; es macht Schwierigkeiten, die Leute aufzufinden, welche die Schlüssel in Verwahrung haben." Aber die Besichtigung würde sich ohnedies nicht lohnen – man findet „in der Regel nichts als einige steile Wendeltreppen, hohe alterthümliche Gemächer mit einigem verwitterten Hausrathe, in irgendeinem Winkel ein mit fingerdickem Staub bedecktes Altärchen [...] und wenn es hoch kömmt, glotzen uns von den rußigen Wänden herab einige starre und schlecht gemalte Familienbilder an."[60]

Schon 1815 die „reinen Sitten verpestet"

Dem Leser werden bei der dreitägigen Seeumrundung Übernachtungen in Tutzing oder Bernried und dann in Ambach empfohlen. Das Ostufer sei allerdings für die Fußreise nicht mehr so geeignet, doch führe von Ammerland ein Fußsteig nach Allmannshausen und von da ein zweiter nach Leonihausen und Berg. Aufschlußreich sind Schadens Bemerkungen über die sozialen Veränderungen unter den Seeanwohnern:

„Westenrieder entwarf ein schönes und rührendes Bild von der patriarchalischen Einfalt, Genügsamkeit, Rechtlichkeit und dem biedern Sinn der Uferbewohner, schade nur, daß die heutige Wirklichkeit jenem Bilde wenig und, in einigen Gegenden, ganz und gar nicht mehr entspricht. Schon vor ungefähr zwanzig Jahren (= also um 1815) siedelten sich in der Pfarrei Aufkirchen, bei Traubing und Seeshaupt viele Fremdlinge als Kolonisten an, die man zur Förderung der Kultur aufgenommen hatte. Allein jene Fremdlinge, schon ursprünglich großen Theils heimathloses und verworfenes Gesindel, sahen sich in ihren überspannten Hoffnungen sehr betrogen, denn ihre Trägheit konnte freilich dem ohnehin nicht dankbaren Boden keineswegs die erklecklichen Früchte abgewinnen, und so begnügten sich diese Leute nicht nur nicht den Uferbewohnern zur Last zu fallen, sondern sie verpesteten auch noch die reinen Sitten. Ein großer Theil der männlichen Generation, am See überhaupt, hat in vaterländischem Kriegsdienste die Feldzüge mitgemacht und ist in Schlesien, Oesterreich, Rußland und Frankreich gewesen. Diese Leute haben nun in der That etwas mehr Bildung, Erfahrung und Menschenkenntniß sich eigen gemacht, [...] allein sie haben aus den fernen Ländern auch Laster mitgebracht und in der Väter stille Hütten verpflanzt, die man vorhin in denselben nimmermehr kannte. [...] Der weibliche Theil der jetzigen Generation hat in sittlicher Hinsicht durch die vielen Besuche,

welche am See großstädtische Galants zu machen belieben, ebenfalls bedeutsam verloren.

Das Gesagte leidet eine vorzügliche Anwendung auf die Bewohner des Untersees, und man hört dort würdige Seelsorger über die immer mehr um sich greifende Sittenlosigkeit und Irreligiosität der Land- und Fischerleute bittere Klagen führen. Wenn schon auch die Uferbewohner des Obersees (=ab der Linie Tutzing–Ammerland nach Süden) nicht mehr die alten sind, so haben sich doch unter ihnen mehr noch reine Sitten und redlicher Charakter erhalten, besonders aber werden in dieser Beziehung die Dutzinger belobt, indessen namentlich mehrere der jüngeren Fischer des Untersees eine Verschmitzheit und übervortheilende Selbstsucht darstellen, welche an jene der berüchtigten venetianischen Gondoliers oder Barkarolen erinnert. [...] Überhaupt ist die Indiskretion der Starnberger Fischer selbst am See sprichwörtlich geworden, und sie verbinden mit derselben nicht selten eine wahrhaft göttliche Grobheit.“[61]

Das schrieb Adolph von Schaden lange vor der Zeit mit Eisenbahn und Dampfschiff. Dreißig Jahre später hatten sich die gesellschaftlichen Unterschiede rings um den Starnberger See wohl schon vermischt und angeglichen, waren insgesamt fremdenfreundlicher geworden. Die Schiffsverbindungen zwischen West- und Ostufer trugen auch dazu bei, nachdem die technischen Voraussetzungen und verbesserte Fahrpläne geschaffen waren. Für die Eisenbahn nannte eine „Fahrordnung vom 1. Mai 1859“ Zeiten und Preise ab München. Pasing als Ausgangspunkt war ursprünglich nur für die günstigere Kostenkalkulation der neuen Strecke genannt worden, weil die Verbindung München–Pasing ja durch die schon fertiggestellte Linie München–Augsburg mit bedient wurde. Die Zugverbindung nach Starnberg begann also nach Errichtung des neuen Münchner Bahnhofs im Jahr 1848 näher dem Stadtkern.

1859 fuhren hier die vier Starnberger Züge um 5.35, 10.30, 14.35 und 18.30 Uhr ab, an Sonn- und Feiertagen um 8.05, 13.30, 17 und 20 Uhr – Fahrzeit jeweils eine Stunde. Die Rückfahrten ab Starnberg: 7, 12, 15 und 20 Uhr, an Sonn- und Feiertagen 9.20, 15.35, 18.35, 21.15 – also ein Angebot, das gar nicht so jahrhundertweit vom heutigen S-Bahn-Betrieb entfernt ist. Die Fahrpreise für die Strecke München–Starnberg: 1. Klasse 63 Kreuzer (= 1 Gulden, im Wert etwa wie ein neuer Euro, gleich 60 Kreuzer), 2. Klasse 42 und 3. Klasse 27 Kreuzer. Die miteingeplanten Dampfschiffzeiten: Starnberg–Seeshaupt entlang dem Westufer (mit Halt in Possenhofen, Tutzing, Bernried): 7.11 (Fahrzeit 74 Minuten) und entlang dem Ostufer (mit Halt in Leoni, Allmannshausen, Ammerland, Ambach) 15.35 (Fahrzeit 100 Minuten). Zurück ging es ab Seeshaupt um 9 und 17,15 Uhr. In einer Anmerkung hieß es: „Außer diesen beiden Fahrten um den See macht das Dampfboot täglich eine dritte Zwischenfahrt nach Ankunft des zweiten Bahnzuges um 11.30 Uhr. Vormittags von Starnberg über Possenhofen nach Leoni und zurück, woselbst es um 1 Uhr (= 13 Uhr) wieder eintrifft." In der Fahrordnung stand noch: „Reisende mit einem ungiltigen oder ohne Billet zahlen die Taxe der 1. Klasse für die ganze Fahrt. Kinder unter 5 Jahren passiren unentgeltlich. [...] Hunde müssen auf dem Verdeck angebunden werden und sind für dieselben Billete à 6 kr mit Giltigkeit auf 4 Stationen zu lösen. Eine Viertelstunde vor der Abfahrt des Schiffes wird das 1ste und 5 Min. vor dessen Abgang das 2te Zeichen mit der Schiffsglocke gegeben." Die Rundfahrt Starnberg–Seeshaupt–Starnberg (Westufer hin, Ostufer zurück oder umgekehrt) kostete 1. Klasse 84, 2. Klasse 48 Kreuzer, zu Zwischenstationen entsprechend weniger.

Das letzte Prunkfest König Ludwigs II.

Dieses Programm bewältigte noch fast zwanzig Jahre lang ganz allein der erste Starnberger Dampfer „Maximilian". Zwar kreuzte ab 1857 auch eine kleine für Maximilian II. gebaute Dampfbarkasse gelegentlich über den See, aber sie beförderte nur den König mit Familie oder hohen Gästen. Die erste Fahrt hatte der Regent am 14.6.1857 mit Leutnant Joerres als Kapitän und Bauverantwortlichem von Schloß Berg zur Roseninsel unternommen. Schon 1858 wurde ein neuer Dampfkessel von Maffei eingebaut. Als Max II. 1864 verstarb, übernahm

Nachfolger Ludwig II. die Königsyacht für 18 000 Gulden aus seiner persönlichen Kasse, ließ sie neu ausstatten und gab ihr den Namen *Tristan*. Dieses nur 18 Meter lange Privatschiff war das letzte Überbleibsel der fürstlichen Wittelsbacher Prunkflotte auf dem Starnberger See und diente auch 1868 noch zu einem offiziellen Festakt, als König Ludwig II. seine Tante, die russische Zarin Maria Alexandrowna empfing, mit ihr zum Diner auf der Roseninsel fuhr („das poetischste Essen meines Lebens", sagte sie) und am 27. September abends für den hohen Gast im Schloß Berg ein Festbankett mit Feuerwerk veranstaltete, während zwei Dampfmaschinen riesige Wasserfontänen emporschossen, eine vor dem Schloß, die andere auf dem See von einem prachtvoll illuminierten Schiff aus. Das Schloß Berg war mit edlen Stoffen neu austapeziert und mit den besten Bildern aus der Münchner Residenz geschmückt. Ein Meer von Rosen und Kamelien füllte die Räume, und im Salon für die Zarin glänzte alles von Gold.

Oskar Maria Graf beschrieb die Feierlichkeiten, wohl nach Erzählungen seiner Mutter und alter Berger Einwohner, so:[62]

„Es war ein märchenhaftes Fest, [...] Fremde aus aller Herren Länder, sonntäglich gekleidete Einheimische, weiße Kinderzüge mit Blumensträußen und musizierende Veteranenvereine, die brechend vollen, tiefgehenden Dampfschiffe und die unzähligen Ruder- und Segelboote, die schon vom frühen Morgen ab aus allen Richtungen daherfuhren und sich in weitem Abstand vor den Gestaden von Berg und Leoni sammelten. Ein ununterbrochenes Jubeln und Singen und Klingen erfüllte den ganzen Tag. Wenn der Gesang oder eine Musikkapelle an einer Stell abbrach, fingen sie woanders an. Es war, als töne das ganze Seerund, als jauchze die festliche Landschaft zum Himmel empor.

Berg und Schloß waren der vielbestaunte, erregende Mittelpunkt, wenngleich auch die anderen Uferorte – was Ausschmückung anlangte – sich alle nur erdenkliche Mühe gemacht hatten. Im See, vom Berger Dampfschiffsteg bis zum Ende des königlichen Parkes kurz vor Leoni, schwammen festverankerte, umfängliche, viereckige Flöße, weißblau drapiert mit hohen grünumwundenen Stangen an den Seiten, welche kleine Wimpel krönten. Ein besonders großes Floß befand sich in der Mitte dieser hölzernen Inseln und war durch einen langen, teppichbelegten, mit zahllosen frischen Rosen bestreuten Steg mit dem Schloßufer verbunden. Zeltgleich liefen ihre silberdurchwirkten Girlanden zusammen, Flaggen und Wappen des bayerischen Königreiches und des russischen Kaiserreiches schmückten sie, und blausamtene Ruhebänke für die höchsten Herrschaften standen darauf. Von hier aus wollten sich Zarin und König mit ihrem nächsten Gefolge das nächtliche Feuerwerk ansehen, dessen riesiges Ausmaß alles bisher Dagewesene überbieten sollte. Denn auch in der Seemitte und von den gegenüberliegenden Ufern – vom nördlichen Starnberg bis zur südlichen Spitze – ankerten solche Flöße, und während des ganzen Tages brachten schwerbeladene Flachboote Stöße von Fackeln und Raketen aller Art dorthin. [...] Drunten am Ufer des Sees – hüben und drüben gleicherweise – standen dichtgedrängte Menschenmassen und schauten gebannt auf das Schauspiel, das ihnen vom König geboten wurde.[...]

Als das Fischerstechen endlich vorüber war und die besten Kämpfer reich beschenkt davonruderten, krachten die Salutschüsse, und gleich darauf zischten von den Flößen im Wasser dichte, prasselnde Feuergarben auf, die sich wie bunt glitzernde Fontänen zeltgleich im dunklen Himmel vereinten und schließlich als funkelndes Sternenmeer auf den See herunterregneten. Staunendes Beifallsjubeln, Musik, Krachen und Prasseln, Funkeln und Leuchten vermischten sich zu einem magisch belebten Zauberbild. Zeitweise schien es, als sei der ganze weite, festliche Landstrich von der schweren, dunklen Erde losgelöst und schwebe langsam als unwirklich strahlende Insel zum Himmel empor."

Lieber waren dem König allerdings einsame Fahrten zur Roseninsel oder verschiedenen Uferplätzen. So fuhr er auch einmal am Tutzinger Dampfersteg vorbei, in dessen Nachbargrundstück das damals berühmte Opernsängerpaar Therese und Heinrich Vogl wohnte. Nach deren erfolgreichem Auftritt in der Münchner Hofoper hatte Ludwig II. sie noch am Abend belobigt und für den nächsten Tag seine huldvolle Vorbeifahrt angekündigt. Wenn Ludwig II. Schloß Berg verließ, benützte er zum See hinunter einen Laubengang, der ihn vor unerwünschten Beobachtern schützen sollte. Interessant ist auch die Bemerkung Oskar Maria Grafs, daß auf den am Schloß vorüberfahrenden überfüllten Dampfschiffen „alle ausschauten" nach dem König und sich Geschichten zuraunten.

„Auch überspannte Ausländer waren unter den Sommergästen, die nicht wenig empört waren, wenn ihnen plötzlich die Ferngläser abgenommen und erst wieder hinterhalb Leoni ausgehändigt wurden. Der argwöhnische, überreizte König duldete solche Neugier nicht. Ruderboote mußten schnell am Berger Seeufer vorbeifahren. Aus den Büschen des Parks tauchten manchmal Gendarmen auf, die bellende Warnungsrufe ausstießen."

„Tristans" trauriges Ende

Der Dampfer „Tristan" nahm nach des Königs Tod im Jahre 1886 ebenfalls ein trauriges Ende. Ein Jahr später erwarb Hugo von Maffei, der als Neffe vom Firmenherrn eingesetzte Nachfolger, das kleine Luxusschiff, ließ es auf einem Spezialfuhrwerk von acht Pferden zum Ammersee schleppen. Dort erhielt es den Namen „Ludwig", wurde aber mangels anderer lohnender Aufgaben zum Schlepper umgerüstet und zog Personen- und Lastkähne vom Bahnhof Grafrath über die Amper (= ab Seeausfluß nicht mehr Ammer benannt) nach Stegen am Ammersee. 1898 wurde die frühere königliche Dampfjacht dann ihrer Aufbauten entledigt und selbst als Lastenkahn verwendet. Kurz vor Ende des II. Weltkriegs versank der Rumpf vor Stegen im See. Da mit ihm angeblich geheime U-Boot-Teile auf dem Grund verborgen lagen, ließ die US-Armee den „Tristan"-Rest bergen und das gefundene angeblich militärische Material beschlagnahmen. Der Blechrumpf des einstigen Königsschiffs wurde von einer Schrottfirma zerstückelt. Das verhinderte aber nicht einige nachträgliche Suchaktionen und weiterblühende Gerüchte. Noch 1971 meldete *Bild* „Taucher holen König Ludwigs Lustschiff aus dem Ammersee." Und H.A. Widemann, Vorstand des „König Ludwig II. Denkmalvereins", veranlaßte 1977/78 noch einmal erfolglose Tauchversuche durch Wasserwacht und Bundeswehr.[63]

Ähnlich ruhmlos endete der erste Starnberger Dampfer „Maximilian". Er wurde schon zwei Jahre früher, 1885, an den Ammersee verfrachtet – aber wie! Nachdem Radkästen, Schaufelräder, Masten, Rauchschlot und einige Aufbauten abmontiert waren, mußte der 33,5

Meter lange Blechrumpf in der Mitte nach dem Maschinenraum zersägt werden, um die Schiffshälften überhaupt transportieren zu können. Weil der direkte Weg von Starnberg auf der Distriktstraße über Hanfeld, Unterbrunn und Argelsried nach Stegen am Ammersee kürzer schien, schleppte die mit breiten Stahlrädern ausgestattete Straßenlokomotive der Maschinenfabrik Maffei einen Transportwagen mit dem Vorderrumpf des „Maximilian" los. Das führte schon auf der ersten starken Steigung hinauf zur Starnberger Max-Josephs-Höhe zu erheblichen Verschnaufpausen, Hand-und Schiebearbeit, aber auch zu ersten Sachbeschädigungen an Bäumen und Gebäuden, da die Straße nur 5,25 Meter breit und sehr kurvenreich war, der Bauch des „Maximilian" sich aber trotz Verschlankung noch 4,57 Meter weit ausdehnte. Allein für den schwierigen Anstieg verstrich von morgens 5 Uhr an schon der halbe Tag. Nach diesen Erfahrungen wurde die zweite Rumpfhälfte auf längerer, dafür aber ziemlich ebener Strecke über Forstenried, Pasing und Argelsried am 23. August 1885 nach Stegen gezogen und bis zum zweiten Stapellauf der „Maximilian" nicht nur wieder zusammengeschweißt, sondern auch renoviert und von Holz- auf Kohlefeuerung der beiden Dampfkessel umgerüstet. Das ganze Experiment kostete 45 000 Mark (nach neuer Reichs-Einheitswährung wurde 1 Gulden = 60 Kreuzer auf 1,741 Mark umgerechnet).

Warum aber mußte der Starnberger Dampfschiff-Pionier „Maximilian" überhaupt in die Verbannung? Er hatte in seiner ersten Dienstzeit von knapp 25 Jahren zu wenig Geld verdient, weil der Ausflugsverkehr anfangs lahmte. Das lag gewiß auch an den sozialen Verhältnissen in der kleinen Großstadt München, die 1865 erst 167 000 Einwohner registrierte. Auch der kgl. bayerische Offizier und Volksschriftsteller Maximilian Schmidt hatte um diese Zeit nach einem Besuch in der Weltstadt Paris ja festgestellt:

„Tausende von Menschen promenierten auf den breiten Fußsteigen, vor den Cafés und Restaurants saßen in vielen Reihen an kleinen Tischen die Gäste, zahllose Wagen und Omnibusse jagten auf der breiten, von schattigen Bäumen eingefaßten Straßen hin und her. Überall ein wüstes Schreien,

Ausrufen von Tagesblättern und allem Möglichen, mit einem Worte ein Höllenspektakel, wie ich solchen noch niemals gesehen oder gehört. Für einen Provinzmenschen wie mich – ich kam wohl von München, aber dieses war in jener Zeit [...] noch spießbürgerlich klein – war das alles geradezu verblüffend.“[64]

Der Publikumsandrang beschränkte sich am Starnberger See viele Jahre lang auf einige Wochenenden und Feiertage, und überwiegend lösten die Besucher die billigeren Tickets zu den nahen Stationen, ließen den Dampfer dann oft nur dünn besetzt seine Seerunde drehen. Johann Ulrich Himbsel, der Ankurbler des Eisenbahn-Dampfschiff-Projekts, war 1860 gestorben und hatte seinen Sohn Franz als Erben und Betreiber des „Maximilian“ eingesetzt. Der versuchte den unrentablen Dampfer aber schon drei Jahre später zu verkaufen, da er die bevorstehende Eisenbahnverlängerung von Starnberg über Seeshaupt nach Penzberg als schädliche Konkurrenz fürchtete. Schon 1864 fand Franz Himbsel eine Käufergruppe, die ihm 30 000 Gulden für das erste Starnberger Dampfschiff zahlte und dann eine Aktiengesellschaft mit 44 000 Gulden Grundkapital bildete. Insgesamt 39 Teilhaber kamen da zusammen, die eine Konzession zur Gründung der „Würmsee-Dampfschiffahrts-Gesellschaft“ auf die Dauer von 50 Jahren erhielten. Unter den Verhandlungsführern waren prominente Villen- und Grundbesitzer vom Starnberger See wie Graf Rambaldi, Angelo Knorr, Reichsrat J.A. von Maffei, Erzgießer Ferdinand v. Miller, Graf Vieregg und der Münchner Juwelier Karl Thomaß.

Schwieriger Aufstieg für Unternehmer

Interessant ist zu diesem Zeitpunkt, den unternehmerischen und finanziellen Aufstieg von Leuten wie J.U. Himbsel und J.A. Maffei zu skizzieren. Beide waren nach schwierigem Start und geschäftlichen Krisen reich geworden, weil sie als Vorboten der sogenannten industriellen Gründerzeit das Risiko privater Unternehmungen trotz allgemeiner Wirtschaftsprobleme nicht scheuten. Aus Himbsels Testament[65] geht hervor, daß er zu Lebzeiten bis 1855 seiner verstorbenen

Tochter Ottilie und deren Tochter sowie vier anderen Kindern insgesamt 52 000 Gulden hatte zukommen lassen. Himbsels „Inventar über den Rücklaß" vom 19. September 1860 enthielt mit Immobilien, Mobilien, Geld, Wertpapieren und Forderungen Aktiva von insgesamt 556 825 Gulden und dazugerechnet 1 Million für die mit 100 000 Gulden Wertsteigerung angesetzte Eisenbahn Pasing–Starnberg. Das ergab über eineinhalb Millionen Gulden, wobei die Eisenbahn auch unter den Passiva mit dem Darlehen von 900 000 Gulden aufgeführt war. Bei der Vermögensaufteilung vom 11.10.1860 bekamen dann aus der „zu verteilenden Masse" von 652 000 Gulden die Enkelin Ottilie Maier 118 500 und die Kinder jeweils 70 000 zugesprochen, wobei „die Mittel zu solchen theilweisen Vertheilungen" aber noch nicht vorlagen, die Summen also entsprechend verringert waren. In der Inventarliste von 1860 war das Dampfschiff „Maximilian" übrigens noch mit einem Wert von 50 000 Gulden angesetzt.

Der königliche Baurat, Architekt, Häuser- und Grundstückseigner, Bahn- und Schiffspionier Johann Ulrich Himbsel hatte also beträchtliche Werte erarbeitet bis zu seinem tödlichen Schlaganfall im Alter von 63 Jahren. Sein mühsamer und mit unerbittlicher Zähigkeit durchgestandener Aufstieg wird erst aus frühen Archivunterlagen deutlich, die immer wieder Bittgesuche um Stundung von Zahlungen, um Gehaltsaufbesserungen oder Geldzuschüsse enthalten.[66] Ähnlich, wenn auch auf finanziell weit höherer Ebene, bemühte Joseph Anton von Maffei sich beim König um Kredite und Tilgungsstreckungen, obwohl er durch das väterliche Erbe schon bevorzugt war und sich neben dem Ausbau des in der Münchner Hirschau erworbenen Eisen-Hammerwerks zur modernen Fabrik auch frühzeitig Immobilien am Starnberger See gekauft hatte.

Im Schreiben an König Ludwig I.[67] bat Maffei am 10.12.1847 um einen Staatskredit von 100 000 Gulden und begründete das so:

„Mit einem Aufwande von nahe an 800 000 Gulden habe ich ein Werk ins Leben gerufen, welches der vaterländischen Industrie eine bleibende

Stütze sein soll. [...] Bei einem Stande von 500 Arbeitern aller Klaßen [...] erfordert meine Maschinenfabrik Hirschau bei den jetzigen geklemmten Geldzeiten eine außerordentliche Anstrengung, zum ungestörten Fortgange die Hülfsmittel stets bereit zu haben. Während ich immer für deren Aufbringung thätig sein muß, werden die Kapitalien in trockener Sorge für ruhigeren und leichteren Gewinn zurückgehalten. Während meine Ausgaben wochenweise ja täglich sich häufen, können die Einnahmen nach mehrmonatlichem Vorschießen mir nur stücksweise zukommen. Seit mehr als sieben Jahren, daß dieses Unternehmen im Gange ist, habe ich noch keinerlei Beihülfe von Seite des Staates in Anspruch genommen, nun aber wage ich es, Euer Königliche Majestät allerehrfurchtvollst zu bitten:

mir aus Staatsmitteln, als zum ungestörten Fortgange der bereits in Arbeit begriffenen Bestellungen auf meinem Eisenwerke Hirschau dringend nötigen Vorschuß einen Credit von 100 000 Gulden, noch im laufenden Monate erhebbar, Allergnädigst anweisen lassen zu wollen."

Maffei bietet als Sicherheit für Zins- und Rückzahlung die „nachweisliche Aussicht" auf 400 000 Gulden Einnahmen im Verlauf des Jahres 1848 sowie hypothekarische Eintragung auf eine seiner Immobilien. Schon eine Woche später genehmigt der König auf Vorschlag des Finanzministeriums einen Kredit von 70 000 Gulden. Aber im Januar 1848 bittet Maffei den noch regierenden König Ludwig I. um einen weiteren Vorschuß:

„gegen Errichtung einer Hypothek unter Mitversicherung aller Zugehörungen und Einrichtungen an Maschinen [...] auf dem Eisenwerke Hirschau [...] auf die Dauer von zwei Jahren unaufkündbar mir Allergnädigst einen momentanen Credit von 100 000 Gulden [...] innerhalb des nächsten Monats erhebbar [...] anweisen lassen zu wollen ."

Der Lokomotiv- und Schiffbauer betont in seinem Brief, daß ihn allein der Verkauf einer Realität (= Immobilie) „in den Stand setzen kann, sofort eine solche Vorschuß-Summe wieder zu ersetzen." Aber er verkauft nicht, sondern bittet einige Jahre lang um Aufschub seiner Tilgungszahlungen und dann beim nachfolgenden König Maximilian II. auch wieder mehrmals um Darlehen aus Staatsmitteln.

Am 16.5.1849 schrieb er,[68] daß sein erhaltener Vorschuß von 170 000 Gulden aus dem „Centralfonds für Industrie und Kultur“ beim lebendigen und schwunghaften Betrieb seines Werkes die pünktliche Einhaltung der Rückzahlungstermine „vollkommen gesichert erscheinen ließ“, aber nach der totalen Veränderung im Jahre 1848 mit dem „unseligen Einfluß auf Industrie und Gewerbe“ nicht mehr möglich war. Maffei führte aus,

„welch schwierige Aufgabe es für jeden Geschäftsmann ist, bei dem im Allgemeinen gänzlich erschütterten Kredit, der Unveräußerlichkeit eines jeden Realbesitzes und aller übrigen Geldwerthe für die Erhaltung und den Fortbestand eines größeren Werkes zu sorgen.“ Der Unternehmer nennt „die Rückzahlung des fraglichen Vorschußes für jetzt eine reine Unmöglichkeit“, und er bittet den Zahlungstermin für den fälligen Betrag von 70 000 Gulden um ein Jahr zu verlängern, die erste Rate also im April 1850 überweisen zu dürfen und für weitere 100 000, „die schon 1848/49 zurückbezahlt sein sollten“ die Rückzahlung ebenfalls zu strecken.

Maffei als Großgrundbesitzer am See

Ähnlich erläuterte Maffei zwei Jahre später am 21.2.1851 im Schreiben an König Maximilian II., daß er während der seit zweieinhalb Jahren „vorherrschenden drückenden Verhältniße“ und wegen der Zinserhöhung von 4 auf 5 Prozent außer den überwiesenen Zinsen nicht auch noch die anstehenden Tilgungsraten bezahlen konnte. Dabei hatte er inzwischen auch am Starnberger See und mit seinem 1000 Hektar großen Mustergut in Iffeldorf an den Osterseen einen stattlichen Immobilienbesitz erworben, den er offenbar nicht angreifen wollte. Schon 1844 kaufte der Maschinenfabrikant von einem Münchner Weinwirt das große Grundstück mit Landhaus und Parkanlagen an der heutigen Feldafinger Seestraße 2, das lange nach ihm als „Maffei-Villa“ noch im Familienbesitz blieb, aber von Reichsrat Hugo von Maffei 1902 nach Abriß des alten Landhauses durch den heute noch erkennbaren Neubau ersetzt wurde. 1936 kaufte die NSDAP die Villa für 300 000 Mark und nannte sie für den damaligen Gauleiter „Adolf-Wagner-

Haus“. Nach dem Krieg übernahm der Bayerische Staat das mit Park-, See- und Alpenblick einmalig schön liegende Ensemble und vermietete es. Zuletzt war die Maffei-Villa auch als Standort für Lothar-Günther Buchheims „Museum der Phantasie“ ausersehen, das dann aber seinen Platz in Bernried fand.

Joseph Anton von Maffei konnte sich mit seinen Erwerbungen in der Starnberger Umgebung schon als Großgrundbesitzer fühlen, denn er hatte auch noch die Feldafinger Schluchtweg-Anwesen Nr. 22 (1844) und 23 (1866) sowie 1856 das Gelände vom heutigen Hotel „Kaiserin Elisabeth“ mit einem Gasthaus erworben. Obwohl er gewiß zu den Reichen des Landes gehörte, hat ihn sein Neffe und Nachfolger Hugo von Maffei, ebenfalls Reichsrat, in der Vermögensmehrung dann noch weit übertroffen. Die *Allgemeine Deutsche Biographie* nannte ihn den „reichsten Mann Bayerns“ vor dem I. Weltkrieg. Und auch in der Gründungs- und Ämterfülle übertraf er seinen Onkel noch, wurde Aufsichtsratsvorsitzender der Hypotheken- und Wechselbank, Mitbegründer der Bayerischen Notenbank, der Bayerischen Rückversicherungs-Gesellschaft und des Deutschen Museums. 1899 verließ die 2000. Lokomotive sein Werk, und bis 1915 stieg die Zahl auf 4000. Dazu kamen Maschinen, Dampfkessel und Dampfschiffe.

Der Gründer des Unternehmens, Lokomotiv- und Dampfschiffbauer Joseph Anton von Maffei, verstarb 1870, zehn Jahre nach seinem Weggefährten Himbsel, den er aber als Achtzigjähriger an Lebensalter noch um sieben Jahre übertraf. Obwohl Maffei dann zu den Gründungsmitgliedern der 1864 geschaffenen Würmsee-Dampfschiffahrts-Gesellschaft gehörte, konnte er deren Entwicklung nicht mehr groß beeinflussen. Schon der zweite Dampfer „Ludwig“ wurde 1872 bei der Schweizer Firma Escher Wyß & Co für 100 000 Mark gekauft. Die dafür nach Kapitalerhöhung neu ausgegebenen Aktien verschmähten allerdings die meisten alten Aktionäre, weil sie bis dahin nur in zwei Jahren geringe Dividenden erhalten hatten. Trotzdem kaufte die Gesellschaft noch teurere und größere Salondampfer dazu,

1878 für 216 000 Mark die im luxuriösen Renaissencestil ausgestattete „Bavaria“ (mit dem riesigen Heck-Löwen, der heute an der Starnberger Seepromenade steht), 1886 die von Hugo von Maffei für 150 000 Mark gleich leistungsstarke, aber weniger aufwendig gebaute „Wittelsbach“ und 1890 den prachtvollen, von Münchner Künstlern mit Rokoko-Zierrat geschmückten „Luitpold“ für 256 000 Mark. Hugo von Maffei hatte den Zuschlag für die „Wittelsbach“ nur bekommen, weil er noch den ausgedienten „Maximilian“ für 16 000 Mark übernahm und an den Ammersee brachte. Doch er konnte dann auch das schönste, schnellste und mit Fassungsvermögen für 1200 Personen größte Dampfschiff auf dem Starnberger See liefern, benannt nach dem Prinzregenten Luitpold.

Da 1885 die Zugfrequenz nach Starnberg durch ein zweites Gleis gesteigert wurde, nahm auch der Publikumsandrang bei der Dampfschiffahrt spürbar zu. 1865 waren noch 40 500 Personen auf dem See befördert worden, 1889 schon 239 230, 1905 dann 402 140 und 1911 sogar 542 000. Daneben nehmen sich die 212 000 Schiffspassagiere von heute, zum Beispiel im Jahre 1998, eher karg aus. Nach Ablauf der 50-Jahre-Konzession für die Würmsee-Dampfschiffahrts-Gesellschaft übernahm ab 1. Januar der Bayerische Staat das Unternehmen mit vier Schiffen (ursprünglicher Anschaffungswert 738 000 Mark) und sämtlichen Grund-, Gebäude-, Werft- und Steganlagen für 650 000 Mark. Um auch die nötigen Investitionen finanzieren zu können, besorgte der Staat das Geld mit einer Anleihe in Höhe von 950 000 Mark zu 1 ½ Prozent Tilgung.

Das 19. Jahrhundert mit seinen umstürzenden Neuheiten wie Dampfschiff, Eisenbahn, Telegraf, Telefon, elektrisches Licht und Automobil brachte auch am Starnberger See technische Einrichtungen, die den Ausflugs- und Badebesuch reizvoller machten, aber dann wegen des II. Weltkriegs und der folgenden Inflationszeit keine Publikumsmagneten mehr blieben und den Weiterbetrieb nicht lohnten. Das traf zu für zwei so sensationelle Einrichtungen wie das Starnberger Undosa-

Wellenbad und die Seilzugbahn vom Dampfersteg Leoni hinauf zum neuen Palasthotel „Rottmannshöhe".

Probeschießen einer Unterwasserkanone

Ein von vornherein eher aussichtsloses Unternehmen waren vor fast 150 Jahren die sensationellen Wasserexperimente eines deutschen Technikpioniers. Der „Submarine-Ingenieur", wie Wilhelm Sebastian Bauer (1822-1875) sich selbst nannte, versuchte nach vergeblichen Bemühungen um Aufträge für das von ihm erfundene U-Boot das bayerische Militär für ein Unterwassergeschütz zu gewinnen. König Ludwig II. gab zwar die Erlaubnis zu einem Schießversuch im Starnberger See, aber Ministerien und Ortsbehörden stellten zunächst hemmende Forderungen, und nach dem gelungenen Experiment interessierte sich niemand für die weitere Entwicklung.

W.S. Bauer wuchs als Sohn eines bayerischen Korporals in Dillingen an der Donau auf. Wasser und Militär prägten den Lebensweg des erfindungsreichen Tüftlers, der zunächst das Drechslerhandwerk lernte und dann als Freiwilliger im bayerischen Hilfscorps für den Deutschen Bund am Krieg gegen Dänemark teilnahm. Da lernte er die Nord- und Ostseeküsten kennen und begann mit seinen Studien für ein Unterseeboot. Er füllte Eierschalen mit Schrotkugeln und dichtete sie mit Siegellack ab, um die Wirkung des Wasserdrucks zu erproben. Im Februar 1851 unternahm er auf der Kieler Förde die erste größere Probefahrt mit seinem Tauchboot. Das Marineamt hatte aber zur Geldersparnis die Eisenschale dünner als von Bauer errechnet gemacht, und deshalb blieb das Versuchsschiff auf dem Meeresgrund liegen, zum Glück ohne Besatzung.

Sein zweites U-Boot führte Bauer der österreichischen Admiralität in der Adria vor, fand dort aber ebenso wie in Preußen und England keine Auftraggeber. Die britische Admiralität hielt es für unmilitärisch und mit anständiger Seekriegsführung nicht vereinbar, Schiffe unter

Wasser anzugreifen. So suchte der deutsche und eigentlich sehr patriotisch eingestellte Konstrukteur Kontakt zur russischen Gesandtschaft und schloß einen Vertrag zum Bau des von 12 auf 16 Meter Länge vergrößerten Unterseeboots „Seeteufel“. Das hatte einen Rumpf aus 13 Millimeter dicken Eisenplatten, zwei von Menschenkraft betriebene Treträder, ein Segel für Überwasserfahrt und zum Tauchen wassergefüllte Zylinder mit Kolben und Handpumpen. Nach über hundert Probefahrten mit Tauchtiefen bis 45 Meter kam wegen interner russischer Streitigkeiten um das Projekt wieder kein Produktionsauftrag zustande.

Erfolglos blieb für Bauer auch der Unterwasser-Schießversuch im Starnberger See. Zunächst wurde ihm auf König Ludwig II. Anordnung ein Geschütz nach seinem Plan gebaut, aber dann für das Experiment wegen des Fisch-Laichs nur die Zeit vom 1. März bis 15. April 1866 zugestanden, außerdem die weit entfernte Lagerung des Schießpulvers und eine Sicherheitskaution von 45 000 Gulden verlangt. Am 18. März feuerte das Unterwassergeschütz aus vier Meter Tiefe eine 24 Pfund schwere Kugel zur Probe ab, und am 30. April durchschoß Bauer vor einer Artillerie-Prüfungskommission unter Wasser eine Panzerplatte. Der Geschützlauf hatte sich dabei verbogen, aber die erreichte Wirkung hätte eigentlich zu weiteren Versuchen anregen müssen. Die militärischen Beobachter rieten ab. So blieb dem Technikpionier Wilhelm Bauer als einziger Triumph die Bergung eines Postdampfers, der 1861 auf den Grund des Bodensees gesunken war und mit Bauers Hebevorrichtung wieder flott gemacht werden konnte. Nach einem Schlaganfall und mehrjähriger Geh- und Sprechbehinderung verstarb der seiner Zeit vorausgeeilte Erfinder 1875. Seinem Bruder hatte er vorher noch geschrieben:

„Wie und wo kann ich es noch wagen wollen, mittels eigener Produkte und Lösungen mir Namen und Stellung zu erwerben – und doch kann ich nicht anders, muß wie die Pflanze neue Blüten treiben, unbekümmert um den Genuß der Früchte.“[69]

Starnbergs Undosa erstes deutsches Wellenbad

Das erste Seebad in Starnberg errichtete 1837 der Apotheker und spätere Bürgermeister Alois Ludwig Deiglmayer auf seinem Seegrundstück, das auch von begüterten, in der eigenen Kutsche angereisten Münchnern besucht wurde. 1845 kaufte Johann Baptist Schonger, ab 1850 ebenfalls Starnberger Bürgermeister, die Apotheke und das noch recht primitive Schwimmbad für 45 000 Gulden. Als nach weiteren Eigentümerwechseln 1869 die Anlage erstmals vom Starnberger Vermessungsamt registriert wurde, hatte sie erst wenige schlichte Hütten und Umkleidekabinen, für Damen und Herren getrennt. 1873 beschloß die Gemeinde nach „Visitirung" der vielen Mängel die Errichtung eines moderneren Seebades, das aber erst 1889 von Karl Podewils in einer Holzkonstruktion zustandekam. Der Maler und Schriftsteller G.A. Horst schrieb schon vorher:

„Erst die jüngste Vergangenheit hat ein ganz anderes Leben an den See gebracht. Von der früheren Herrlichkeit ist alles bis auf die Erinnerung verschwunden; anders genießt die heutige Menschheit die flüchtige Stunde. [...] Jetzt ist Starnberg vornehmer geworden. Der Stadt und der übrigen Welt näher gerückt, nimmt es selbst einen städtischen Charakter an, [...] und besonders war es das schöne Geschlecht, welches mit mehrmals am Tage geänderter Toilette das Sehen und Gesehenwerden in Schwung brachte."[70]

Am 30. Juni 1891 wurde das neue Starnberger Bad eröffnet. Es bot getrennte Bassins und Hallen für Damen und Herren, hatte für die zugelassene Zahl von 500 Personen aber nur 136 verschließbare Kabinen. 1898 kaufte ein Sprudel- und Sodawasserverkäufer vom Dampfersteg das „Seebad Starnberg" mit Café-Restaurant. Der Eintritt kostete damals ohne Kabine 20 Pfennig. Auch Damenunterricht in einer „auf das Luxuriöseste eingerichteten Schwimmschule" wurde angeboten. Aber das Geschäft trug ohne Unterstützung der Gemeinde nicht genug ein. 1904 kaufte ein Konsortium von Münchner Geldleuten mit einem Hofrat an der Spitze die Anlage für 100 000 Mark und plante die Einrichtung des ersten deutschen Wellenbads. Im März 1905 unterschrieben 35 Gesellschafter „aus den ersten Kreisen der Hauptstadt"

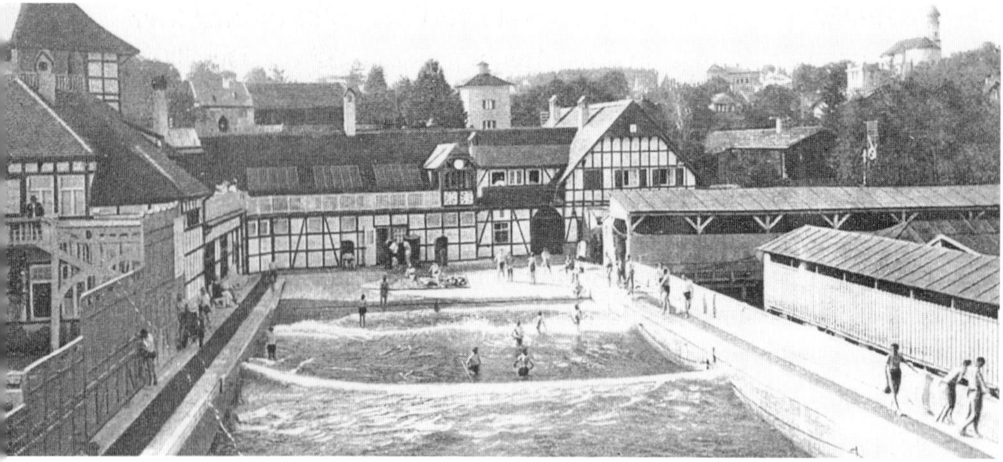

Eine sensationelle Neuheit war das erste deutsche Wellenbad, 1905 in der Starnberger Badeanstalt „Undosa" errichtet, aber nach dem I. Weltkrieg wieder abgebrochen. Damen und Herren hatten damals getrennte Kabinen.

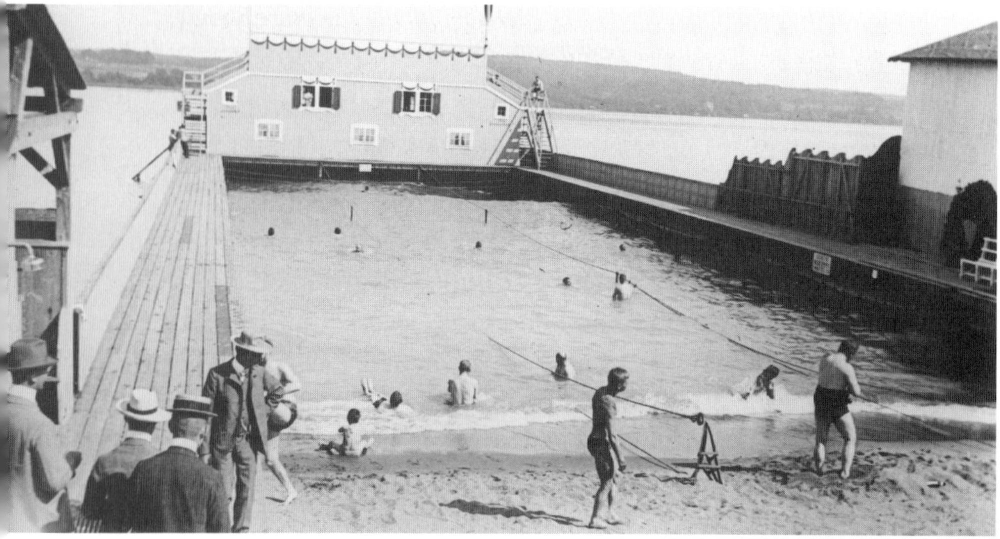

Das Wellenbad mit Blick zum See. Um „Meeres-Gefühl" für die Badegäste zu wecken, wurde das Wasser im verschließbaren Becken zeitweise gesalzen und das Ufer mit Sand vom Main und ein paar Strandkörben ausgestattet.

den Gründungsvertrag zur „Undosa-Bad-Gesellschaft“ mit Sitz München. Das Wellenbad wurde drei Monate später eröffnet. Der Starnberger *Land- und Seebote* rühmt es als eine „der großartigsten Einrichtungen“ mit „hygienischer Bedeutung von enormer Tragweite“, was Starnbergs Ruf als Sommerfrische zweifellos bald den „eines gesuchten Kurorts hinzugesellen“ werde.

Die künstlichen Wellen erzeugen in einem zum See offenen Becken große Walzen, die unsichtbar in einer Hütte mit Dampfkraft hochgezogen und dann ausgeklinkt werden. Um den Badespaß wie am Meeresstrand zu erhöhen, wird weißer Sand vom Main mit der Eisenbahn herangefahren, und sogar Strandkörbe zieren die Liegeflächen. Auch Sportveranstaltungen gibt es mit Sprüngen vom zehn Meter hohen Holzturm, Tauchvorführungen und Schwimmwettbewerben. Aber die Eintrittspreise sind erheblich gestiegen. Ein „Seebad mit Wäsche“ kostet 40 Pfennig, ein Wellenbad 60 Pfennig, Besuch der Zuschauertribüne überm Wellenbad 20 und für Kinder 10 Pfennig. Zunächst gelten für Damen und Herren noch getrennte Badezeiten, ab 1909 herrscht Familienbetrieb. In den ersten beiden Sommern 1905/06 werden 42 316 Besucher registriert. Und das Undosa-Bad wächst weiter, hat nun 300 Kabinen und ein großes Seerestaurant mit Terrasse und Pavillon. Wegen der für Familien zu hohen Eintrittspreise errichtet die Gemeinde 1909 am nördlichen Seeausfluß ein Freibad, das schon bald an Sonntagen durch zusätzliche Badezüge 2000 Besucher anlockt. Dafür wird die Undosa-Wellenmaschine wegen zu hoher Reparaturkosten und schwächerem Besuch 1921 abgetakelt, und der ganze Seebad-Betrieb muß schließlich 1960 Konkurs anmelden.

Mit Seilbahn von Leoni zur Rottmannshöhe

Genauso schnell verschwindet am gegenüberliegenden Ufer des Starnberger Sees eine andere Attraktion. Die ab 1897 gebaute Schmalspurbahn vom Dampfersteg Leoni hinauf zum Palasthotel „Rottmannshöhe“ zieht mit dem am Boden über Rollen geführten Drahtseil einen

Kabinenwagen hoch und gleichzeitig den anderen nach unten. Beide begegnen sich an der Gleisausweichstelle in der Mitte. Eine Dampfmaschine liefert 50 PS Antriebskraft. Der Bayerische Dampfkessel-Revisions-Verein bestätigte am 25. Juli 1896 den Bahn-Betreibern „von Strauch, Sigl & Berckholtz, Rottmannshöhe“ im Prüfzeugnis die Wasserdruckprobe: Der feststehende Dampfkessel hat dem „Probedruck mit befriedigendem Erfolge widerstanden.“ Aber das prickelnde Abenteuer wird nur wenige Sommer lang geboten und endet nach längerer Betriebspause 1922 sogar mit einem Unglück. Beim Abbau der Anlage löst sich ein Wagen und rast ungebremst die Steilstrecke zum See hinunter. Zwei Arbeiter retten sich im Sprung, der Wagen durchschlägt die Rückwand der unteren Station und landet im See. Wie durch ein Wunder wird niemand verletzt, da im Stegbereich gerade kein Boot oder Dampfer unterwegs ist. Zu sehen ist heute von der einstigen Seilbahn nicht mehr viel, nur das Schild „Seilbahnweg“ in Leoni, das den noch begehbaren Aufwärtspfad anzeigt, dann oben im Wald der noch deutlich erkennbare einstige Gleisdamm und ein angerosteter Hinweis mit ausgestrecktem Zeigefinger und der Inschrift „Zur Drahtseilbahn Thalfahrt nach Leoni à Person 10 Pf.“ Interessant sind die Namen der Bahn-Betreiber Strauch und Sigl. Bei Oskar Maria Graf[71] heißt es, daß „ein vornehmer Mann namens Strauch“, der die ehemalige Villa Leoni gekauft und in ein Hotel verwandelt hat, vom Verkauf der Rottmannshöhe erzähle – ein Gastwirt aus München wolle etwas ganz Großartiges daraus machen und stecke riesige Summen in das Unternehmen. „Eine Drahtseilbahn will er bauen. Dem Strauch will er alle Gäste weglocken, sagt er.“ Wenn das so stimmt, wie Graf es schildert, hätte Hotelier Strauch also die Gefahr erkannt und sich selbst noch am Bahnbau und wahrscheinlich auch am neuen Hotel „Rottmannshöhe“ beteiligt.

Der dreigeschossige Bau mit der großen Freitreppe war schon 1875 vom Münchner Gastwirt A. Kisser höchst aufwendig im Stil eines neubarocken Schlosses errichtet und dann wieder verkauft worden. Der

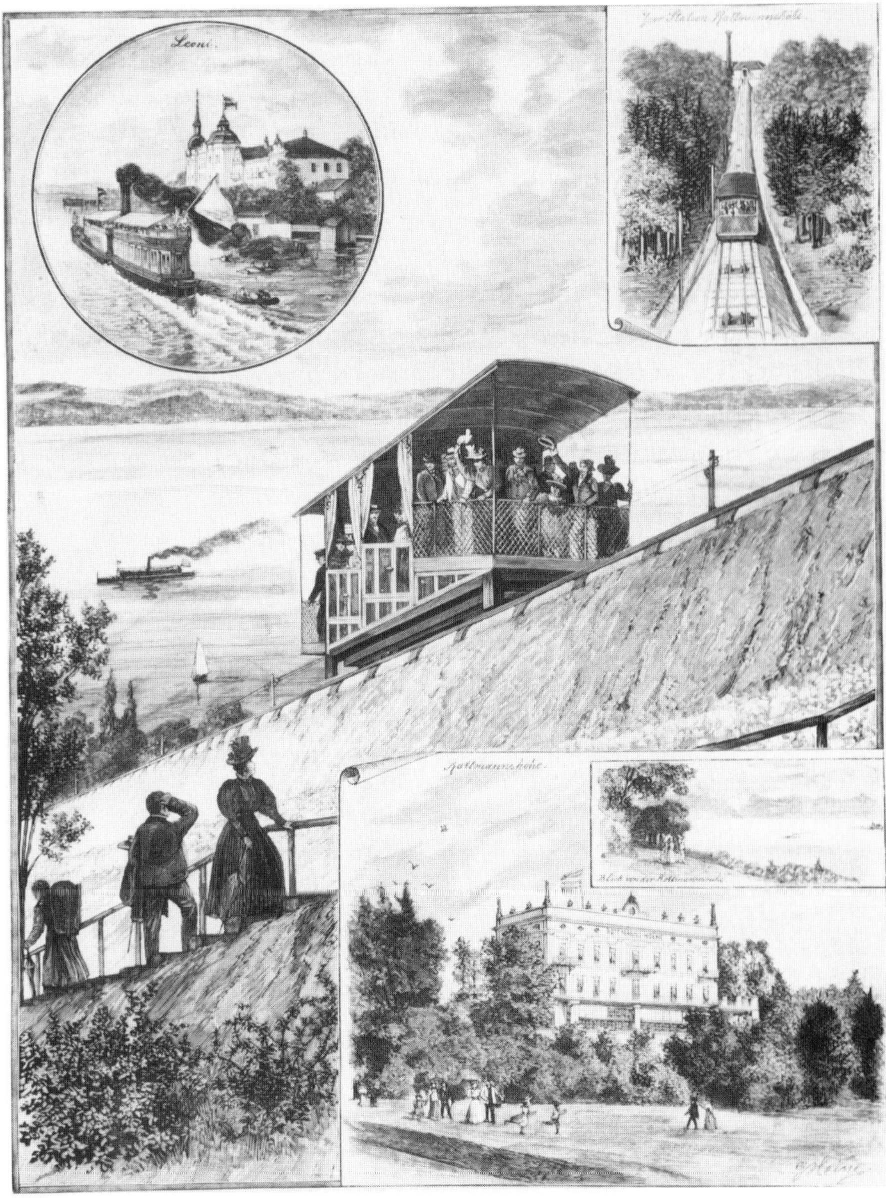

Die Wagen der Seilzugbahn von Leoni fuhren gleichzeitig auf- und abwärts und begegneten sich an einer Ausweichstelle. Beim Bahn-Abbruch nach dem I. Weltkrieg raste ein losgerissener Wagen ungebremst in den See (vgl. S. 25).

neue Eigentümer Sigl hatte als Konkurrenten auch den Starnberger Baumeister Fischhaber ausgestochen, einiges umgebaut und dann noch die Seilzugbahn angelegt. Doch das erhoffte große Geschäft blieb aus. Auch der nach dem Hotel-Wiederverkauf von 1908 unternommene Versuch mit Einrichtung eines Sanatoriums scheiterte. Von 1920 bis 1964 nützte der katholische Jesuitenorden das Gebäude als Exerzitienhaus. Heute wird es im Eigentum des Regierungsbezirks Oberbayern als Klinik für psychisch belastete Jugendliche geführt. Wie so manche andere unternehmerische Planung oder private Investition am Starnberger See ist auch dieses Luxushotel mit seiner großartigen Aussicht vom höchsten Punkt des Ostufers ein Opfer der wirtschaftlichen Probleme vor und während des I. Weltkriegs und in der anschließenden Inflationszeit geworden.

V. Die neue Zeit

Noch wechselvoller und verwirrender – gerade deshalb aber auch typisch für die Strukturänderungen am Starnberger See – sind die Verwandlungen und Besitzwechsel zweier Schlösser, die seit einem halben Jahrhundert dem Freistaat Bayern gehören und mangels anderer Interessenten verpachtet werden an das Missionswerk *Wort des Lebens (WDL)*, eine aus den USA stammende freikirchliche Gemeinschaft, die in Deutschland für Jugendliche Seminare, Wochenendkurse und Ferien-Camps anbietet. Unter den Betreuern sind auch immer Zivildienstleistende während ihrer 13monatigen Pflichtzeit.

Bibelstunden im Schloß

Schwerpunkte im WDL-Veranstaltungsprogramm sind Sport und Bibelstunden, verklärt vom romantischen Reiz der alten Schlösser. Die sogenannte *Seeburg* an der nördlichen Seestraße Nr. 130 hieß ursprünglich *Schloß Biberkor* und gehörte zum höher auf dem Moränenrand liegenden Gutsbesitz der Grafen Rambaldi mit 387 Hektar Acker- und Weideland. Der klotzige Bau, eine Mischung aus mittelalterlicher Burg und Neuschwanstein, wurde 1892/93 für den Münchner Bauunternehmer und Immobilienspekulanten Heinrich Höch errichtet, der auch den noch bis 1914 bestehenden Nymphenburger Vergnügungspark mit Karussellen, Biergarten, Buden und Radrennbahn geschaffen hat. Den Schloßgrund am See mit dem zugehörigen landwirtschaftlichen Besitz hatte Höch 1888 von dem in Allmannshausen ansässigen Geschäftsmann Gottfried Kohlermann erworben. Plan und Ausführung des klobigen Baues, laut Schober „einer der wenigen echten Fremdkörper unter den Villen und Schloßbauten am See", lag in Händen des Münchner Hofbaurats Julius Hofmann, der auch Schloß Neuschwanstein für Ludwig II. errichtet hatte. Höch soll sich schon bald nach Fertigstellung vergeblich bemüht haben, sein Schloß an Kaiserin Elisabeth von Österreich zu verkaufen. 1902 fand er aber den Major Peter Göring als Interessenten, der 400 000 Goldmark und noch 310 000 für die Einrichtung zahlte, dann die Seeburg umbauen und durch eine Kapelle ergänzen ließ. Auch die Hafenanlage wurde vergrößert und mit Leuchtturm ausgestattet. Doch Göring und die nächsten Eigentümer waren mit dem grob gemauerten und betonierten Koloß offenbar nicht glücklich, denn sie folgten rasch aufeinander: 1920 ein Torfwerksbesitzer, 1921 der Freistaat Bayern und Prinz Karl von Isenburg, 1929 Major Rüdiger von Brüning, und die Brünings blieben dann bis 1942, als die NS-Volkswohlfahrt eine Kindergärtnerinnenschule einrichtete. Nach dem II. Weltkrieg stand die an den Freistaat Bayern übergegangene Seeburg 12 Jahre leer, bis das Missionswerk *Wort des Lebens* als Pächter einzog, der hier allerdings nur Einzelgäste unterbringt. Die jugendlichen Kursteilnehmer bewohnen das ehemalige Schloß von Unterallmannshausen (Assenbucher Straße 101) wie eine Jugendherberge.

Dieses *Schloß Allmannshausen* hat eine weiter zurückreichende Geschichte mit ähnlichem Ende als Eigentum des Freistaates Bayern. 1517 gehörte der Edelmannssitz der Paumgartner mit einem Holzhaus zur Hofmark Allmannshausen. 1611 übernahm es der bayerische Landschaftskanzler Hans Georg von Hörwarth, dessen Enkel 1696 ein Gebäude mauern ließ. 1809 kaufte sich die aus Verona stammende adlige Sippe der Rambaldi ein. Otto Ferdinand Max von Rambaldi gab das Schloß 1880 an den Stuttgarter Biochemiker und Chininhersteller Christoph Heinrich Boehringer ab, der es zur heutigen herrschaftlichen Form mit Renaissance-Fassaden, mächtiger Stützmauer und Freitreppe zum See umgestalten ließ. 1894 gelangte die *Villa Boehringer* für einige Jahrzehnte wieder in Rambaldi-Hand, da nach dem Tod der Witwe Mathilde Boehringer deren Schwiegersohn, der königliche Major Karl Graf von Rambaldi, als Eigentümer folgte und 1928 dann seine Tochter Anna Mathilde, die einen Freiherrn von Kreß heiratete. 1942 übernahm die NS-Volkswohlfahrt das Anwesen, das nach dem II. Weltkrieg dem Freistaat Bayern zufiel, der es nach einem Versuch mit Sanatoriumsnutzung 1969 ans Missionswerk verpachtete.

In einer aufwendig gestalteten vierfarbigen Werbebroschüre *30 Jahre am Starnberger See* stellt das Missionswerk sich so vor:

„Dafür steht WDL: Unvergeßlicher Urlaub und neue Impulse für das Leben mit Gott. [...] Unsere Freizeiten sind eine Einladung, auf individuelle Art und Weise zu entspannen, über die Bibel nachzudenken, offene Fragen zu diskutieren, Impulse von anderen zu bekommen. Alle unsere Freizeiten werden durch die Mitarbeiter von Wort des Lebens geleitet. Sie organisieren das Programm, kümmern sich um die Andachten und Bibelstunden und sind immer für ein Gespräch bereit. [...] Jeden Tag gibt es eine Andacht oder Bibelarbeit. [...] Wir singen viel aus speziellen Liederbüchern von Wort des Lebens. Eigene Instrumente können gerne mitgebracht werden. Die Unterkunft erfolgt in jugendgemäß eingerichteten Mehrbettzimmern unseres Freizeitschlosses (Etagenbetten). Auf Anfrage und gegen Aufpreis ist natürlich auch eine Unterbringung in der Seeburg (Doppel- oder Einzelzimmer) möglich."

Die Bibelseminare leiten „Lehrer von evangelikalen theologischen Ausbildungsstätten". Themenangebote 1999 u.a.: „Mannsein verstehen und leben", „Die Frau in Familie und Gemeinde", „Tod – die verdrängte Wirklichkeit", „Der Eheführerschein". Aus dem Werbetext der Einladungsbroschüre:

„Unsere beiden Schlösser liegen direkt am Ostufer des Starnberger Sees und sind für Gemeinden, Jugendgruppen, Chöre, Konfirmandengruppen, Seminarveranstalter, Schulklassen u.s.w. einfach ideal. [...] In unseren Häusern haben wir 33 Gästezimmer mit 200 Betten."

Heimvolkshochschule in Leoni

Am Beginn der für Motorverkehr gesperrten Ostuferstraße in Leoni hat die Stadt München 1953 ein 16 000 qm großes Hanggrundstück für ihre Heimvolkshochschule gekauft. Dieser herrliche seenahe Platz war vor fast 200 Jahren Ausgangspunkt für die Ostuferbesiedlung. Der königliche Opernsänger Giuseppe Leoni und der königliche Baurat

Johann Ulrich Himbsel faßten hier, wie schon berichtet, als erste Fuß für die früheste Münchner Kolonie am Starnberger See. Auf dem Gelände der Volkshochschule steht noch Himbsels erstes Haus von 1827, jetzt mit Büro des VHS-Leiters und Wohnungen für Mitarbeiter. Der Maler Wilhelm von Kaulbach hatte 1850 für einige Sommer das Haus gemietet, als Himbsel schon in seinem nebenan liegenden noch größeren Grundstück das bis heute berühmte ländliche Haus mit den Fassaden- und Treppenhausmalereien bewohnte.

Das ältere Gebäude kaufte 1866 der im 19. Jahrhundert bekannte Schriftsteller und Zeitschriften-Chefredakteur Friedrich Wilhelm von Hackländer, der hier elf Jahre später auch verstarb. Der Münchner Papierfabrikant Louis Weinmann übernahm das Hackländer-Haus mit Grundstück und baute 1882 eine neue Villa , das *Haus Buchenried* auf dem höherliegenden Gelände mit dem alten Ökonomiegebäude. Der für die VHS erweiterte Bau enthält noch den Kern von Haus Buchenried und trägt seinen Namen. Auch das von Weinmann hinterlassene Familiengrab, ein von Theodor Fischer aus Tuffstein gemauertes jüdisches Mausoleum, ist erhalten. Bis 1919 blieb das Anwesen Eigentum der Familie Weinmann. Danach kaufte sich ein Frankfurter Fabrikant und 1934 ein Berliner Komponist für seinen Sommeraufenthalt ein, bei dem schon bald auch rauschende Feste mit NS-Prominenz gefeiert wurden. 1940 mietete die NS-Volkswohlfahrt das Haus Buchenried, um Kindergärtnerinnen auszubilden. Die Stadt München kaufte das wertvolle Grundstück 1953 für 135 000 Mark und baute die nach dem Krieg ziemlich verwahrlosten Gebäude in mehreren Renovierungsetappen für die heutige Nutzung als Heimvolkshochschule mit Seminarcharakter aus. Schon früh wurden hier Kriegsheimkehrer nach langer Gefangenschaft betreut, später auch Münchner Polizisten in Zeitgeschichte unterrichtet, dann gab es Vorbereitung auf Erlangen der Hochschulreife sowie Kurse zur Erwachsenenbildung und sogar eine „Schreibwerkstatt“ mit literarischem wie therapeutischem Akzent. Angebote aus dem Seminarkalender 1998: „Faszination oder Verführung – wie und warum wirkt Werbung?", „Bewußtheit durch Bewegung (Feldenkrais)", „Islam und Christentum", „Von der Judenpolitik zum Holocaust", „Traumfrau trifft Märchenprinz – Seminar für Singles", „Buchenrieder Woche: Computer, Internet, Informationsgesellschaft – und was dann?"

Am Westufer noch mehr in öffentlicher Hand

Obwohl mit dem Eisenbahn- und Dampfschiffverkehr ab Mitte des 19. Jahrhunderts der Siedlungsdruck am Westufer des Starnberger Sees erheblich zunahm und besonders zwischen Starnberg und Possenhofen eine ganze Reihe vornehmer Privatvillen auf großen Seegrundstücken gebaut wurde, blieb auch hier nur wenig über Generationen hinweg in Familienhand. Der Wechsel von privater zur staatlichen Nutzung oder zu der von geschäftlichen oder öffentlichen Körperschaften, Organisationen und Unternehmen hat fast alle Ufergemeinden betroffen. Das beginnt beim ehemaligen *Schloß Starnberg* (heute Finanzamt), reicht über die *Schlösser Possenhofen* (Park öffentliches Badegelände, Gebäude mit Einzelwohnungen) und *Garatshausen* (heute noch Schloß Thurn und Taxis, Hauptstück der Anlage ist aber das Kreisaltenheim) bis zum größten ehemaligen Privateigentum, dem aus der *Busch-Woods-Stiftung* stammenden weit ausgedehnten *Bernrieder Park* und dem Schloßgelände *Höhenried*, auf dem auch das weitgehend vom Freistaat Bayern finanzierte *Museum der Phantasie* von Lothar-Günther Buchheim gebaut wird. Das Grundstück dafür hat die *Landesversicherungsanstalt (LVA) Oberbayern* an den Freistaat in Erbpacht abgegeben. Die früher hier gehaltenen weißen Hirsche sind jetzt in ein neues Gehege im LVA-Gelände umgezogen.

Die Arbeiterrentenversicherung nützt das 1955 von der Busch-Woods-Erbengemeinschaft für 2,2 Millionen Mark übernommene 82 Hektar große Höhenrieder Grundstück seit 1967 für eine der größten deutschen Kliniken zur Vorbeugung und Heilung von Herz- und Kreislaufkrankheiten, spürt aber auch die Folgen der Gesundheitsreform.

Die Zahl der ursprünglich 270 Klinikbetten hatte sich bis 1972 auf 540 verdoppelt, ist 1999 aber wieder auf 340 Betten gesunken, so daß ein Teil der Gebäude nicht mehr genutzt wird. Die LVA Oberbayern – eine von fünf gleichen für die Arbeiterrentenversicherung eingerichteten Körperschaften des öffentlichen Rechts in Bayern – hat 1993 aus eigenen Mitteln auch das ins Gelände einbezogene Schloß renoviert und nützt es zu Seminarzwecken. Für viele Klinikpatienten vermittelt dieses Schmuckstück mit der majestätischen Allee von 300 Jahre alten Eichen sicher ebenso wie die Weite des Grundstücks ein Gefühl für die vergangenen, so ganz anderen Zeiten.

Wilhelmina – „The last Queen of Bavaria"

Mit dieser historischen Erbschaft verknüpft ist die ungewöhnliche Geschichte der Stifterin Wilhelmina Busch-Woods. Die Amerikanerin wurde 1884 als 13. Kind von deutschen Eltern in den USA geboren. Ihr Vater Adolphus Busch und die Mutter Elisa Anheuser waren Mitte des 19. Jahrhunderts nach Amerika gekommen, wo Elisas Vater in Cincinnati eine bayerische Brauerei gründete, die später unter dem Namen *Anheuser-Busch* mehr Bier ausstieß als alle deutschen Brauereien zusammen. Die Tochter Wilhelmina Busch[72] wuchs in einem gesellschaftlich hoch angesehenen und gastfreundlichen Haus auf. „Bierbaron" Busch gab große Feste, zu denen u.a. US-Präsident Theodore Roosevelt, Tenor Enrico Caruso, Englands König Edward II., die französische Schauspielerin Sarah Bernardt und der deutsche Kaiser Wilhelm I. kamen. „Minnie", wie die jüngste Tochter genannt wurde, lernte 1902 den 23-jährigen Leutnant August Eduard Scharrer aus Stuttgart kennen, der mit Vater auf Amerikareise war. Vier Jahre später heirateten die beiden und zogen nach Stuttgart. Anläßlich einer Jagdpartie kamen sie 1914 erstmals nach Bernried und erwarben dort noch im selben Jahr für 1,5 Millionen Mark große Grundstücke von Freiherr Maximilian von Wendland, dem deutschen Gesandten in Paris. 1927 kam aus dessen Besitz auch noch das Gut Höhenried dazu.

Wilhelminas erster Mann verstarb 1932. In zweiter Ehe heiratete die mit deutschem und amerikanischem Paß versehene vermögende Brauerstochter den Arzt Dr. Carl Borchard aus Seeshaupt, von dem sie sich aber nach einigen Jahren wieder scheiden ließ.

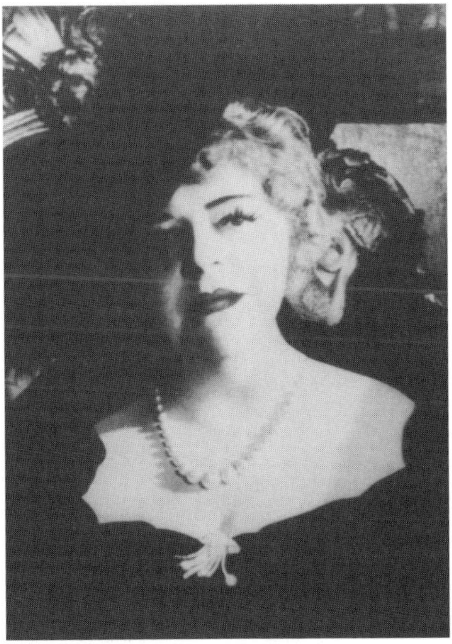

Wilhelmina Busch-Woods, Schloßherrin in Höhenried und Stifterin des Bernrieder Parks, wuchs mit deutschen Eltern in den USA auf.

In den dreißiger Jahren wirkten für Wilhelmina noch die Kontakte nach, die ihr erster Mann August Scharrer zur NS-Prominenz und sogar zu Adolf Hitler geknüpft hatte. Als die Von-der-Tann-Straße in München für das geplante *Haus der Deutschen Kunst* verbreitert wurde, mußten einige Eigentümer ihre Häuser verkaufen. Wilhelmina Busch-Scharrer hatte 1926 für ihr Haus 90 000 Reichsmark bezahlt, wollte vom Freistaat Bayern jetzt aber mehr als das Doppelte. Bei den Verhandlungen berief sie sich auch darauf, daß ihr verstorbener erster Mann Adolf Hitler, den *Führer*, mit 100 000 Mark unterstützt habe. Schließlich gab Wilhelmina sich mit 175 000 Mark für den Hausverkauf zufrieden, verlangte aber die Genehmigung für ihren geplanten Hausbau im Grundstück Höhenried und drohte bei Ablehnung mit Einschaltung Hitlers.

Das wirkte und ermöglichte ab 1937 den Schloßbau in Höhenried, der kurz vor Kriegsausbruch 1939 fertiggestellt war und mit kostbarsten Möbeln aus Frankreich, England und Italien, aus dem Orient und aus bayerischen Bauernhäusern eingerichtet wurde. Doch als Wilhel-

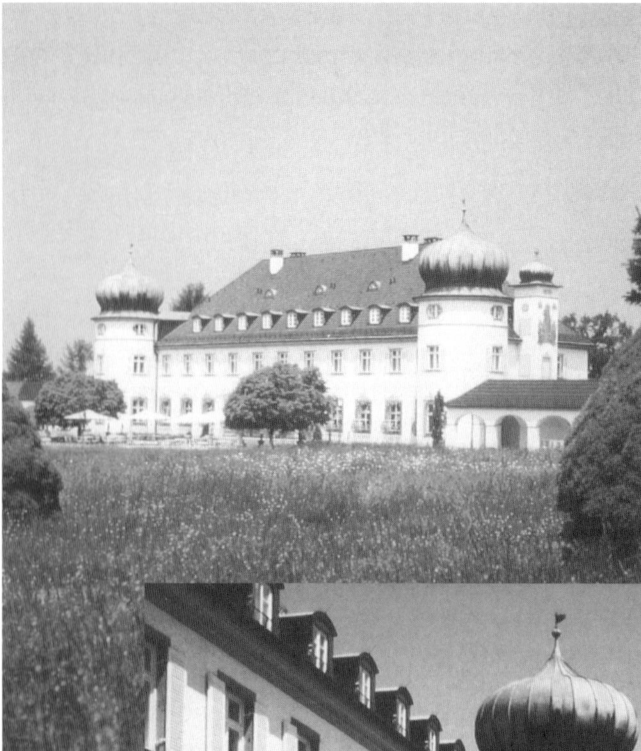

Dieses erst 1939 errichtete Schloß Höhenried und ein herrliches Grundstück am See kaufte 1955 die Landesversicherungsanstalt Oberbayern zum Bau einer großen Reha-Klinik für Herzkrankheiten.

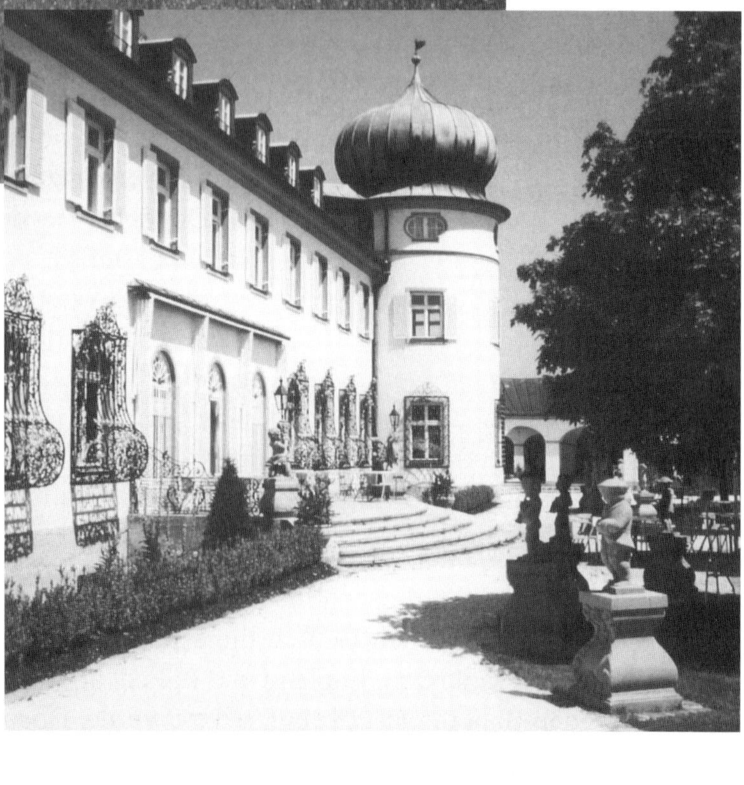

mina vom bevorstehenden Kriegseintritt Amerikas erfuhr, entschloß sie sich zur Übersiedlung in die Schweiz. Hier lernte sie 1942 den amerikanischen Konsul Sam Woods kennen, und 1948 heirateten die beiden im Schloß Höhenried. Der Farmersohn war inzwischen zum amerikanischen Generalkonsul in München aufgestiegen. Schloß Höhenried hatte von 1943 bis Kriegsende noch als orthopädische Klinik aushelfen müssen, war dann kurze Zeit vom Genfer Roten Kreuz und bis März 1946 von amerikanischen Offizieren belegt worden.

Sam Woods machte mit seiner Frau Wilhelmina den herrlichen Besitz Höhenried in den Nachkriegsjahren zum Treffpunkt für entscheidende Kontakte und Gespräche zwischen Siegern und Besiegten. Deutsche Politiker wie Theodor Heuss und Konrad Adenauer kamen hierher, ebenso George Marshall, der Initiator des Wiederaufbau- und Hilfsplanes für Deutschland, der Hohe Kommissar John McCloy und US-Militärgouverneur Lucius D. Clay. Wilhelmina Busch-Woods war berühmt für ihre großen Feste und die großen Florentiner Hüte, die sie auch im Schloß trug. Die amerikanischen Freunde nannten sie *The last Queen of Bavaria.* Der 4. Juli als bedeutendster historischer Feiertag für Amerikas Unabhängigkeit wurde im Schloß Höhenried groß gefeiert, beim ersten Mal mit 800, beim letzten Mal 1951 nach Revision des *Besatzungsstatuts* mit 1800 Gästen.

Wilhelmina richtete 1950 die *Stiftung Nationalpark Bernried* ein und bestimmte, daß das riesige Naturgelände für alle frei zugänglich sein und bleiben sollte. Die Qualifizierung als Nationalpark wurde zwar nicht anerkannt, aber ein *Kuratorium Bernrieder Park* betreut die herrliche Naturanlage entlang dem Seeufer im Sinne der Stifterin. Als damaliger Kuratoriumsvorsitzender und Präsident des Bayerischen Landtags hatte Dr. Alois Hundhammer in der Todesanzeige die am 23. November 1952 im Alter von 68 Jahren verstorbene Mrs. Wilhelmina Busch-Woods so gewürdigt:

„Diese großzügige Helferin vieler gemeinnütziger und caritativer Einrichtungen hat mit dem von ihr der Öffentlichkeit als Naturdenkmal und Er-

holungsstätte gestifteten Bernrieder Park ein Werk geschaffen, das ihren Namen unvergessen machen wird.“

Eine Stätte für ihr einstiges Grab hatte Wilhelmina schon in den dreißiger Jahren unterhalb des Schlosses am Seeufer ausgesucht und im Boden mit ihrem Vornamen auf einer Steinplatte festgelegt. An dieser von ihr *Wilhelminenplatz* genannten Stelle ruhen Wihelmina Busch-Woods und der schon ein Jahr nach ihr verstorbene Sam Woods in zwei weißen Marmorsarkophagen. Auf der 2000 qm großen Erinnerungsstätte hatte die kinderlose Wilhelmina zwei Jahre vor ihrem Tod auch ihren Lieblingshund begraben. Gesamterbe des Vermögens wurde ihr Mann, der es in seinem Testament an die Tochter aus erster Ehe, die geschiedene Frau und andere Verwandte weitergab. Die Erbengemeinschaft wollte aber Höhenried nicht übernehmen. Die wertvolle Schloßausstattung wurde versteigert, und das prachtvolle Grundstück Höhenried mit Schloß erwarb 1955 die LVA Oberbayern für ihre Rehabilitations-Klinik.

Gewerkschaftsschule in einer Protz-Villa

Zu den unter sozialgeschichtlichem Blick fast komischen Metamorphosen am Starnberger See gehört die Übernahme einer der auffälligsten und größten Villen durch den Deutschen Gewerkschaftsbund. Wo heute die DGB-Bundesschule in der frühen Niederpöckinger Prominenten-Kolonie residiert, erregte mitten in der Inflationszeit der zwanziger Jahre ein Generaldirektor Dr. Karl Zitzmann aus Erlangen einigen nachbarlichen Unwillen durch den herrschaftlichen Ausbau eines 1856 errichteten Landhauses, das dann als *Wannsee-Villa* verspottet wurde. Ein Münchner Zahnarzt war der erste Eigentümer gewesen, der Sohn Dr. Ottmar Amman richtete sich dann neben seiner Orthopädischen Klinik in München auch eine Praxis im Niederpöckinger Landhaus ein, das 1919 der genannte Generaldirektor mit dem großen Grundstück für 110 000 Mark erwarb, nach Bankrott einige Jahre später aber wieder verlassen mußte. Für die pompöse Villa waren Hausmeister,

Pförtner, Diener und Chauffeur gehalten worden, die alle plötzlich entbehrlich wurden, als der gescheiterte Generaldirektor in die Pförtnerwohnung umzog. Nach Ende des II. Weltkriegs bewohnten amerikanische Offiziere die Villa, die dann für den 1947 gegründeten Bayerischen Jugendring gemietet wurde.1953 kaufte die gewerkschaftseigene *Vermögensverwertungs- und Treuhandgesellschaft* Bayerns dem Noch-Eigentümer Zitzmann das Anwesen für 290 000 Mark ab, und 1955 zog dann die DGB-Bundesschule ein. Das Geld dafür hatte der DGB aus Rückerstattungsbeträgen für das von der NSDAP konfiszierte Vermögen. Pförtnerhaus, Stallungen und Garagen wurden abgerissen für den Neubau eines Personalgebäudes. Der DGB begann seine Schulung für Arbeiter, Angestellte und Beamte mit dreiwöchigen Grundlehrgängen in Volks-, Betriebswirtschafts- und Sozialsicherungsrecht. Schon 1956 tagten auch Schriftsteller und Verleger der *Gruppe 47* in der DGB-Bundesschule. Da die alten Gebäude brüchig und feucht waren, wollte der DGB das Anwesen erst verkaufen, entschloß sich dann aber doch zu Renovierung, Zukauf eines Nachbargrundstücks und Neubau eines Appartementgebäudes. 1982 war alles fertig, und 1985 konnte die Bundesschule schon ihren dreißigsten Geburtstag feiern. Erhalten geblieben von der alten Bausubstanz der Zitzmann-Villa ist allerdings nur die unter Denkmalschutz stehende Bibliothek.

Feldafing als Schauplatz der Verwandlung

Wie nirgends sonst um den Starnberger See herum ist ein Ort geradezu Spiegel der Zeiten geworden: Feldafing. Hier gibt es noch die zur Jahrhundertwende und früher entstandenen großbürgerlichen Villen, den aus Wittelsbacher Besitz an den Freistaat Bayern gefallenen königlichen Lenné-Park und die durch den Staat wieder von den Wittelsbachern zurückgekaufte Roseninsel. Aber Feldafing ist auch Schauplatz des Szenenwechsels von Privat- in staatlichen und öffentlichrechtlichen Besitz. Da hat die *Fernmeldeschule* der Bundeswehr sich angesiedelt, die *Deutsche Stiftung für internationale Entwicklungs-*

hilfe mit der Zentralstelle für Ernährung und Landwirtschaft und das *Siemens Bildungszentrum Führungskreis*. Die dem Freistaat gehörende *Maffei-Villa* beherbergte erst die Stiftung Entwicklungshilfe, sollte dann die Expressionisten-Sammlung von Lothar-Günther Buchheim aufnehmen und blieb Buchheim auch zur Nutzung, als sein Museum in Bernried entstand.

Eine Sonderrolle im Feldafinger Immobilien-Puzzle spielt bis heute das prachtvolle Anwesen *Seewies* mit der großartigen Villa in beherrschender Lage zwischen Wald und großer, sanft abfallender Rasenfläche. 1912/13 hatte sie Gustav Tschernikow, Direktor der russischen Lloyd-Gesellschaft in St. Petersburg, errichten lassen, aber nach Vermögensverlust in der russischen Revolution von 1918 wieder für eine Million Goldmark an einen deutschen Industriellen verkaufen müssen. Nach dem II. Weltkrieg übernahm der *Orden der Barmherzigen Brüder* in München das 27 ha große Anwesen und richtete ein Erholungsheim ein. Von 1984 bis 1993 pachtete der katholische *Caritasverband* die Villa für Schulungszwecke. Dann wurde sie von einer Immobiliengesellschaft erworben, konnte aber bis heute als zu teueres Spekulationsobjekt nicht weiterverkauft werden. Durch Diebstähle und teilweise rabiate Renovierungsarbeiten gingen außergewöhnlich schöne und wertvolle Details der Innenausstattung verloren. Seewies bleibt so eine grandiose Villa des Jammers.

Auf einem anderen alten Feldafinger Villengrundstück (Ortseingang, Possenhofener Straße 29) hat sich das moderne hochtechnisierte Unternehmen *Residence* angesiedelt, globalsprachlich als *Seminar, Tagungs- & Wellness-Resort* angepriesen. Von der Bayerischen Beamtenversicherung, dem Antragsteller und Bauherrn, ist nicht mehr die Rede, denn die BBV ist eine europaweit agierende Privatversicherung und hat in das elegante und trotz seiner Größe unaufdringliche Objekt wohl an die 40 Millionen Mark gesteckt. Die Wellness-, also Wohlfühl-Oase mit Schwimmbad, Sauna und Schönheitssalon ist nur eine Beigabe für das zur Zeit größte Tagungshotel am Starnberger See, dem bald in ähnlicher Form auf der gegenüberliegenden Seite in Kempfenhausen ein ähnliches unter anderer Regie folgen soll. Diese Entwicklung von der Hotelkultur zum Seminarwesen wird international längst betrieben und breitet sich auch bei uns immer mehr aus, könnte deshalb wohl mangels Kunden auch einige zu großmannssüchtige Unternehmer scheitern lassen. In Tutzing wird schon seit Jahren um ein ähnlich aufgeblähtes Projekt für den baufälligen historischen *Seehof* am Dampfersteg gekämpft.

Die Feldafinger *Residence Starnberger See*, ob nun englisch oder französisch, jedenfalls nicht deutsch ausgesprochen, soll trotz Hoteleigenschaften nur von Seminarveranstaltungen leben, also nicht vom und für den Fremdenverkehr. Das ist die heftigste Wendung weg vom historischen Anfang, als 1869 Helene Freifrau von Dürnitz hier eine Villa baute, die zehn Jahre später der Münchner Kommerzienrat und Eisenbahnbauer Georg Krauss mit Grundstückszukauf abbrechen und größer anlegen ließ. Nach weiteren Umbauten bis zur Jahrhundertwende folgten einige neue Eigentümer, 1912 und 1933 Mitglieder der berühmten Bernheimer-Sippe und 1940 der Düsseldorfer Industrielle Rudolf Haniel. Von seinen Häusern und dem zuletzt im großen Park errichteten Schwimmbad ist nichts geblieben. Nur ein schöner kleiner Pavillon hat in neuem Glanz seinen Platz behalten dürfen.

Die Folgen der Revolution von 1918

Noch tiefere Spuren als beim Eigentumswechsel von Grundstücken und Villen aus privater in öffentliche Hand hinterließ die politische Ablösung des bayerischen Königshauses. Das zeigte sich nicht einmal so deutlich im Verlust vieler bedeutender Bauwerke und ausgedehnter Ländereien am Starnberger See, sondern im Untergang einer jahrhundertelang von den Wittelsbachern und von der Residenzstadt München ausstrahlenden Kunstpflege und Kulturhoheit.

In den Wirren der Münchner November-Revolution von 1918 ging der 73jährige bayerische König Ludwig III. wie gewohnt im Englischen Garten spazieren. Da begegnete ihm ein Arbeiter, der den Monarchen erschrocken warnte: „Aber Majestät, gengan S‘ in d’Residenz, sonst passiert Eahna was!“ Der König war von niemand unterrichtet worden über die zunächst friedliche und dann von Kurt Eisner gewaltsam gestörte Kundgebung auf der Theresienwiese, er wußte nichts von dem unter Eisners Vorsitz gebildeten Arbeiter- und Soldatenrat, von der Ausrufung der „demokratischen und sozialen Republik Bayern“, er hatte nichts mitbekommen von der Besetzung des Landtags und dem Auseinanderstieben der Regierungsmitglieder. Erst am Abend entschloß Bayerns letzter König sich unter dem Drängen seines Innenministers zur Flucht aus München, und am 13. November 1918 verzichtete er auf Schloß Anif bei Salzburg unter dem starken internen und öffentlichen Druck auf alle Rechte an der Krone Bayerns. Dazu erklärte er: „Zeit meines Lebens habe ich mit dem Volk und für das Volk gearbeitet. Die Sorge für das Wohl meines geliebten Bayern war stets mein höchstes Streben.“

Offiziell wurde das Wittelsbacher Vermögen nicht beschlagnahmt, da die Revolutionsregierung sich automatisch als Eigentümer betrachtete. Die Zahlungen aus der königlichen Zivilliste wie die Appanagen von Prinzen und herzoglicher Nebenlinie – bis 1918 jährlich 6 845 160 Mark – fielen ersatzlos weg. Und es dauerte dann fünf Jahre, bis es in Bayern zu einer endgültigen Regelung der Vermögensaufteilung zwischen Staat und Krone kam. Schon 1921 hatte der Münchner Rechtshistoriker Konrad Beyerle den Boden dafür bereitet, indem er den Freistaat Bayern würdig Abschied zu nehmen bat „von einem Führungsgeschlecht, das an Alter, Ruhm und Leistungen für Volk und Land von keinem übertroffen“ worden sei.[73]

Der Wittelsbacher Ausgleichsfonds

Am 24. Januar 1923 wurde im „Übereinkommen zwischen dem Bayerischen Staate und dem Bayerischen Königshaus über die vermögensrechtliche Auseinandersetzung“ eine öffentlich-rechtliche Stiftung eingerichtet, der sogenannte „Wittelsbacher Ausgleichsfonds". In ihm wurden Schlösser-, Haus- und Grundbesitz sowie 60 Millionen Mark angelegt, davon 40 als Kapitalsanlage und 20 Millionen für den Verzicht des Hauses Wittelsbach auf Mobiliar und Kunstschätze. Schon knapp zwei Monate später hatte die Inflation die 60 Millionen auf einen Wert von nur noch 7726 Goldmark zusammengeschmolzen. Finanzminister Krausneck nannte im Landtag bei der Lesung des Gesetzentwurfs zum Wittelsbacher Ausgleichsfonds als dessen Gesamtwert „höchstens 50 Millionen Goldmark" mit nur 1,2 Millionen jährlichem Ertrag der Renditeobjekte des Fonds. Die Regierungsvorlage wurde in namentlicher Abstimmung mit 92 gegen 26 Stimmen angenommen.

Da der „Rat der Volksbeauftragten" 1918 keine für die Länder verbindlichen Richtlinien erlassen hatte, konnten diese über die Vermögensregelung mit den entmachteten Fürstenhäusern selbst bestimmen. Als die Währung nach der Inflation durch die neue Reichsmark wieder stabilisiert war, forderte der Wittelsbacher Ausgleichsfonds als Aufwertung für die zunächst erhaltenen Papier-Millionen 10 Millionen Reichsmark. Vom Gericht festgesetzt wurde aber nur eine Summe von 100 000 Reichsmark Das Problem der nicht deutlichen Unterscheidung von Besitzansprüchen des Staates und des entmachteten bisherigen fürstlichen Staatsoberhauptes war historisch überliefert worden. Die alte Verflechtung stammte aus der Zeit absolutistischen Staatsdenkens ohne Trennung von öffentlich-rechtlichem und privatem monarchischen Vermögen. Erst die Aufklärung und die Herausbildung des modernen Staates im beginnenden 19. Jahrhundert leitete auch eine Klärung und Trennung der Eigentumsverhältnisse ein. In Bayern wurde schon 1804 das Wittelsbacher mit dem Staatsvermögen vereinigt, was die Verfassungsurkunde von 1818 dann festschrieb. Aber erst 1834 wurde die sogenannte Zivilliste für das Privatbudget des Herrschers als jährliche Geldrente für ihn und seine Familie eingerichtet. Sie ersetzte die bisherigen Einkünfte des Monarchen aus dem Krongut, das an den Staat fiel. 1913/14 gab Bayern für die Zivilliste und Apanagen der Herrscherfamilie 5,48 Millionen Goldmark aus – immerhin 2,3 Prozent des Staatshaushalts. Die Summe stieg bis 1918 dann noch um 1,3 Millionen an. Nach Revolution und Absetzung der Landesfürsten wurde denen zunächst kein Ersatz für die ausfallende Zivilliste geboten, aber 1923 dann die bayerische Vereinbarung über den Wittelsbacher Ausgleichsfonds getroffen.

Was dem früheren Königshaus blieb

Bei der Fürstenentschädigung erhielt der *Freistaat Bayern an Parks, Gärten, Alleen und Plätzen* in München: Hofgarten, Maximiliansanlagen, Englischer Garten, Hofblumentreibgarten und Hofbaumschule, ferner Hofgarten Dachau, Hofgärten Veitshöchheim, Schönthal und Schönbuch sowie Schloßpark Linderhof. Das *ehemalige Königshaus* behielt: Schloßpark Berg mit Grundstücken (38,46 ha), Grundstücke Ludwigshöhe (29 ha), Schloßgarten Neuburg, Hofküchengarten Nymphenburg, Schloßanlagen Hohenschwangau, Roseninsel Starnberger See und Nutzung einiger Nymphenburger Schloßgärten.

Für die *Residenzen, Lust- und Jagdschlösser* gab es folgende Einigung: Der *Staat* erhält: in München Residenzschloß, Wittelsbacher Palast, Feldherrnhalle, Schloß Nymphenburg mit Parkburgen, Schloß Schleißheim, Schloß Lustheim sowie Residenzschlösser Landshut, Ansbach, Bayreuth, Bamberg, Würzburg, Aschaffenburg; dazu Schlösser Herrenchiemsee, Linderhof und Neuschwanstein, Eremitage bei Bayreuth, Befreiungshalle Kelheim und Jagdschloß Rohrbrunn. Das *Fürstenhaus* behält: die Schlösser Berchtesgaden, Berg am Starnberger See, Ludwigshöhe bei Edenkoben, Neuburg an der Donau, Grünau, Hohenschwangau, Fürstenried und Maxburg bei Hambach. Schloß Leutstetten mit Grundbesitz hatte der damalige Prinz und spätere König Ludwig III. schon 1875 privat erworben und bis heute seinen Nachkommen hinterlassen können.

Andere Gebäude: Staat: Teile Residenzschloß München, Fasanerien Hartmannshofen, Moosach und Schleißheim, Jagdhäuser Schachen, Pürschling, Brunnenkopf, Tegelberg, Herzogstand. Für *Wittelsbach* blieb: in Berchtesgaden kgl. Villa mit Nebengebäuden des Schlosses, Villa Brandholzlehen und Wildmeisterhaus. Das frühere Fürstenhaus richtete auch eine eigene „Wittelsbacher Landesstiftung für Kunst und Wissenschaft" ein, die rund 2800 Gemälde aus den hauseigenen Galerien in München, Mannheim, Düsseldorf und Zweibrücken als Dauerleihgabe für die Staatsgemäldesammlung abgab.

Aus der bis November 1918 bestehenden königlichen Hofverwaltung und dem für Schlösser, Residenzen, Burgen, Parks und Seen verantwortlichen Obersthofmeisterstab ging zunächst die „Verwaltung des ehemaligen Kronguts" (Zivilliste mit Ausnahme der Hoftheater) hervor, die seit 1932 bis heute als „Bayerische Verwaltung der staatlichen Schlösser, Gärten und Seen" die alten Schätze betreut und verwaltet. Zu den von ihr betriebenen staatlichen Schiffahrten auf dem Königssee und dem Tegernsee kamen 1957 die bis dahin der Deutschen Bundesbahn unterstellten Schiffsbetriebe auf dem Starnberger See und Ammersee hinzu, die alle in der „Staatlichen Seenschiffahrt" vereinigt wurden.

Bayerns Seen unter staatlicher Verwaltung

Die staatliche Verwaltung ist verantwortlich für 21 der rund 1000 Seen im bayerischen Alpenvorland. Dazu gehören auch Chiemsee (seit 1927), Schliersee, Kochelsee, Großer Alpsee, Staffelsee, Waginger See, Schwansee und ein Teil des Bodensees. Unter Aufsicht der staatlichen Seenverwaltung stehen insgesamt rund 3100 Bootsbojen, 2100 Stege mit 6000 Bootsliegeplätzen, 900 Boots- und Badehütten, rund 600 Motorboote und 1500 Elektroboote, 125 Bootsleihbetriebe, 8 private Schiffahrtsunternehmen sowie viele Segel-, Surf- und Tauchschulen. Die Fischereirechte an Seen und Fließgewässern werden von Berufsfischern und Fischereivereinen vergeben. Am Starnberger See registriert und kontrolliert das Landratsamt allein rund 1000 Bojen, 2500 Segelboote mit Hilfsmotoren und höchstens 280 Motorboote, deren Zulassung jeweils auf fünf Jahre begrenzt ist und bis zu sieben Jahre Vormerkzeit erfordert. Außer den Fahrgastschiffen sind zum Glück grundsätzlich alle anderen motorisierten Wasserfahrzeuge verboten.

Mit Schiffen war der Starnberger See schon jahrhundertelang zum Vergnügen oder zum Fischen und zum Gütertransport benützt worden. Es gab sogar in alten Zeiten Schwimmer, von denen rühmend erzählt wurde wie etwa vom Kurfürsten Ferdinand Maria im 17. Jahrhundert. Aber erst in der zweiten Hälfte des 19. Jahrhunderts begann im königlichen Gewässer manch Einheimischer und Sommergast zu planschen, sich zu erfrischen oder gar hinauszuschwimmen aus den sichthemmenden Badehütten mit Tür- oder Vorhangöffnung. Züchtige Badekleidung war nicht nur vorgeschrieben, sondern entsprach auch dem eigenen Verhüllungsdrang beim Ein- oder Aussteigen in den See. Offizielle Badeanstalten in einigen Uferorten mußten auch zu Beginn des 20. Jahrhunderts die Umkleidekabinen und Übungsbassins streng nach Geschlechtern trennen. Benimmregeln und aufs Zentimetermaß festgelegte „Kostümvorschriften“ waren öffentlich ausgehängt, und ihre Befolgung hatten örtliche Polizisten zu kontrollieren. Wie es da noch 1919 zuging, hat die Kinderbuch-Autorin Marina Thudichum beschrieben:[74]

„Das Schwimmbad des Verschönerungsvereins Tutzing befand sich an der jetzigen Seepromenade. Es war in den See hinausgebaut, und man erreichte es über einen schilfumraschelten Holzsteg. Es war ein sehr sittenstrenges Bad: rechts die Abteilung für Damen, links die für Herren. In der Mitte saß Fräulein Olga in einem Kämmerchen und verabreichte Eintrittskarten und Kabinenschlüssel. Dabei wachte sie streng darüber, daß die Geschlechter sich nicht in den Eingängen irrten. Man konnte bei Fräulein Olga auch Schwimmgürtel aus Kork leihen und Badeanzüge in verschiedenen Größen! Hochgeschlossen, gefältelt, mit Rüschen und Volants verziert, mit Faltenröckchen über langen Hosenbeinen und Ärmeln bis zum Handgelenk. [...] Vor Frau Olgas Kämmerchen trennten wir uns: Mein Vater schwenkte

ins Herrenbad, Mama und ich gingen ins Damenbad. [...] An der Schmalseite gab es noch einige Kabinenbäder, in denen die ganz Zurückhaltenden bei verschlossenen Türen im Wasser planschen konnten. An den Wänden der Kabinenbäder standen Bänke, und auf eine solche setzte sich Mama. Sie

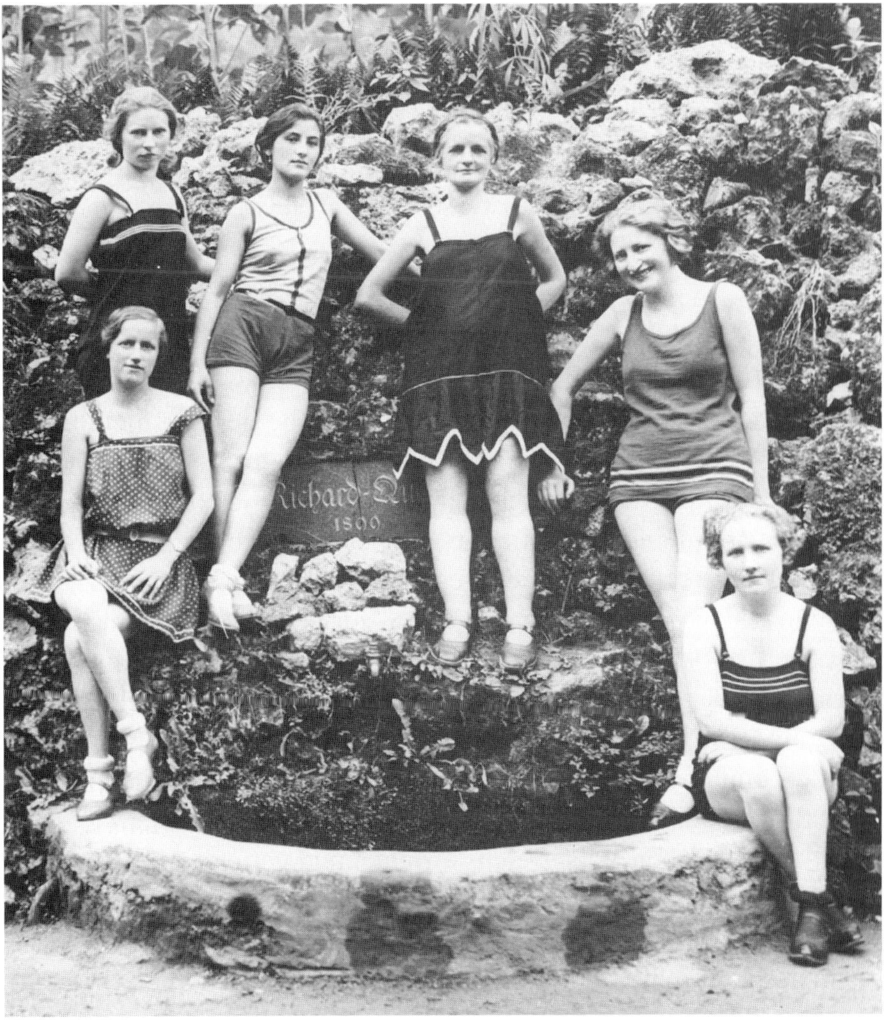

Einst hatten die züchtigen Badekostüme der Damen noch Röckchen, Rüschen und viel Stoff, um möglichst alles Körperliche zu verhüllen. Zu diesem Foto präsentieren sie sich dem Fotografen aber offensichtlich ohne Bedenken.

durfte aus gesundheitlichen Gründen nicht kalt baden. In dem Bassin für Nichtschwimmer stand eine Reihe Damen an der Bretterwand. Sie hielten sich an einer Stange fest, die dort entlanglief, und tauchten mit ernsten Gesichtern ab und auf! Dabei redeten sie unaufhörlich aufeinander ein. Als sie mich erblickten, eilten sie an der Stange entlang auf mich zu und schoben mich durch das Bassin. Ich rutschte und schluckte Wasser – allein hätte ich es besser geschafft. Endlich stand ich an der Stange, und sofort machten mir alle vor, wie ich mich zu bewegen hätte. Weil ich aber bis zum Kinn im Wasser stand, ging das schlecht. Ich war nämlich gerade erst fünf. Ich beschränkte mich darauf, die Muster der seltsamen Badeanzüge zu betrachten, die neben mir auf- und untertauchten. Mein eigenes Badeanzüglein hing unangenehm schwer an mir herunter. Das weiße Stehbündchen erinnerte mich aufdringlich an einen Halswickel.“

Die „sittlichen Mißstände beim Baden“

Auch in den von Inflation und Weltwirtschaftskrise verdunkelten zwanziger Jahren ging die Badelust am Starnberger See nicht unter, aber die Wochenendbesucher aus München mieden wegen der hohen Eintrittsgebühren die Badeanstalten und suchten sich lieber kostenlose und meist romantischere Lager-, Liebes- und Sonnenplätze an den Ufern. Das verursachte zunehmend Konflikte trotz amtlicher Vorschriften und Kontrollen. Die Bewegung zur vegetarischen Ernährung, zur Lebensreform und Freikörperkultur war nicht neu. Schon vor der Jahrhundertwende hatten sich „Landkommunen“ in Deutschland gebildet, und 1901 wurde in Berlin das erste „Licht-Luft-Sportbad“gegründet, und an Ost- wie Nordsee gab es Strände fürs Nacktbaden trotz aller sittlichen Schranken, die in der wilhelminischen Gesellschaft des deutschen Kaiserreichs errichtet und verteidigt wurden. Die Zusammenschlüsse zu ländlichen Siedlungen frei von bürgerlichen Zwängen wurden auch von den ersten Künstlerkolonien angeregt, wie sie im norddeutschen Worpswede und auch im südlichen Dachau entstanden.

Das sogenannte „öffentliche Baden“ galt in Bayern als Ursache für die „sittlichen Mißstände“. Darüber läßt sich in Quellen des Münch-

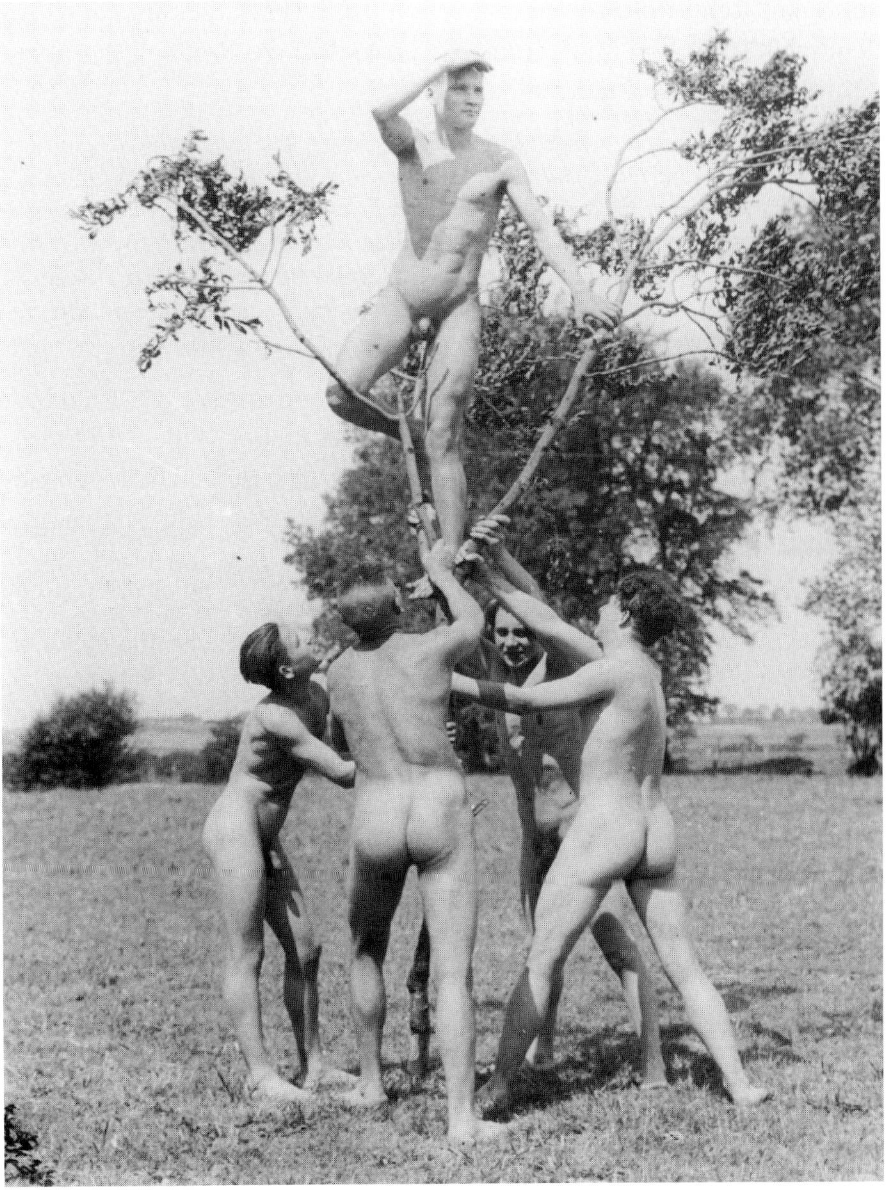

Um 1900 galten in Bayern auch für die Badeanzüge von Männern noch sittenstrenge Vorschriften. Aber es gab schon erste Vereine für die Pflege der „Freikörperkultur" und abgetrennte „Nacktstrände" an Nord- und Ostsee.

ner Staatsarchivs nachlesen und schmunzeln (Fettdruck hier zur Verdeutlichung). Schon im Februar 1898 berichtet das Rentamt Starnberg dem kgl. Obersthofmarschallstab:

„Es ist eine von den Bewohnern Starnbergs und den nach Tausenden zählenden Besuchern des Starnberger Sees seit Jahren geführte Klage, daß die hiesige, einzige, öffentliche Bade- und Schwimmanstalt im See weder nach ***Anstand, Reinlichkeit und Sicherheit****, kurz* ***in keiner Weise****, den Anforderungen genügt, welche heute mit Recht an einem im Laufe des Sommers vielen tausenden Fremden zu längerem oder kürzerem Aufenthalte dienenden Orte gestellt werden kann.“*

Zu dem nachfolgenden jahrzehntelangen Gezerre um Anstand, Scham, Sittlichkeit und Kleidung beim öffentlichen Baden am Starnberger See und umliegenden Gewässern hier eine für den heutigen Genießer oder Verächter der nackerten Zeiten interessante Zitatsammlung aus den Archiven.[75]

Der „Interkonfessionelle Münchener Männerverein“ beanstandet 1911 das zum „öffentlichen Skandal“ ausgeuferte „Benehmen des Publikums an und in den oberbayerischen Seen“ und schildert einen rudernden Herren, „nur mit dem bekannten Dreieck bekleidet. ***Im Boote*** *vor ihm liegt* ***sein Weib ganz nackt****. Was sollen Kinder sagen, wenn sie es sehen. Und sie konnten es sehen. Oder* ***sechs Männer*** *ohne das bekannte Dreieck, also* ***splitternackt****, fahren auf dem See spazieren, das volle Dampfschiff fährt vorüber, die Herren verschwinden nicht etwa im Wasser, sondern stehen auf und* ***winken nach dem Dampfschiff*** *herüber.“*

Die Regierung von Oberbayern unterrichtet die königlichen Bezirksämter im März 1912, die Mitteilungen des Interkonfessionellen Münchener Männervereins zur Bekämpfung der öffentlichen Unsittlichkeit hätten „ergeben, daß im Vorjahre an einzelnen Seen und Flüssen Oberbayerns bei Benützung der Badeanstalten und auch beim Baden außerhalb der geschlossenen Anstalten Wahrnehmungen zu machen waren, die den Vorwurf, es seien in diesen Bädern **sittliche Mißstände** eingerissen, eine gewisse Grundlage bieten. (Aber es werden) im wesentlichen nur Anordnungen zulässig sein, welche vorschreiben, an welchen Plätzen gebadet werden darf. Es wird hienach z. B. nicht

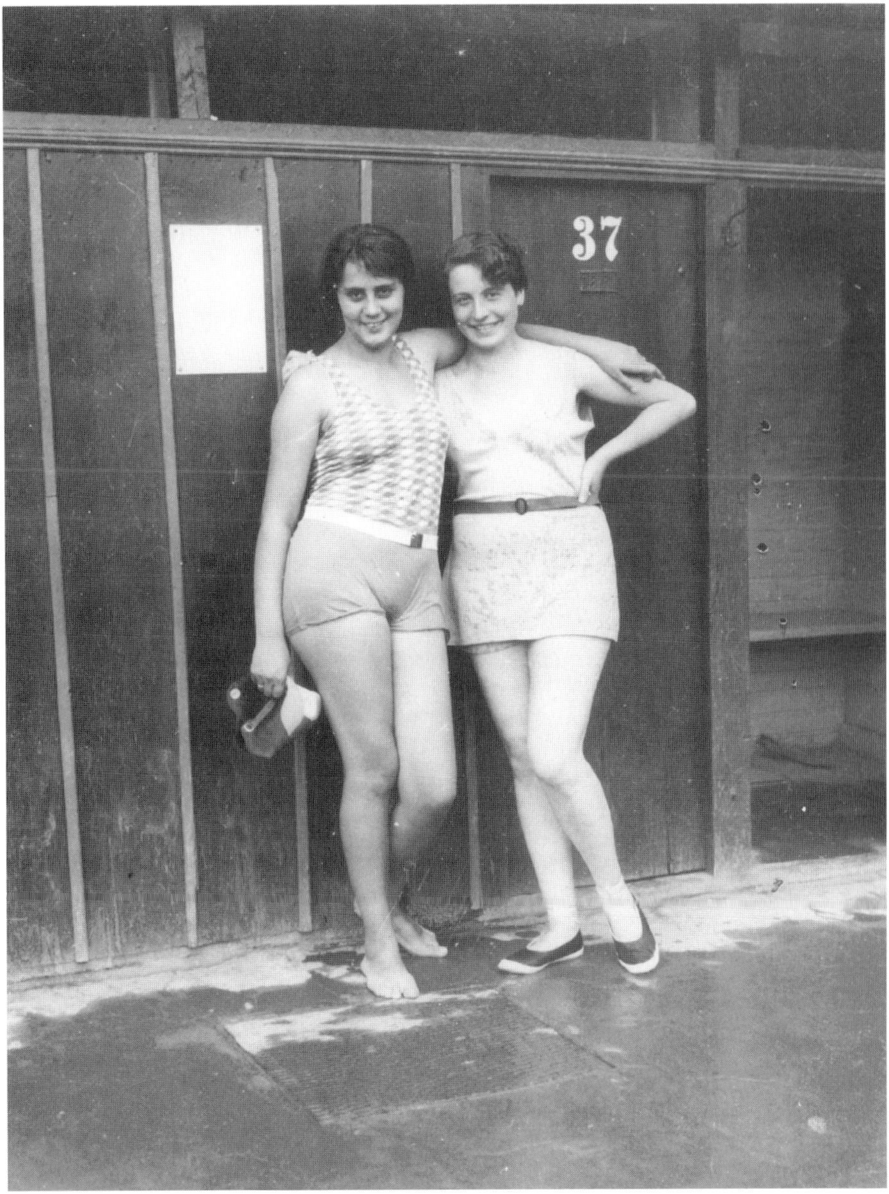

Gut verhüllt ist auch nicht ohne Reiz, wie diese beiden Damen vor ihrer Badekabine selbstbewußt vorführen. Noch mehr Haut wurde nur in abgetrennten Sonnenbädern gezeigt. Für Kabinen gab es strenge Vorschriften.

der Badeanzug geregelt werden können, wie es mitunter wünschenswert wäre. **Exzesse der Schamlosigkeit** in dieser Hinsicht können aber, wenn sie sich in der Öffentlichkeit abspielen, jederzeit als grober Unfug nach § 360 Abs. I Ziff. 11 K.St.G.B. verfolgt werden."

Die Schwierigkeiten der Kontrolle des korrekten öffentlichen Badens machte 1920 schon die Gendarmeriestation Weßling am gleichnamigen kleinen See deutlich:

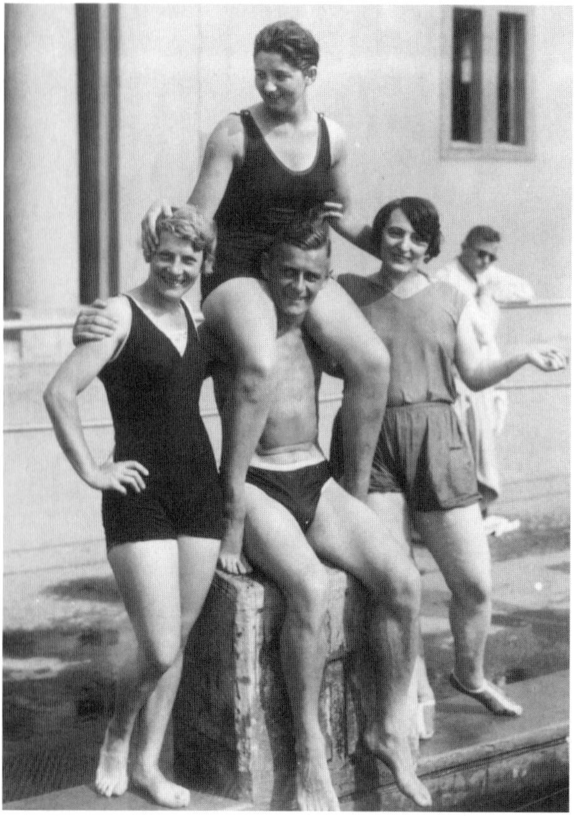

Dieser Herr verging sich nach amtlicher Einschätzung zweifach an den Badevorschriften, weil er eine Hose ohne schenkelbedeckende „Beinlinge" trug und auf seinen Schultern auch noch eine Badenixe.

„Nur selten kam es vor, daß Herren ohne Damenbegleitung waren. Die Meistbeteiligten sind noch in jugendlichem Alter stehende Burschen und Frauenspersonen, welche bei Zurredestellung sich in der Regel äußerst frech benehmen. [...] Ein Gendarm ist diesen Personen gegenüber in manchen Fällen, insbesondere wenn sich größere Gesellschaften zusammengefunden haben, förmlich machtlos. Häufig kann es auch vorkommen, daß ***Turnübungen*** *aufgeführt und die* ***Damen in Badekostümen von den Herren auf den Schultern herumgetragen*** *werden."*

Schlimmes wird auch von anderen Gendarmeriestationen

ans Bezirksamt Starnberg gemeldet. Ein Oberwachtmeister 1921 aus Leutstetten zu Beobachtungen an der Würmbrücke:

„Mit Rücksicht auf die stark frequentierte Bezirksstraße ist es doch nicht angängig, an dieser so freien Stelle zu baden, umso mehr, als die Badenden [...] ***beim Aus- bzw. Ankleiden****, wenn auch nur für wenige Augenblicke, d.h. bis sie die Badehosen an- oder ausgezogen haben,* ***ganz nackt*** *sind."*

Und die offenbar besonders empfindliche Gendarmeriestation Weßling meldet amtlich nach oben, daß Liebespärchen nicht einmal „umfriedete Grundstücke" schonen und „wenig Schamgefühl besitzen". Die Ordnungshüter von Aufkirchen unterrichten einigermaßen beruhigend das Bezirksamt Starnberg darüber, daß „wirklich nackte Personen" von 1920 bis 1924 nur in fünf Fällen entdeckt und auch angezeigt wurden, daß „ein etwas überempfindlicher Teil der Ausflügler" aber schon dann von Nacktbaden sprächen, wenn jemand eine Dreispitz- oder auch nur gewöhnliche Badehose trage. Und **„gegen alle diese Unsitten"** stehe nun **die Gendarmeriestation „ganz mutterseelenallein"** da.

Eine Frau Amelie Wohlgeschaffen, I. Vorsitzende des Würmseegau-Ausschusses des Katholischen deutschen Frauenbunds, mahnt 1924:

„Da ich bis heute noch keine Antwort auf das im Frühjahr ds. Jhrs. an das Bezirksamt gerichtete Schreiben betr. Abstellung der Badeunsitten erhalten habe, gestatte ich mir die Anfrage, welche Schritte diesbezüglich unternommen wurden, da ich in der demnächst stattfindenden Tagung darüber Bericht erstatten muß."

Zu den beklagten Badeunsitten gehörte damals das Tragen der im Schwimmsport üblichen knappen „Dreispitzhose", ja schon das Umschlagen der schenkelbedeckenden Beinlinge. Eine Gautinger Badeordnung bestimmt noch 1926:

„Die Kabinentüren sind stets*, insbesondere auch während des An- und Auskleidens* ***verschlossen zu halten****. Damen dürfen nur geschlossene Badeanzüge, Herren nur Anzüge oder Hosen mit Beinansätzen tragen. Das*

Hinaufstülpen der Beinlängen ist verboten. *Personen mit auffallenden körperlichen Leiden wollen das Bad meiden. Damen mit aufgelöstem Haar werden nicht geduldet."*

Die Regierung von Oberbayern verständigt am 9. Juni 1926 das Kommando der Landespolizei München-Land, daß „an schönen, zum Baden geeigneten Tagen zur Unterstützung der Gendarmerie abzustellen" seien: 2 Patrouillen zu je 3 Polizeiwachtmeistern und nachmittags zu je 5 Wachtmeistern. Der Gendarmerieposten Weßling bekundet indessen neue Schrecken, daß sich nämlich

„in der örtlichen Badeanstalt Damen und Herren gemeinsam in einer Kabine entkleiden" und daß „auch häufig ***mit dem Messer Öffnungen" in die Kabinenwand*** *gemacht werden,* ***„um die Damen beim Entkleiden besichtigen zu können.*** *Vor einigen Jahren hat sich ein besserer Herr von Weßling absichtlich in solche Kabinen führen lassen, um die Damen besichtigen zu können". Die Gendarmerie Feldafing berichtet, „daß* ***beim Bootfahren manchmal Personen beiderlei Geschlechts ganz nackt*** *in den Booten liegend angetroffen werden und von Motor-, Segel- und Ruderbooten aus nackt baden".*

Der „Bund für sittliche Volkswacht" in München beklagte 1930 beim Amtsvorstand des Bezirksamts Starnberg die „Zustände im Familienbad Feldafing", wo ein Herr mit seiner Frau zwei Kabinen zum Auskleiden verlangte, aber nicht bekam, weil bei dem großen Andrang ein Paar, „egal ob verheiratet oder nicht", nur eine Kabine erhalte. Der Volkswacht-Vorsitzende Hofrat Dr. Amann protestierte deshalb:

„Was nützt, daß außen Polizei auf- und abgeht, wenn solche Zustände in den Kabinen herrschen". Es dürfe den Unternehmern nicht gestattet werden , „aus Gewinnsucht ***Männer und Frauen in eine Kabine*** *zu nötigen und so der* ***Unzucht und Verführung*** *Vorschub zu leisten."*

Der Pächter des Kraillinger Würmbades beschwerte sich andererseits 1929 beim Bezirksamt über einen allzu eifrigen Wachtmeister, „welcher für mein Geschäft wie auch das Ansehen der Polizei sehr schädlich ist". Der hatte nämlich einen verheirateten Stammgast in der „unverschlossenen Kabine" mit Frau und Kind überrascht und sich

„von ihm sämtliche Ausweispapiere“ zeigen lassen. Der vom Bezirksamt zu Stellungnahme aufgeforderte Wachtmeister verteidigte sich so: „Schon kurz nach dem Eintritt konnte ich beobachten, daß genau wie in den Vorjahren Herren und Damen in einer Kabine untergebracht werden. Im fraglichen Fall frug ich den Herren und die Dame, ob sie auch wirklich verheiratet sind. Dies bejahte zwar die Dame, konnte aber nicht einmal den Ehering vorzeigen. Daß ich den Herrn aus der Kabine verwiesen habe, ist unwahr.“

Sturmflut aus der Großstadt

Es war schon in den Jahren zwischen 1920 und 1930 wie eine Sturmflut, was da unaufhaltsam als Bade-, Frischluft- und Sonnenlust aus der Großstadt an den Starnberger See und andere Gewässer schwappte und die Behörden mit kleinlichen Deichmaßnahmen hilflos und lächerlich wirken ließ. Das Bezirksamt Starnberg versuchte am 5.5.1926 noch mit folgenden Grundsatz-Vorschriften für das „Baden im Würmsee“ Ordnung zu schaffen:

„§ 1. An allen freien Plätzen, die näher als 100 Meter an bewohnten Häusern, Fahr- und stark begangenen Fußwegen liegen, dann an allen Plätzen, die durch Tafeln als verbotene Badeplätze bezeichnet sind oder an denen Flurschaden entstehen kann, ist das Baden im Würmsee verboten. § 2. Beim Freibaden müssen männliche Personen mit Badehosen mit Beinansatz oder Badeanzügen, weibliche Personen mit Badeanzügen bekleidet sein. § 3. Das Herumtreiben im Badeanzug auf öffentlichen Wegen, Straßen und Plätzen, auf den Dampfschiffstegen oder in unmittelbarer Nähe derselben, sowie in unmittelbarer Nähe von Wohnungen und in Gast- und Schankwirtschaften ist verboten.“

Diese Bestimmungen zur Eindämmung der Badefrevel ermutigten die in München erscheinenden *Freigeistigen Mitteilungen, Halbmonatsschrift für fortschrittliche Weltanschauung* zu einer Gegenattacke:

„Das Bezirksamt Starnberg ist unter die **Sittlichkeitsapostel** *gegangen. Seine Hundertmeter- und Badehosenmoral schlägt Purzelbäume, die dem Gelächter der Menschheit preisgegeben zu werden verdienen. Man wird gut tun, sich mit einem Metermaß bewaffnet in die Starnbergischen Badegefil-*

de zu begeben, damit man nicht etwa 99 Meter von einem Hause oder Kuhstall [...] entfernt ins Wasser steigt, denn nur bei 100 Meter Entfernung ist es sittlich. [...] Noch absurder ist die Starnberger Badehosenmoral, für die es keine Badehose gibt, die groß genug wäre, um diese Blöße im Verstand zu bedecken."

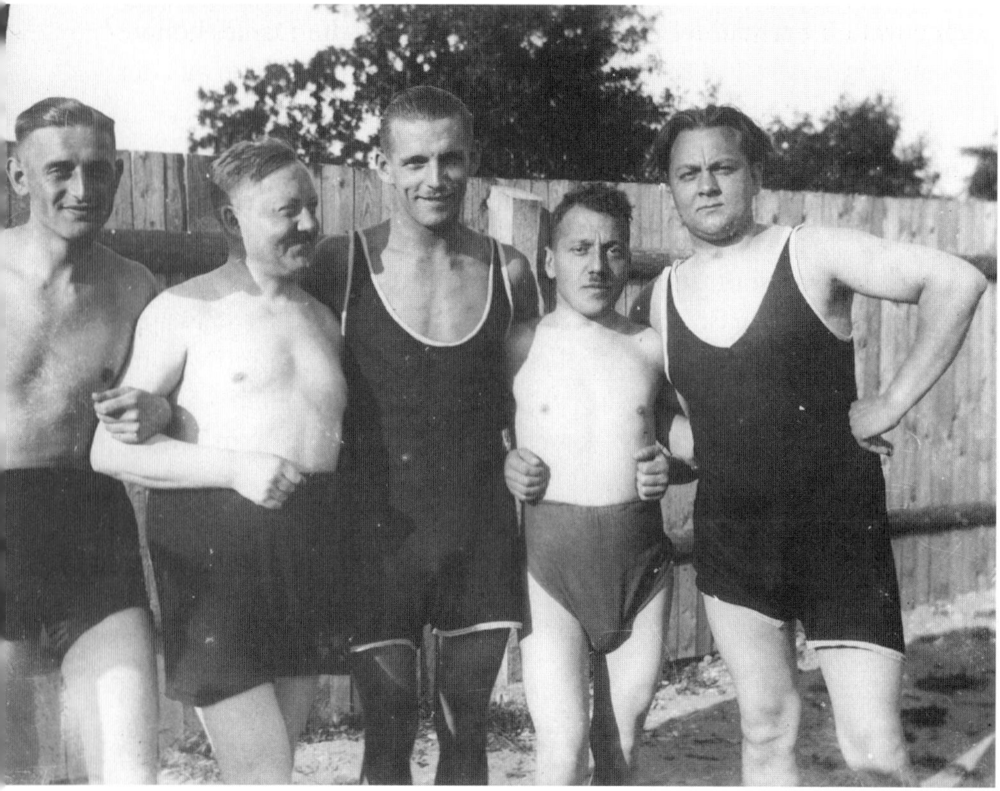

Ein ständiges Streitobjekt in bayerischen Schwimmanstalten und auf öffentlichen Badeplätzen blieb noch bis in die dreißiger Jahre die sogenannte „Dreizackhose", wie sie nur einer mutig in dieser Männergruppe vorführt.

Am 18. September 1933 ersucht die Regierung von Oberbayern schließlich das Staatsministerium des Inneren, es möge unverzüglich Maßnahmen treffen, die

„auf dem Gebiete des Badewesens geordnete Zustände herbeiführen und dort, wo Freibadeplätze nach Ansicht des Staatsministeriums nicht zu um-

gehen sind, die Trennung der Geschlechter durchführen, desgleichen die erforderlichen Baulichkeiten wie Kabinen, Aborte, Pissoire sowie die badepolizeiliche Konzession zur Auflage machen. Das Freibadewesen habe nämlich in den zwei vorangegangenen Jahren „einen Umfang und eine Art angenommen", die zu den Vorschriften „in haarsträubendem Gegensatz" stünden. „Kinder, Jugendliche, Familien sehen in der nächsten Nähe ***Badende ohne jegliche Bekleidung in Feldern, Wäldern und Wiesen*** *herumliegen und umherstreunen",*

wird im Schreiben ans Innenministerium weiter geklagt. Das Bezirksamt Starnberg gibt eine Woche später der Regierung von Oberbayern eine Erklärung für die Zunahme des Freibadens:

Es sei „schlechterdings unmöglich, an Tagen mit dem enormen Ausflugsverkehr [...] so viele Polizeikräfte aufzubringen, um wirksam einschreiten zu können. [...] Mit polizeilichen Maßnahmen wird sich das Freibaden nie in dem Maß bekämpfen lassen, wie dies gewünscht werden müßte. Die Ursache liegt darin, daß die große Mehrzahl der Badenden die Eintrittsgebühren in die Badeanstalten sparen will und muß. [...] Notwendig wäre daher [...] eine weitgehende Ermäßigung der Badeanstaltsgebühren."

Wie verbohrt und hilflos die Obrigkeit mit den neuen freizügigen Badegenüssen umging, zeigte noch einmal die Gendarmerie-Station Seefeld, die dem Starnberger Bezirksamt im Juli 1926 einen Zeitungsausschnitt der *Münchner Post* schickte. Darin stand:

„Der liebliche Pilsensee ladet zum Bade. Frohgemut steige ich in die lauen Fluten, angetan mit einer ***Dreizack-Badehose****, wie ich solche seit reichlich 20 Jahren unbeanstandet im Gebrauch habe. Da erscheint die rächende Nemesis in Gestalt eines Seefelder Wachtmeisters und ohne Erbarmen werde ich* ***mit 2 RM verwarnt****." Die Gendarmerie teilt dem Bezirksamt dazu ganz kriminalistisch mit: „Der Einsender und Übersender dürfte unzweifelhaft sein 1. Der led. Vers. Beamte Fritz Würfel in München oder dessen Bruder 2. Der led. Kanzleiassistent Rudolf Würfel in München, welche am 19. ds. Mts. hier am Pilsensee ein Freibad genommen haben u. dabei in Dreizackhosen, wie sich der Artikelschreiber ausdrückt, die wirklich dreizackig war und merklich weniger einer Badehose glichen, am Badestrand umherstolzierten, so daß daran andere Badegäste, es sei hier nur der hies. Gräfl. Forstverw. Thomas Schädl angeführt, Ärgernis genommen haben."*

VI. Der Stau

Und heute? Fahrzeug- und Menschenüberschwemmung an schönen sommerlichen Badetagen rings um den Starnberger See! Hartmann Förster ist Leiter der Polizeiinspektion Starnberg und damit zuständig für den Landkreisbereich und die gesamte Wasserfläche des Starnberger Sees als sogenanntes von drei Landkreisen berührtes „außermärkisches“ Gebiet. Dieser verantwortliche Mann für Stau-, Beschwerden-, Unfall- und Parkprobleme, gesteht: „Wenn ich frei habe, fahr‘ ich mit meiner Frau lieber zur Erholung in die Stadt. In den Westpark zum Beispiel, das ist die reinste Idylle!“ In vier Schichten zu je acht Mann und mit zwei Motorbooten sind die Starnberger Ordnungshüter wochenends unterwegs. Auf dem See und in ihren Landkreis-Uferrevieren, aber mehr noch auf den Straßen. Hauptsorge bleibt der Verkehr mit Unfällen und Ballungen auf Zufahrten und Parkplätzen. Förster: „Stau in und vor Starnberg, das ist der Alltag, doch das war vor Jahrzehnten ohne Autobahn kaum besser, und es wird wohl auch nach der geplanten Untertunnelung Starnbergs so bleiben. Der Verkehrsandrang in Ausflugs-und Urlaubszeiten ist einfach zu heftig.“

Im Sommer 400 Partys und Stadlfeste

Klagen und Protestanrufe wegen zugeparkter Grundstückszufahrten, wegen Lärmbelästigung, Sachbeschädigung und Rowdytum häufen sich an Badewochenenden, aber auch die um den See herum beliebten Partys und Stadlfeste verursachen außer der Gaudi oft allerlei Probleme. Diese privaten Freiluftveranstaltungen – rund 400 jährlich im Landkreis Starnberg – sollen zwar durch strengere Genehmigungs- und Hygienevorschriften eingedämmt werden, bleiben aber wegen allzu lauter Musik und alkoholisierter Heimfahrten im Auto bedenklich. Die üblichen Gartenfeste haben sich über den Freundeskreis hinaus zu „Big Meetings“ entwickelt. Da trifft sich zum Beispiel auf dem

Aussichtsplatz des Bismarckturms überm Ostufer des Starnberger Sees nicht eine zünftige Blasn von zehn oder zwanzig Leuten zu Bier, Musi und Brotzeit, sondern eine ziemlich anonyme Versammlung von hundert und mehr Vorbeischauern, die entsprechend viel Müll und Krach machen. Deshalb müssen und werden Kontrollen zunehmen.

Auf die öffentlichen Parkplätze am See wird die Polizei nicht nur wegen eingesperrter, sondern zunehmend auch wegen aufgebrochener Fahrzeuge gerufen. Und abschleppen lassen muß sie häufig, wenn überhaupt noch möglich ohne weitere Komplikationen, an zugeparkten, deutlich angezeigten Rettungswegen. Trotz erhöhter Geldstrafen schrecken absolute Halte-, Park- und Durchfahrtsverbote nicht ab. Da auch die großen öffentlichen Freibadeanlagen am Starnberger See mit jeweils rund 2000 kostenlosen Parkplätzen morgens um zehn Uhr schon vollgepackt sind, müssen die Späterkommenden anderswo nach den letzten Lücken oder verkehrswidrigen Randzonen weitersuchen.

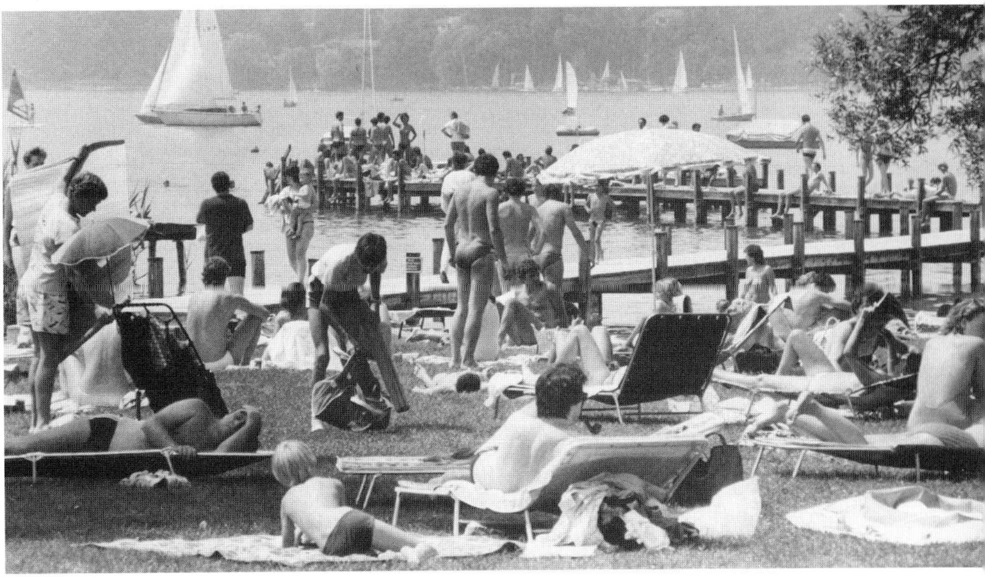

Als Münchner Badewanne wird der Starnberger See auch bezeichnet. Aber große öffentliche Liegewiesen und Badeplätze können an schönen Wochenenden problemlos die vielen tausend sonnenhungrigen Besucher aufnehmen.

Keine himmlischen, aber die von Eisenbahn, Dampfschiff und Auto heraufbeschworenen Heerscharen begannen bald nach dem II. Weltkrieg den Starnberger See so einzukesseln, daß an Abhilfe gedacht werden mußte, um den voraussehbaren Kollaps zu verhindern. Die Stadt München kaufte schon in den sechziger Jahren einen 200 000 qm großen Teil des ehemaligen Schloßparks Possenhofen und begann hier mit dem Ausbau des ersten öffentlichen Bade- und Liegeplatzes, der 1965 offiziell mit 1900 gut im nahen Waldgebiet angelegten Parkplätzen eingeweiht wurde. Im Dezember 1965 gründete die Landeshauptstadt zusammen mit den Landkreisen Dachau, Freising, Fürstenfeldbruck, Starnberg und Wolfratshausen (mit dem später einbezogenen Bad Tölz) den „Verein zur Sicherstellung überörtlicher Erholungsgebiete in den Landkreisen um München e.V." Ziel dieser bemerkenswert weitsichtigen Aktion war die Entlastung der überlaufenen Seen im Süden Münchens und zugleich die Erweiterung des Erholungsgebietes im Norden der Großstadt. Es entstanden am Ostufer des Starnberger Sees auch noch die großen öffentlichen Badeplätze in Ambach (1967-74, 579 719 qm Liegewiesen, 2,4 km Uferlänge, 2600 Parkplätze zu je 4 Mark pro Tag und Pkw, Gesamtinvestition bis heute über 8,8 Millionen Mark) und Kempfenhausen (1974, 73 552 qm, 1,2 km Uferlänge, 400 Parkplätze zu 3 Mark pro Tag und Pkw, Gesamtinvestition über 2,2 Millionen Mark), am Ammersee Wartaweil (20 000 qm) und Rieder Wald (163 767 qm), am Pilsensee Ost (15 272 qm) und West (184 725 qm). Dazu kamen, vor allem im Münchner Norden, viele öffentliche Badeplätze an anderen natürlichen oder durch Kiesgrubenbagger hinterlassenen und ausgebauten Seen. Insgesamt ist das eine Erholungsfläche von nahezu 5 Millionen Quadratmeter mit Gesamtinvestitions- und Ausbaukosten von fast 92,6 Millionen Mark. Der planende und finanzierende Verein erhält sich durch Mitgliedsbeiträge, Staatszuschüsse, Darlehen und Schenkungen. Seit 1971 zahlen München und die Landkreise pro Einwohner jährlich jeweils 1 Mark, die kreisangehörigen Mitgliedsgemeinden jeweils 50 Pfennig. Für die 30 Erholungsgebie-

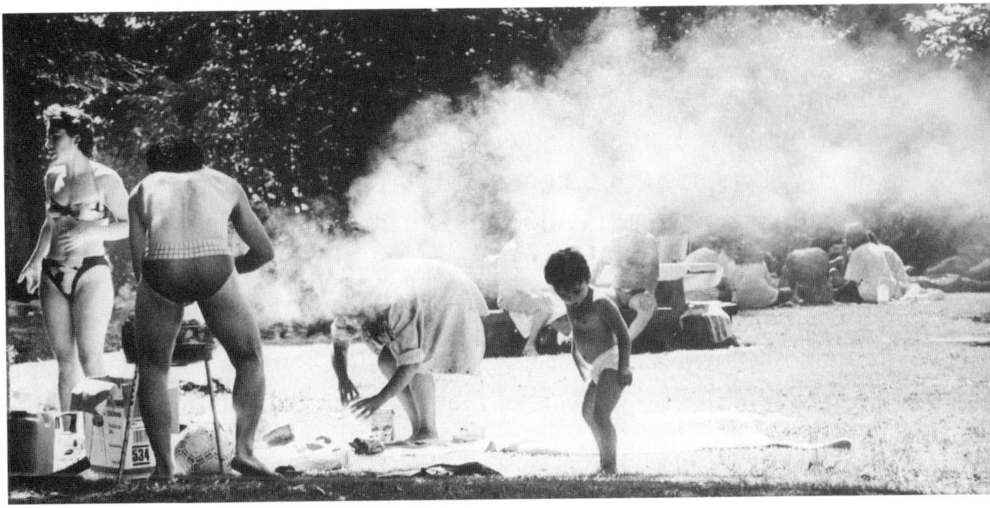

Den ersten großen öffentlichen Bade- und Liegeplatz, das „Paradies", hat die Stadt München schon in den sechziger Jahren im Possenhofener Schloßpark eingerichtet. Hier darf an einigen Stellen auch gegrillt werden.

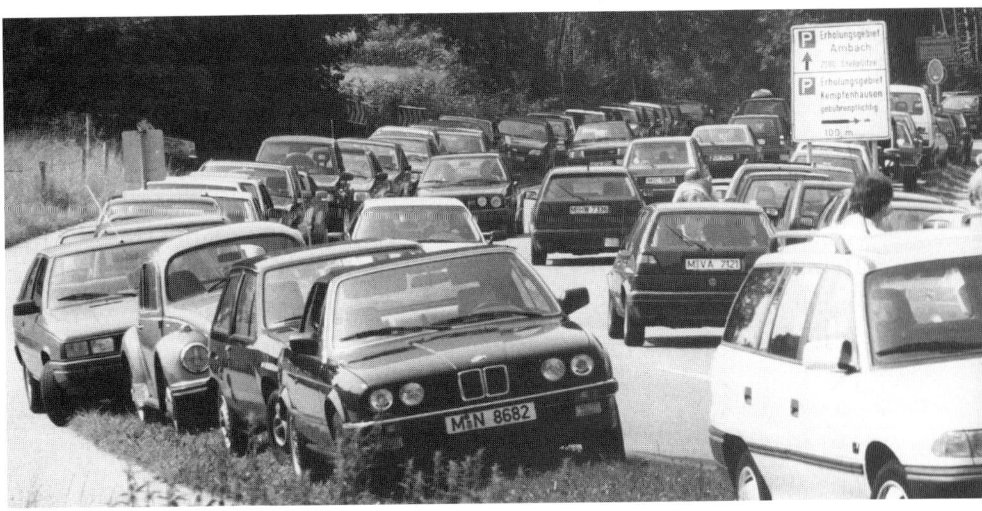

Trotz großer Parkplätze, S-Bahn-Nähe, Rad- und Fußwegen zu den schönen Badeplätzen bleiben Stau und rücksichtsloses Parken der Fahrzeuge ein Ärgernis rings um den See, wenn der Publikumsandrang allzu heftig wird.

te rings um München werden zu den schon bestehenden 350 km ausgeschilderten Rad- und Wanderwegen auch weitere geplant, um den motorisierten Verkehr möglichst zu drosseln. Vom Starnberger S-Bahnhof aus führt ein Radweg über Haarkirchen, Attenhausen, Dorfen, Degerndorf nach Ambach und zurück über Attenkam, Münsing, Biberkor, Bachhausen und Kempfenhausen nach Starnberg oder auf der Autobahn-Parallele nach München.

Daß bei heutigen Grundstückspreisen die großzügigen Projekte am teuren Starnberger See verwirklicht werden konnten, erklärt der Umweltreferent des Landratsamts Starnberg auch durch die geschichtliche Erbschaft. Franz Reuber: „Ohne die erhaltenen weitläufigen Besitzungen des Adels wäre hier längst alles zugebaut und zersiedelt worden." Bestes Beispiel das Possenhofener Schloß, in dem einst Kaiserin Elisabeth die Jugendjahre verbracht hat. Ihr Vater, Herzog Max in Bayern, hatte das schon im 12. Jahrhundert erstmals erwähnte und unter wechselnden Eigentümern mehrmals umgebaute Seeschloß 1834 für 40 000 Gulden erworben, und es blieb bis 1920 der Sommersitz der Familie. Nach dem II. Weltkrieg wurden dort Heimatvertriebene untergebracht, danach erwarb der Fabrikant Bagusat Schloß und Park und verkaufte die Gebäude 1981 für 10 Millionen Mark an eine Immobiliengesellschaft, die dort nach der Renovierung Eigentumswohnungen „mit einer der feinsten Adressen in Deutschland" anbot. Den größten Teil des alten Parks hatte schon die Stadt München für den herrlichen öffentlichen Liege-, Spiel- und Badeplatz erworben. Hier darf an bestimmten Stellen sogar gegrillt werden, und vom S-Bahnhof Possenhofen herab führen schöne Waldfußwege, die den Besuch ohne Auto ermöglichen.

In Kempfenhausen am nördlichen Ostufer gibt es nur 400 Parkplätze. Umweltreferent Reuber sagt: „Wenn es ein paar tausend wären, würden sie wegen der Autobahnnähe auch nicht ausreichen." Aber inzwischen steigen schon viele aufs Radl um, denn die Anfahrt von München auf gesonderter Asphaltstraße bereitet ein zusätzliches Vergnügen. Die Radfahrer auf teuren Rennmaschinen und Mountainbikes verschmähen allerdings die für sie angelegten Abstellständer. Sie nehmen ihre sportlichen Schmuckstücke und auch ganz gewöhnliche Alltagsradl lieber mit zum Liegeplatz, um sie im Auge zu behalten. Die einsamen Radlständer werden alljährlich von Unkraut überwachsen. Als unerwünscht erwies sich auch ein anderer Versuch zur Komfortsteigerung. Als sich zeigte, daß vom Starnberger S-Bahnhof aus kaum Fußgänger den Badeplatz Kempfenhausen aufsuchten, weil ihnen der 25-Minuten-Marsch mit Gepäck zu unbequem war, sollte ein Bootsverkehr vom Bahnhof ans Ostufer eingerichtet werden. Da nach genaueren Untersuchungen auch dafür nicht mit dem erhofften Publikumszuspruch zu rechnen war, verzichtete Starnberg gleich auf einen Versuch.

Es bleiben Wünsche für die Besucher des Starnberger Sees – trotz S-Bahn, trotz Autobahn, trotz schöner Wander-und Radlwege. Da geht's entlang dem Ostufer von Berg durch den Schloßpark nach Leoni und weiter über Ammerland zum öffentlichen Badeplatz zwischen Ambach und der Wirtschaft Buchscharn, oder gegenüber am Westufer die motorfreie Strecke vom sogenannten Paradies über die große Bade- und Liegefläche Possenhofen den Seeweg weiter durch den Feldafinger Lenné-Park mit dem öffentlichen Badeplatz unterhalb des Golfplatzes bis nach Tutzing; oder vom Tutzinger Johannishügel über Unterzeismering und durch den herrlichen Bernrieder Park bis nach Seeseiten/Seeshaupt. Fußgänger, Radler, Kinderwageneltern und Hundebesitzer teilen sich die manchmal engen Wege und genießen sie. Aber es gibt wegen der historischen Hinterlassenschaft der Seeufer-Villen auch Sperrzonen, die den Wanderer und Radler auf gefährlich enge Fahrstraßen zwingen wie zwischen Starnberg und Niederpöcking/Possenhofen oder in Tutzing zwischen Brahms-Promenade und Kustermannpark. Schon vor Jahrzehnten wurde für die Beseitigung solcher Stolpersteine und Engpässe gekämpft, aber bis heute ergebnis- und wohl aussichtslos.

So steht es in der Bayerischen Verfassung

Ein geringer Trost bleibt da der Blick in die „Verfassung des Freistaats Bayern“ (letzter Stand vom 1. Dezember 1995). In Artikel 141 heißt es unter (3):

„Der Genuß der Naturschönheiten und die Erholung in der freien Natur, insbesondere das Betreten von Wald und Bergweide, das Befahren der Gewässer und die Aneignung wildwachsender Waldfrüchte in ortsüblichem Umfang ist jedermann gestattet. Dabei ist jedermann verpflichtet, mit Natur und Landschaft pfleglich umzugehen. Staat und Gemeinden sind berechtigt und verpflichtet, der Allgemeinheit die Zugänge zu Bergen, Seen und Flüssen und sonstigen landschaftlichen Schönheiten freizuhalten und allenfalls durch Einschränkungen des Eigentumsrechtes freizumachen sowie Wanderwege und Erholungsparks anzulegen.“

Unter „Perversionen im Landkreis“ erschien zu dem Thema am 13. August 1998 folgender Leserbrief in den S*tarnberger Neuesten Nachrichten* der SZ:

„Daß Leute, die ohnehin rechtswidrig, das heißt nicht der Bay. Verfassung, Art.141, entsprechend, Seegrundstücke besetzen, stinkt schon zum Himmel, daß sie aber vorbeischwimmende Menschen beschimpfen oder eine Seglerin mit Steinen bewerfen, kann doch nur eine Herausforderung sein, endlich die Verfassung ernstzunehmen und die Grundstücke für alle BürgerInnen zugänglich zu machen...“

Das klingt ziemlich fautrechtmäßig und rührt an ein altes historisch gewachsenes Problem, das am Starnberger See wie anderswo im letzten halben Jahrhundert trotz engagierter Bemühungen einzelner Politiker nicht gelöst werden konnte. So bleiben leider im schönen großen Uferkreis der Wander- und Radwege noch private Sperrzonen ohne die vielfach schon bestehenden eingezäunten Durchgangskorridore.

Was sich auf und um den See so tut

Der See war schon jahrhundertelang Spielarena der Wittelsbacher Herzöge, Kurfürsten und Könige, und er hat auch nach seiner bürgerlichen Erschließung durch Eisenbahn, Dampfschiff und Fremdenverkehr noch überlieferte volkstümliche Feste, Vereine, Trachtenpflege und -tänze erhalten. Zwei der jeweils nach einigen Jahren Pause wiederholten Schaustücke sind das in Starnberg und Tutzing veranstaltete, aber auch an der Donau und auf anderen Seen übliche Fischerstechen und die Tutzinger Fischerhochzeit. Vom alten Geschicklichkeitsspiel der Fischer in ihren Booten berichtet schon 1784 Lorenz Westenrieder[76]. Ursprünglich hieß es ***„Panzenstechen“*** und war auch am Ammersee bekannt. Dabei versuchten die im Einbaum stehenden und von zwei Ruderern bewegten Fischer mit einer Stange den auf einem Mast befestigten Panzen (=Faß) zu durchstechen oder herunterzustoßen. Die im Kreis aufgestellten Teilnehmer wurden einer nach dem anderen immer wieder zu dem im Seeboden befestigten Mast gerudert, bis einer den Panzen bezwang. Westenrieder:

Wenn der Fischer die Kraft dazu nicht hat, „fällt er rückwärts in den See. Dies soll, zumal wenn die Einbäume in großer Menge zusammenkommen, ein sehr belustigendes Schauspiel seyn.“

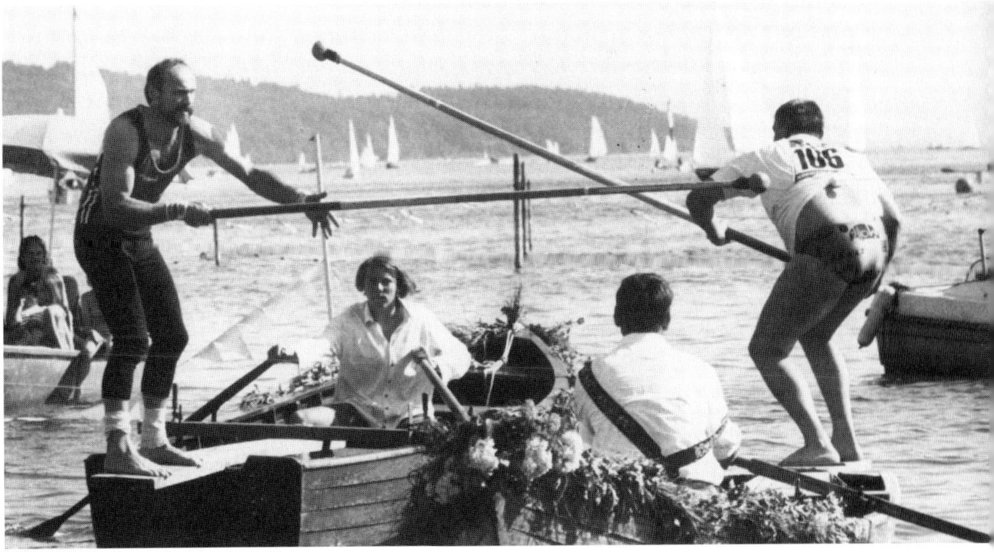

Das Fischerstechen in Starnberg und Tutzing ist alte Tradition. Früher mußte ein Faß („Panzen“) durch- oder von einer Stange heruntergestochen werden, heute wird im Zweikampf versucht, den Gegner umzustoßen (vgl. S. 28).

Über das offenbar vom Publikum sehr geschätzte „Fischerfest in Starnberg" berichtete 1874 auch die Familienzeitschrift *Über Land und Meer:*

„Am vierten Sonntag des August brachten die keuchenden Maschinen noch vollere Wagenzüge herbei als sonst: halb München schien sich beim Fest der Fischer in Starnberg ein Stelldichein gegeben zu haben. Die Chronik des Sees weiß seit langer Zeit von solch' volksthümlichen und den Starnberger Fischern ureigenen Festlichkeiten zu erzählen, deren Ursprung schon in's fünfzehnte Jahrhundert fallen soll. Lange vor der auf vier Uhr Nachmittags zum Festbeginn bestimmten Stunde hielt das aus Nah und Fern herbeigeströmte ländliche und städtische Publikum schon das dem Bahnhof zunächst gelegene Ufer besetzt, theils harrte es in Hunderten von Kähnen [...] des Schauspiels, während zahlreiche Fahnen und Flaggen den Festplatz am Dampfschiffsteg zierten. [...]

Nun begann unter den Klängen der Musik die erste Abtheilung des Festes: das Panzenstechen. Ein halbes Hundert Fischer hatte sich zu je Dreien in Kähne vertheilt, wobei zwei das Geschäft des Ruderns übernahmen, während der dritte auf dem Hintertheil des Fahrzeuges Posto faßte und mit einem vorne scharf bewehrten, langen Stocke, sobald ihn die durch das Loos bestimmte Reihe traf, nach einem kleinen Fasse stach, das in Mannshöhe über dem Seespiegel angebracht war. Die Aufgabe war, das Faß in Trümmer zu stoßen, was um so schwieriger war, als zahlreiche Reifen es fest zusammenhielten. Um sie zu lösen, mußte auch die Geschicklichkeit der Ruderer mithelfen, und auch dann noch bereitete der schwankende Standpunkt manche Gefahr, wie einer der Fischer bewies, den die Wucht des Stoßes in's Wasser warf, aus dem er unter dem lauten Gelächter der Menge alsbald in seinen Kahn zurückgezogen ward. Wohl zwanzig Versuche scheiterten, bis ein Fischer aus Feldafing das Faß so glücklich traf, daß es in Trümmer fiel."

Das heute übliche, alle fünf Jahre organisierte ***Fischerstechen*** ist ein Zweikampf, wie ihn Ludwig Steub schon beschrieben hat[77]:

„Zwei Nachen, die langsam gegeneinander rudern, tragen auf dem äußersten Brettchen des Vorderteils je einen Fischer, der eine lange Stange führt und damit sein Gegenüber herabzustechen sucht. Das Ganze ist für Schwimmer ohne Gefahr, zumal ja auch die Spitzen der Stangen durch weiche Knöpfe unschädlich gemacht sind."

Die ***Tutzinger Fischerhochzeit*** wurde 1997 zum achtenmal in historischen Trachten mit über 200 einheimischen Mitwirkenden einschließlich mehrerer Gemeinderäte vor 10 000 Zuschauern gefeiert. Erfunden hat sie der inzwischen verstorbene Heimatforscher Josefranz Drummer in Abwandlung alter Ortsereignisse. In der Fischerhochzeit heißt es vom Bräutigam, er sei im winterlichen Rußland-Feldzug Napoleons 1813 umgekommen. Aber er fand doch wieder heim nach Tutzing, allerdings so abgerissen, daß ihn nur der Hofhund erkannte, woraufhin er dann doch seine Jungfrau Veronika Bierbichler heiraten und glücklich werden konnte.

Zu sportlichen Wettbewerben und Veranstaltungen hat der Starnberger See auch schon immer eingeladen. Motorbootrennen und Motorrad-Eisrennen auf dem in manchen Wintern zugefrorenen See finden allerdings nicht mehr statt, dafür aber viele Segelregatten und internationale Meisterschaften. Der Bayerische Yacht-Club in Starnberg führt seit acht Jahren seine ***Oldtimer-Regatta*** mit 80 bis 90 schönen Holzbooten aus Deutschland, Österreich und Schweiz durch, und am Südende des Sees startet der Yacht-Club Seeshaupt 1999 schon zum dreißigsten Mal seine ***24-Stunden-Regatta***. Zum Auftakt 1969 erschienen da 180 Boote, heute sind es meist 60 bis 80, von vier Sicherungsbooten bei der Tag- und Nachtfahrt begleitet. Der Exweltmeister und fünfmalige Olympiateilnehmer Eckart Wagner vom Deutschen Touring-Yacht-Club Tutzing hält seit der von Regen und Sturm begleiteten Wettfahrt 1994 den Rekord mit achteinhalb Umrundungen des Sees. Sein rund 50 km/h schneller Trimaran mit 260 Quadratmeter Segelfläche ist wegen nächtlicher Kollisionsgefahr inzwischen aber nicht mehr zugelassen.

Zu den regelmäßigen Wettkämpfen am See gehört auch der ***Tutzinger Triathlon***, 1999 zum 16. Mal für rund 400 Teilnehmer veranstaltet mit 12-km-Lauf am See, 1100-m-Schwimmen im See und 53-km-Radrennen um den See. Beste Gesamtzeit bisher: 2 Stunden 13 Minuten. Schnellste Radrunde: 1 Stunde 14 Minuten. Beide Bestleistungen schaffte Stefan Holzner aus Riederau am Ammersee.

Ein Großereignis war lange der ***Fußmarsch um den Starnberger See.*** Höchstens 10 000 sollten mitmachen dürfen, aber meist wollten noch viel mehr. Von 1962 bis zum 25-Jahres-Jubiläum 1987 kroch der riesige Tatzelwurm jeden Frühsommer von Starnberg am Westufer nach Seeshaupt und übers Ostufer nach Starnberg zurück. Dieser Volksmarsch über 20, 30 oder 50 Kilometer, veranstaltet von der Münchner *Abendzeitung* und dem ADAC-Gau Südbayern, löste in ganz Deutschland eine wahrhafte Fußbewegung aus. Die Anregung kam aus Amerika, wo Präsident John F. Kennedy für die körperliche Mobilisierung der Bevölkerung zu einem 80-Kilometer-Marsch nach altem Army-Vorbild aufgerufen hatte. Am Starnberger See schafften im fünften Fußmarsch von 11 858 Teilnehmern trotz Dauerregen 9064 die volle Runde über 50 km. Bei der letzten Wanderung 1987 starteten bei Regen und Kälte 5213 am frühen Morgen. Die Hälfte gab bei 20 km auf, das Endziel erreichten noch 1553. Bestzeit, um die es eigentlich offiziell nie „ging", lief der marathongeübte Autoelektriker Georg Deutschke aus Dingolfing mit 3 Stunden 12 Minuten. 1980 meldeten die Rotkreuz-Krankenschwestern den Verbrauch von 114 Meter Pflaster für Blasenfüße, 1987 beim Jubiläum des „wanderbaren" Sees schaffte einer zum 25. Mal die volle Umrundung, und eine 82jährige Großmutter erreichte auch das Starnberger Ziel.

Zu einer Art ***Marathon im Wasser*** wollte 1958 der damals noch beim Bayerischen Rundfunk arbeitende Münchner Radio- und Fernsehreporter Harry Valérien aufrufen. Er zog mit drei Clubfreunden in Seeshaupt die Flossen an und kraulte unter Begleitung von Arzt und Kamerateam Richtung Starnberg. Der zur deutschen Spitzenklasse zählende Klaus Lermer kam dort als erster nach 7 Stunden 10 Minuten an. Harry stieg unterwegs wegen Muskelkrampf mal ins Begleitboot, schwamm dann aber bis Starnberg weiter. Weil der Schwimmverband kein Interesse an der Dauerkraulerei hatte, kam es nicht zu neuen Versuchen oder gar internationalem Langstreckenwettbewerb.

VII. Die Menschen

Und was sind das nun alles für Menschen, die hier draußen am See wohnen oder die nur ein paarmal zum sommerlichen Bad aus München kommen oder mit der grünen S-Bahn-Karte bei jeder Gelegenheit, gewissermaßen als Abonnenten wie im Residenztheater. Sie alle gehören zur ganz normalen modernen gesellschaftlichen Multi-Kulti-Mischung mit viel und mit wenig Geld, mit und ohne Kinder, Singles und Senioren, Macher und Millionäre, Penner und Playboys, Griller und Grantlhuber, Nackerte und Neugierige, Burschen und Blondys. Eine riesige, fröhliche, anonyme Familie mit Bade- und Brotzeitlust. Die alten Typen vom See, wie sie einst beschrieben wurden, sind rar geworden. Sie sollen auch gar nicht als lebende Denkmäler herausgesucht und gefeiert werden. Die hier vorgestellten Menschen am Starnberger See lassen aber teilhaben an typischen Schicksalen unserer Generation, an Lebensformen, die sich anders entwickelten als in der Großstadt und die zusammenhängen mit der geschichtlichen Erbschaft des Sees.

Der Schloßherr von Leutstetten

Bayerns letzter König, der von 1913 bis zur Revolution von 1918 regierende Ludwig III., war der Großvater, und dessen letzten Wittelsbacher Privatbesitz zu erhalten, das Schloß Leutstetten am nördlichen Moränenrand des Starnberger Sees, hat Ludwig Prinz von Bayern sich zur Lebensaufgabe gemacht. Das Erbe ist nach dem Verkauf der landwirtschaftlichen Güter kleiner geworden, aber das unter Denkmalschutz stehende schöne Schloß mit prachtvollem Blick übers Moor und den See bis zur weitgespannten Bergkette mit der Zugspitze wird als historisches und an die Familie gebundenes Kleinod liebevoll gepflegt. Der 1913 geborene Königs-Enkel Ludwig lebt hier mit seiner zehn Jahre jüngeren Gemahlin Prinzessin Irmingard, umgeben von

Gobelins, Hirschgeweihen, Gemälden und schönen alten Möbeln – alles eingesponnen in Erinnerungen. Der alte Herr im lodengrauen Trachtensakko, mit markantem Profil und freundlich-stilvoller, fast unmerklich gebeugter Haltung, empfängt den Gast zur verabredeten Zeit auf der Schloßtreppe und läßt ihm an den Türen mit leicht erhobener Hand den Vortritt. Nach dem ausführlichen Gespräch mit mühelos und präzis vermittelten Gedanken und Informationen zum Wittelsbacher Leben in wirren Zeiten führt der 85 Jahre alte Prinz durch sein Schloß, steigt die Treppen bis in den dritten Stock ohne Verschnaufpause hoch und gibt Erklärungen zu Bildern, Sammelstücken, geschichtlichen Personen und Ereignissen.

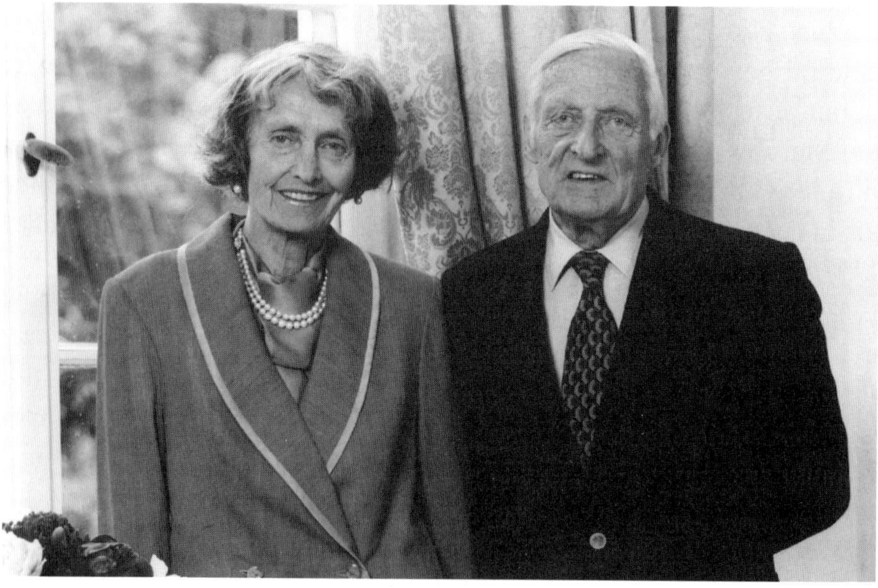

Der 1913 geborene Prinz Ludwig und Prinzessin Irmingard von Bayern leben im Schloß Leutstetten, das der Großvater, Bayerns letzter König Ludwig III., schon 1875 gekauft hat. Die Enkel haben 2000 Goldene Hochzeit.

Da hängt ein fast wandgroßes Gemälde aus dem 18. Jahrhundert mit viel fröhlichem Volk. „Da gab's auch schon einen Biergarten in Großhesselohe – und niemand hat sich über das Lachen und Singen so wie heutzutage beschwert", sagt Prinz Ludwig und weist auf die noch lesbare alte Jahreszahl und den abgebildeten Maler hin. Zu einem exotischen Bronzetier auf dem Tisch erfährt der Betrachter: „Scheußlich, mir gfallt's jedenfalls nicht." Aber die Plastik bleibt trotzdem an ihrem angestammten Platz stehen. Für die Pflege und Erhaltung des geschichtsträchtigen Schlosses Leutstetten muß der Wittelsbacher mit nur sehr spärlichen Zuschüssen der Denkmalschützer selbst sorgen. Für Prinz Luitpold, 1951 als einziges Kind von Ludwig und Irmingard geboren, ist immer ein Zimmer reserviert. Aber der Sohn kommt selten. Er lebt mit fünf Kindern im Schloß Kaltenberg bei Landsberg, führt dort eine Brauerei (Spezialität das dunkle „König Ludwig Weißbier") und hat sogar eine bayerische Bierbrauerei in einem amerikanischen Skiresort aufgebaut. Wie auch seine Eltern es waren, ist er ein begeisterter Ski-, Berg- und Segelfreund.

Prinz Ludwig, der Herr auf Schloß Leutstetten, ist immer noch sehr rüstig. Richtiger: wieder sehr rüstig. Vor zwei Jahren ließ er sich am Herzen operieren. Im Bayerischen Yacht-Club, wo der Wittelsbacher immer noch seinen „Drachen" liegen hat und auch selbst mit junger Mannschaft segelt, hat er den Herzprofessor Reichart kennengelernt. Der riet nach Untersuchung zur Operation, und seither geht's dem Prinzen wieder viel besser. In den Sattel wagt er sich allerdings nicht mehr. „Mit siebzig hab ich selbst noch Jungpferde eingeritten", sagt er. Die Pferdezucht mit edlen Halbblütern hat Prinz Ludwig auf dem Gut seiner Großeltern in Westungarn kennengelernt. Dort ritt er täglich und möglichst immer einen Zuchthengst. „Hengste sind intelligenter, mutiger und – normaler. Der Sattel ist ihr großer Gesellschaftsanzug", rühmt der feinnervige Wittelsbacher Prinz in der Trachtenjacke.

Heute werden in seinem Gestüt Leutstetten noch zehn Mutterstuten der ungarischen Zucht gehalten. Eine Pferdewirtin und tierärztliche Assistentin, Bauerntochter aus der Holledau, betreut sie und auch die eingestellten Pensionspferde von anderen Reitern. Die Weiterpflege der Pferdezucht hatte davor im Leben von Prinz Ludwig noch zu dramatischen Konflikten geführt. Als am Ende des II. Weltkriegs die Russen sich dem ungarischen Sarvar am Plattensee näherten, konnte Ludwig nur unter fremdem Namen mit falschen Dokumenten die Hälfte der Gestütspferde in einem leeren deutschen Munitions-Güterzug über die Grenze und durch Österreich nach Deutschland retten. An Ungarn hat er aber auch schönere Erinnerungen. Dort bestritt er am Südausläufer der Karpaten einige Skirennen mit ungarischer, polnischer und österreichischer Konkurrenz, meist als einer der zehn Besten. Es gab Stürze, wie auch gelegentlich vom Pferd, aber ohne schlimme Folgen. Nur einmal stach Ludwig sich die Spitze des Skistocks ins Bein. Seine Cousine Irmingard (ihr Vater Kronprinz Rupprecht und sein Vater Prinz Franz waren Brüder) kannte er schon aus der Jugendzeit. Geheiratet haben die beiden erst nach dem Krieg, und sie leben glücklich und fürsorglich miteinander. Irmingard war mit anderen Wittelsbacher Prinzessinnen während des NS-Regimes als eine Art Pfand in verschiedenen Konzentrationslagern interniert. Zuletzt sollten sie mit Bewachung noch auf den Obersalzberg in Berchtesgaden gebracht werden, um als Geiseln die Bombardierung von Hitlers Privatfestung abzuwenden. Aber die Prinzessinnen landeten dann in Tirol und wurden schließlich von Amerikanern befreit.

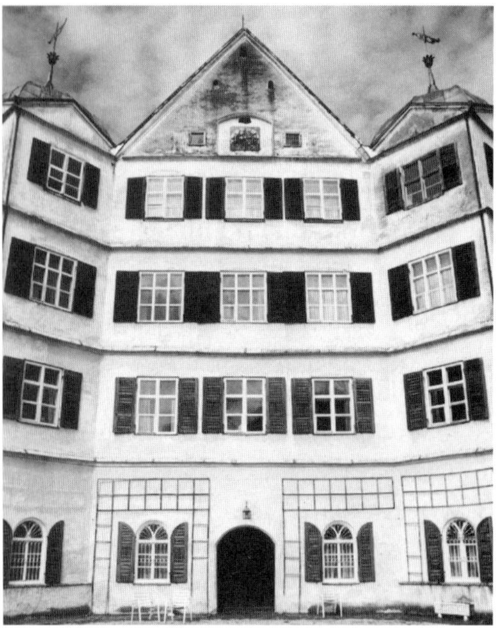

Schloß Leutstetten steht unter Denkmalschutz und bietet herrlichen Ausblick bis zu den Alpen.

Auch im Schloß Leutstetten wohnten nach dem Krieg amerikanische Offiziere, die im Mühltal nach einem verlegten Standort des Wehrmachts-Oberkommandos suchen sollten. Prinz Ludwig stellt ihnen ein gutes Zeugnis aus, sie hätten sich zivilisiert benommen und keine Schäden angerichtet. Der Wittelsbacher macht sich heute nur noch knappe Notizen in seinen Kalender, führt kein Tagebuch mehr. In Ungarn hat er das während des Krieges noch getan und längst mit Gleichgesinnten nicht mehr an den verheißenen deutschen „Endsieg" geglaubt. Um die Spuren zu verwischen und niemand zu belasten in einer unsicheren Zukunft, hat Prinz Ludwig damals in der letzten Kriegsphase seine Aufzeichnungen und Briefe verbrannt. Jetzt ist alles nur noch Erinnerung. Den letzten König Bayerns, seinen Großvater, hat Prinz Ludwig 1918 als Fünfjähriger bei der Feier zur Goldenen Hochzeit und auch noch 1920 bei seinem letzten Besuch in Leutstetten erlebt. „Aber um uns kleine Kinder hat er sich nicht viel gekümmert. Er war schon sehr gealtert und kränklich", sagt der mit 85 so eindrucksvoll präsente Schloßherr, der sonntags beim Gottesdienst in Leutstetten oder in der Starnberger Pfarrkirche auf seinem angestammten Platz sitzt. Dem Gast läßt er zum Abschied Kaffee auf Silbertablett servieren und bietet dazu den ländlich gebrannten Obstler aus einer schönen Glaskaraffe an: „Der schmeckt besser dazu als Milch oder Zucker." Draußen im Garten zeigt der Schloßherr noch auf das steinerne Halbrelief-Denkmal seiner Großeltern und sagt: „Deren Goldene Hochzeit wurde 1918 noch vor der Revolution in Nymphenburg gefeiert, und im Juli 2000 werden wir selbst 50 Jahre verheiratet sein."

Aus dem Leben eines Eisenbahners

Der Bene wohnt in einem Bahnhof, der keiner mehr ist, aber an dem ganz nah die Züge vorbeirauschen. Benedikt Leitner, geboren am 13. Juli 1929 in Murnau (weil seine ledige Mutter dorthin zum Arbeiten und Kindkriegen geschickt wurde), aufgewachsen in Diemendorf beim Großvater (weil der Vater im Krieg war), als „Junghelfer" der Deutschen Reichsbahn 1943 angestellt am Bahnhof Diemendorf (der nicht im benachbarten Diemendorf, sondern in Kampberg liegt) – also der Bene ist zurückgekehrt an seinen Ausgangspunkt. Er lebt mit seiner zwei Monate jüngeren, aus dem nahen Haunshofen stammenden Frau Amalie im 1. Stock des 1873 erbauten, 1984 für Personenverkehr stillgelegten und 1998 nach Abzug aller Angestellten völlig vereinsamten Bahnhofs Diemendorf, den die Gemeinde Tutzing für 80 000 Mark gekauft hat. Auch im Erdgeschoß rührt sich jetzt wieder was. Die ehemalige Schalterhalle mit Warteraum darf der 140 Mitglieder starke MVC Tutzing kostenlos als Clublokal nützen. MVC heißt „Motorrad- und Veteranen-Club", aber weil die am Landratsamt nicht wußten, was mit Veteranen gemeint ist, beschlossen die Biker noch den Zusatz „für alte Motorräder".

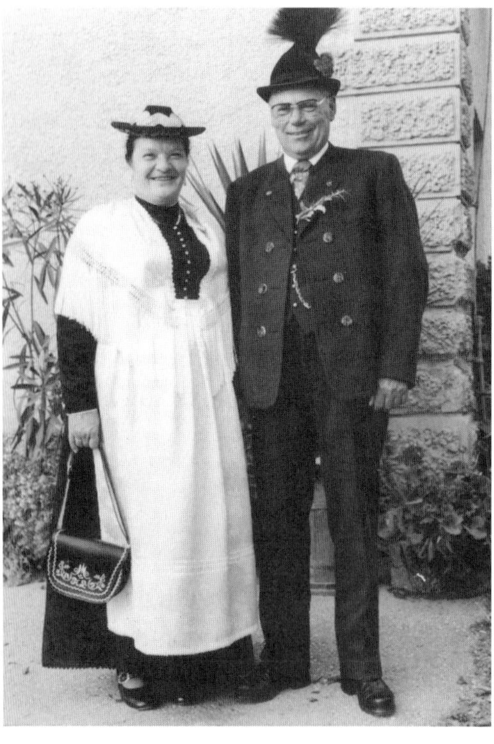

Dem Bene und seiner Frau sind die neuen Hausgäste willkommen. Er ist nämlich selbst begeisterter Motorradbastler und das drittälteste Mitglied des von seinem Sohn geführten Clubs. Für zehn Jahre haben die Biker jetzt einen Nutzungsvertrag mit der Gemeinde Tutzing geschlos-

Benedikt und Amalie Leitner leben im stillgelegten Bahnhofsgebäude Diemendorf, wo „Bene" einst seinen Eisenbahner-Dienst begonnen hat.

sen. Die Umbauten und Verschönerungen im Bahnhof-Erdgeschoß werden in kostenloser Eigenarbeit geleistet. Dem Bürgermeister hat der Bene auch versprochen, daß er „für Ruhe sorgen“ wird im neuen Clubleben. Bevor er vom Motorrad auf die Eisenbahn zu sprechen kommt, erzählt er noch von einem anderen Lebensinhalt. Er ist mit seiner Frau seit 50 Jahren Mitglied im „Heimat- und Trachtenverein Haunshofen“. Beide haben Ehrenurkunden für die „tatkräftige Unterstützung der Trachtensache“. Die Haunshofer tragen übrigens Werdenfelser Tracht, die nahen Diemendorfer Miesbacher Tracht. Amalie Leitner hat einen wertvollen, wundervollen Trachtenhut mit echter Goldquaste und Goldschnur, der vor 30 Jahren schon 500 Mark kostete und heute kaum unter 2000 zu kriegen ist. Frau Amalie, ein gesund-gemütlicher bäuerlicher Typ, verrät außerdem, daß sie in ihrem Heimatdorf Haunshofen schon das Grab bestellt hat, weil sie von ihrem Bruder, dem früheren Bürgermeister hörte, daß künftig nur noch Dorfansässige dort begraben werden.

Benedikt Leitner schlug die Laufbahn „Mittlerer Gesamtdienst“ ein. Lehrzeit drei Jahre, anfangs jede Woche Berufsschule in München, dann wegen Fliegerbombengefahr in Weilheim. Sein Chef, der Diemendorfer Fahrdienstleiter, war ein militärischer Typ und prüfte ihn nach einem großen und sehr dicken „Heft D“ mit sämtlichen Bahnhöfen, Strecken und Fahrtarifen Deutschlands und „der eroberten Gebiete“. Einmal sagte der Fahrdienstleiter zum Bene: „Wenn da Kriag aus is, dann wird des Heft so kloa, daß‘ in dei Hosntaschn paßt.“ Als am 13. Juli 1944 ein feindlicher Bomber beim Anflug auf München abgeschossen wurde, sah der junge Eisenbahner Leitner, wie die achtköpfige Besatzung mit Fallschirmen absprang. Der Pilot landete nahe dem Bahnhof in Kampberg. Dessen Fahrdienstleiter packte seine Dienstpistole, feuerte einen Warnschuß ab und nahm den Piloten fest. Dafür und weil er frühes NS-Parteimitglied war, holte ihn später die amerikanische Military Police ab – und der 15-jährige Bene mußte plötzlich den Bahnhof versorgen.

An andere Kriegserlebnisse erinnern die Leitners sich auch noch. Sie: „Ich war mit dem Papa aufm Acker beim Pflügen und hab den Ochsn gführt, als uns ein Tieffliieger beschossen hat. Mir san am Boden glegn. Komisch, wenn's mi troffn hätt, na kunnt i des jetzt gar net erzähln." Bene mußte kurz vor Kriegsende noch ins „Wehrertüchtigungslager" am nahen Hirschberg, wurde mit der „Panzerfaust" vertraut gemacht und half dem „Volkssturm" auf der Olympiastraße eine Sperre errichten. Aber als die amerikanischen Panzer vom Ammersee heranrollten, schickte der Ausbilder ihn und die anderen Buben schnell nach Hause, damit ihnen nichts passieren konnte.

In seiner Diemendorfer Bahnhofheimat nimmt Benedikt Leitner die stündlichen Regionalzuggeräusche, das IC-Rauschen und Güterzugrumpeln gar nicht mehr wahr. Aber wenn er hinhört, kommt ihm alles lauter vor als früher. Er kann das erklären mit den neu verlegten Betonschwellen unter den Gleisen. Die guten alten Holzschwellen, sagt er, sind viel leiser gewesen und hatten auch noch den Vorteil, daß man ihre Schrauben nachziehen konnte. Es sei auch nicht richtig, daß sie nicht so lang halten würden. Der Bene weist gut aussehende Holzschwellen in seinem Gärtchen vor, auf denen die Zahlen 11 und 12 an tief eingeschlagenen Nägeln zu sehen sind. Diese Jahreszahlen-Nägel (hier also für 1911 und 1912) wurden früher in jede zehnte Schwelle versenkt. Andere Erinnerungen an alte Zeiten: Amalie Leitner weiß noch aus Erzählungen ihrer Mutter, daß sie mit „fürstlicher Hilfe" geboren wurde, weil damals die weit im Land bekannte Fürstin Wrede als Hebamme geholfen hat, die im Winter auch bei Schnee und Eis auf ihrem Pferd zu den einsamsten Höfen kam. Benedikt Leitner: „Ja, im Krieg ist auch der Doktor aus Bernried mitm Radl oder aufm Roß kemma, weils kein Benzin gab."

Karge und trotzdem glückliche Zeiten erlebten die Leitners 32 Jahre lang in Tutzing, Adresse „Am Bahnhof 13". Hier sind ihre fünf Kinder (zwei Söhne, drei Töchter) aufgewachsen. Inzwischen kamen noch 10 Enkel dazu. In dem der Bahn gehörenden Haus hatte die Familie

Wohnrecht auf Lebenszeit: 68 Quadratmeter, 4 Zimmer, später noch eines im kleinen Anbau, das dann zum Badezimmer wurde. Anfangs gab's für das samstägliche „Bad" nur eine Zinkwanne in der Waschküche – und auch nur ein Plumpsklo. Monatsmiete für alles 12 Mark. Aber das Haus wurde abgerissen, um mehr Parkplatz am Tutzinger Bahnhof zu schaffen. So kamen die Leitners dann in den Diemendorfer Bahnhof. Bene, zwölf Jahre bei der Eisenbahn als Arbeiter und von 1948 bis 1971 in Tutzing als Betriebsbeamter (damals hieß das „Sekretär") angestellt, arbeitete zuletzt noch auf dem Münchner Containerbahnhof und wurde dort „Obersekretär".

Benedikt Leitner hat keine Vorfahren im Starnberger Raum. Der Großvater kam nämlich aus Niederbayern, war mit seinem Bruder „auf der Walz", also einfach unterwegs, um irgendwo irgendeine Arbeit zu finden. 1909 hat er dann schon in Diemendorf bei einer Versteigerung das Anwesen erworben, das heute noch den Namen „Leitnerhof" trägt und einem Franz Leitner gehört. Daß auch der aus genannten Gründen in Murnau geborene Benedikt ein zweifelsfrei einheimisches Gewächs ist, beweist schon sein sonntägliches Ritual: Zuerst zum Gottesdienst in die Tutzinger Kirche und anschließend zum Stammtisch beim Lidl am See.

Von den Bergen zu den Booten

Seit 41 Jahren lebt und arbeitet er am Starnberger See. Und seit 15 Jahren ist Anton Dreher Bundesvorsitzender des Deutschen Boots- und Schiffbauer-Verbands. Geboren in Bad Reichenhall und aufgewachsen in Bayerisch Gmain – mit Bergsteigen und Skifahren –, begann der Sohn aus der Tutzinger Caféhaus-Dynastie Dreher in Starnberg seine Lehrzeit, schloß sie in Bremen mit einem Praktikum für Stahlschiffbau ab und erwarb an der Hochschule für Technik den Titel eines Diplom-Ingenieurs. Außerdem lernte der Bayer in Bremen noch Friesisch-Platt und seine Frau kennen. Der Chef der alten und weithin berühmten Rambeck-Werft am Nordufer des Starnberger Sees

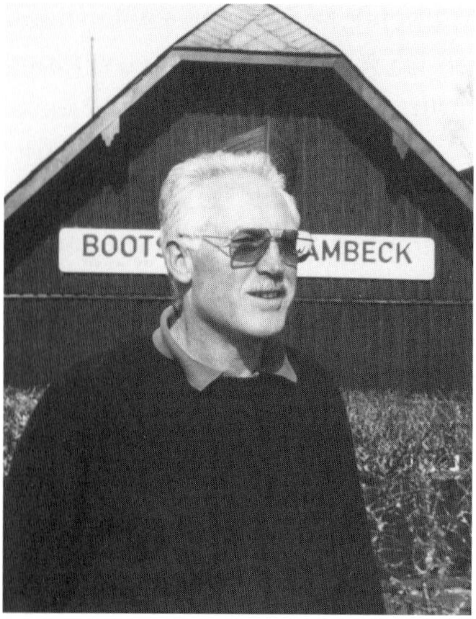

Die 116 Jahre alte Starnberger Bootswerft Rambeck hat viele Segel- und Motorboote gebaut. Anton Dreher vermietet heute 500 Liegeplätze.

ist nicht der erste mit dem Namen Dreher. Schon sein Urgroßvater, damals Starnbergs kundenreichster Bäckermeister, stieg bei Rambeck ein, nachdem er dessen Schwägerin geheiratet hatte. Der Sohn der beiden war also ein Neffe Rambecks und wurde später sein Nachfolger. Dieser Anton Dreher kam als Vierzehnjähriger nach Hamburg zur Ausbildung an der berühmten Yachtwerft „W. van Hacht" und besuchte auch noch Hamburgs Staatliche Lehranstalt für Schiffbau. 1912 übernahm er die Rambeck-Werft mit angrenzenden Liegenschaften für 75 000 Goldmark und führte trotz Weltkrieg I (mit schwerer Verletzung), trotz Inflation und Weltwirtschaftskrise das Unternehmen zu großem geschäftlichen und sportlichen Erfolg. Regatta-Segelboote, Privat- und Motoryachten verließen die Werft, während des II. Weltkriegs auch zwangsweise im Rüstungsbetrieb für Staatsaufträge verschiedene Marineboote, Sturmboote fürs Heer und sogar 45 „Sprengboote", die ihren Piloten mit in den Tod schickten.

Nach Werftbesetzung, Beschlagnahme und einem verheerenden Brand konnte der unermüdliche Anton Dreher nach dem Krieg wieder den Aufbau beginnen und mit dem deutschen Wirtschaftswunder der fünfziger Jahre auch zu neuen Erfolgen aufsteigen. 1958 verstarb er, und sein Großneffe wurde Nachfolger. Dieser nächste Anton Dreher ist bis heute Eigentümer der Werft, die noch immer den Namen des Gründers trägt. Um das vor Jahrzehnten bewerkstelligen zu können, suchte Anton Dreher lange nach jemand mit dem offenbar seltenen Namen Rambeck. Eine Kundin erzählte ihm, sie habe beim Kartenspielen jemand kennengelernt, der wohl so heiße. Dreher selbst hatte ebenfalls einen Rambeck, Sprengmeister in Freising, ausgegraben. Nachher stellte sich heraus, daß es sich bei beiden um ein und denselben Rambeck handelte. Und der war bereit, auf die damals zur Beibehaltung des alten Werftnamens erforderliche Firmenbeteiligung einzugehen – wenn er auch bald nach den unterschriebenen Formalitäten wieder ausschied. So heißt das von Dreher-Händen gesteuerte Starnberger Unternehmen eben immer noch Rambeck-Werft.

Heute werden hier allerdings keine Boote mehr gebaut, weil die moderne Kunststoff-Produktion die alten handwerklich gefertigten Holzschiffe verdrängte. Aber die Rambeck-Werft hat seit etwa dreißig Jahren ein neues Leben als Liegeplatz , Pflege- und Reparaturstation für 300 im Wasser und 150 an Land überwinternde Segel- und Motorboote gefunden und bietet zur Miete auch kleine, gemütliche Übernachtungskojen an. Im Hafengelände hinter der für die Bootsdurchfahrt zu öffnenden und dem Fußgängerverkehr dienenden Nepomuk-Brücke steht auch ein ungewöhnlicher Siegespreis auf Marmorsockel – ein großer Bronzeguß der römischen Wölfin, des historischen Wahrzeichens von Rom. Gewonnen hat die Trophäe 1911 der Münchner Rechtsanwalt Dr. Clemens Pündter, der zusammen mit Konstrukteur Anton Dreher die auf der Starnberger Werft gebaute Motoryacht zum Sieg beim Etappen-Rennen Venedig–Rom über 1130 Seemeilen steuerte. Bis 1912 entstanden bei Rambeck übrigens schon 40 Motorboote.

Prominente Kunden waren damals auch die Wittelsbacher. 1910 baute Rambeck eine neue Jolle und 1913 eine noch schnellere für Prinz Ludwig, der bald darauf bis 1918 als Bayerns letzter König regierte. 1910 wurde an Prinzregent Luitpold eine fortschrittliche Yacht mit Elektroantrieb ausgeliefert. Die zwölf Meter lange „Gemse“ hatte Luxusausstattung, Mahagoni-Täfelung und sogar einen Eisschrank an Bord. Sie leitete auf dem Königssee als herrschaftliches Privatboot den bis heute eingehaltenen Kurs der leisen, umweltfreundlichen Elektroschiffe ein. Auch Prinz Franz von Bayern und die Prinzessin Wiltrud ließen Segelboote bei Rambeck bauen.

Zu den außergewöhnlichen Schiffen der Starnberger Werft gehörte eine ganze Familienfolge unter dem Namen „Rakete". Der Münchner Kommerzienrat und Konsul Hugo Kustermann, mit seinem Bruder Franz Erbe des Eisen- und Handelsimperiums von Vater Max Kustermann, gewann mit der mehrmals umgebauten Rennyacht Rakete I einige Regatten und brach als erster Binnensegler die Vorherrschaft der Offenwasser-Konkurrenten. Glanzstück der Rambeck-Entwicklungen für Hugo Kustermann war dann der Schoner Rakete VII. Dieser Zweimaster mit längsschiff stehenden Gaffelsegeln hatte 16,72 m Deckslänge, 3,22 m Breite, 11 Tonnen Wasserverdrängung, 150 Quadratmeter Segelfläche und einen abgetrennten Innenbordmotor. Er galt als Rambecks Gardeschiff und war die größte und eleganteste Yacht auf allen süddeutschen Seen. Außer den luxuriös ausgestatteten zwei Kajüten gab es eine Toilette und einen eigenen Mannschaftsraum. Das ungewöhnlichste Möbelstück an Bord war ein Klavier nach Maß, das aus Platzgründen allerdings mit einer Tasten- und Saitenoktave weniger auskommen mußte. Hugo Kustermanns Rakete VII blieb im Bayerischen Yacht-Club am Starnberger See von 1910 bis in die sechziger Jahre, zuletzt unter dem Namen „Hungaria", bis ihr neuer Eigner ihr auch Salzwasser im Mittelmeer zu kosten gab.

Anton Dreher beschäftigt heute noch 24 festangestellte Mitarbeiter. Sein Sohn Anton hat sich nach Bank- und Bootsbauerausbildung schon für die Nachfolge in der Werft entschieden. Beide sind natürlich Segler – aber ohne Zeit für Regatten. Der Vater spielt auch Golf in Feldafing, nur zu wenig für die Verbesserung unter Handicap 30. Wenn er auf die Runde geht, dann leistet er sich höchstens neun von achtzehn Löchern. Aber er ist entschlossen, im Jahr 2000 seinen Vorsitz im Deutschen Boots- und Schiffbauer-Verband abzugeben. Der Bayer, der immer noch Bremer Platt intonieren kann, will dann beim Segeln wieder intensiver den Duft des Starnberger Sees und auch öfter Bergluft wittern.

Der Vagabund und seine Gedichte

Er steht am spiegelblanken Wintersee und wirft mit leichter Hand den Schwänen und Enten Brotkrumen zu. Über ihm kreischen die Möwen. „Die sind gierig wie die Geier", sagt Pierre. Aus Peter Michael Beldzik hat er Pierre gemacht, weil Peter heißen alle. Am liebsten hat er, wenn er „Papa Schlumpf" genannt wird. Ein kleiner hellblauer Plüsch-Schlumpf hängt an seinem Rucksack. Drei pralle Plastiktüten liegen daneben auf der Bank. Von neun bis vier sitzt Papa Schlumpf hier, wenn die Sonne scheint. Es ist Sonntag. Wenn die mächtigen Glocken von den Tutzinger Kirchtürmen die Luft erfüllen, hebt Pierre den Kopf. „Psst, nicht reden!" Aus dem kleinen Transistorradio neben ihm tönen auch grad die Mittagsglocken – aus der Pfalz diesmal, seiner Heimat. Pierre ist zweimal Witwer geworden und seit 24 Jahren Wandersmann, ohne Bett, ohne festen Wohnsitz. Er schläft unter freiem Himmel, er ist überall zu Hause. Himmel ist überall. Bei schlechtem Wetter sucht er sich einen Platz unter Nadelbäumen, da tropft es nicht so,

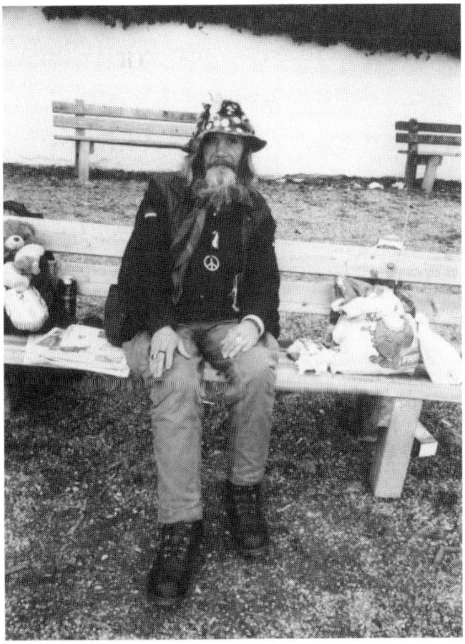

Er fühlt sich nicht als Penner, sondern als stolzer Vagabund. Seit 24 Jahren lebt Peter Beldzik von Gelegenheitsarbeit und macht Gedichte.

wenn es regnet. Die Laubbäume lassen die Blätter hängen und das Naß durch. Der Vagabund weiß Bescheid.

Der Starnberger See zieht ihn an wie ein Magnet. „Hier ist es am schönsten.“ Er kennt ganz Deutschland, ist immer auf der Walz. Ammersee, Bodensee, Hamburg. Arbeit gibt es allerorten, man wartet schon auf ihn. Arm ist der freiwillig Obdachlose nicht. Am Sonntag hat er zwanzig Mark in der Tasche, und am Montag, Arbeitstag irgendwo, gibt's wieder Geld. Er zahlt Steuer und Versicherung, die Steuer kriegt er wieder raus. Pierre ist gelernter Automechaniker, ausgebildeter Pferdewirt und in allem geschickt. Er flickt Zäune, mäht mit der Sense, schaufelt Schnee, arbeitet als Möbelpacker und in Bierzelten. Er hilft Lkws auf- und abladen. Es nimmt ihn auch mal einer mit nach Italien.

Papa Schlumpfs Hut ist schwer, bespickt mit Münzen und Medaillen. Er kommt halt viel rum. Wenn er den Hut vom Kopf hebt, erscheint eine graue seidige, gepflegte Mähne. Lächelnd verrät er, daß er Löwe ist: „25. 7. 1947“, wie man auch am Vollbart sieht. Pierre ist ein weiser, ruhiger Mann, der sein Leben erzählt wie schöne Geschichten. Der sich viele Gedanken macht und Gedichte schreibt, weil die vielen Gedanken einfach Gedichte werden. Wie dieses:

Ich möchte mich treiben lassen
wie ein Blatt im Wind,
bevor es zu Boden fällt.
Ich möchte mich treiben lassen.

Ich möchte mich treiben lassen
wie ein Floß im Meer,
hoffend, in einen sicheren Hafen zu gelangen.
Ich möchte mich treiben lassen.

Ich sehne mich in die sorglose Kindheit,
in der ich nichts wußte von Haß und Liebe dieser Welt.
Ich sehne mich in den Schoß der Frau, die sich Mutter nennt.
Ich sehne mich zurück ins Nichts.

Am Kiosk in der Tutzinger Bahnhofshalle ist Papa Schlumpf Stammgast. Daß da immer was los ist, genießt er. Da schaut er sich die Montagsgesichter an und die Freitagsgesichter – die schon am Mittwoch anfangen, sich aufzuhellen. Im Winter schläft er auch mal im Bahnhof. Irgendwo in einer Hütte („Die verrat ich nicht!“) hat er einen Spirituskocher für die warme Mahlzeit. Wenn er sich die nicht bei den Benediktinerinnen im Kloster holt oder immer dort, wo es Suppenküchen gibt.

Heute hat er alles dabei. Selbstgemachten Knödelsalat und zum Nachtisch Ananas aus der Dose. Es gibt Bier und Cola. Als Kind wuchs er in Heimen auf oder „im Internat“, wie er sagt, in Benediktbeuern. Da flog er aber raus, weil dem Ministranten, der er war, der Meßwein zu gut geschmeckt hat. Ein spitzbübisches Lächeln begleitet die freimütige Aussage. Heute tankt er lieber frische Luft. So sieht er auch aus, einfach gesund. Seinen Abfall packt er fein säuberlich zurück in eine Plastiktüte, auch Fetzen, die rumliegen, „weil die Leute schlimm sind.“ Pierre ist ohne Fleck und ohne Fussel, es fehlt kein Knopf. Ketten und ein großes Peace-Zeichen am Lederbandl hängen auf dem blauen Pulli. Die Schuhe sind blankgeputzt. Wie schafft er das bloß? Die Caritas macht’s möglich, er kann duschen und Wäsche waschen zum Beispiel in Starnberg und in Weilheim. Seine liebste Badewanne ist der See – im Sommer.

Wenn Papa Schlumpf, der lächelnde Vagabund, auf große Wanderschaft geht und alle Habe mitnimmt, sind es 63 Kilo. Ein großer Rucksack und ein paar Plastiktüten. Schweres Gepäck. An seinem Haklstecken ist eine Fahrradglocke. Die braucht er, wenn’s eng wird, und die Leut aus dem Weg müssen. Er darf nicht aus dem Schritt kommen, sonst reißt ihn das Gepäck um und er liegt auf dem Rücken wie ein Käfer, kommt nicht mehr hoch. Er will doch immer weiter. Und … immer wieder zurück an den Starnberger See.

Mit heißer Luft über den See

Das sicherste Luftfahrzeug ist ein Heißluftballon. Das sagt aus eigener Erfahrung und mit statistischer Gewißheit die in Tutzing lebende Birgit Hänfling-Olm. Sie war früher Stewardess bei der Lufthansa und dann Chefstewardess bei *German Wings*. Jetzt gibt sie ihr Wissen für die Ausbildung junger Stewardessen weiter und fährt selbst durch die Luft statt zu fliegen. Eine wunderschöne Ballonfahrt im Elsaß hat sie vor zehn Jahren umgestimmt. Die attraktive unternehmungslustige Dame gründete 1991 die Firma *Blue Up*, das erste in München zugelassene Luftfahrtunternehmen für Heißluftballone. Sie erwarb dafür die Piloten-Lizenz, um die Welt auf diese faszinierende lautlose Art von oben zu betrachten und das ursprünglich sehr exklusive Vergnügen auch anderen Menschen zu ermöglichen.

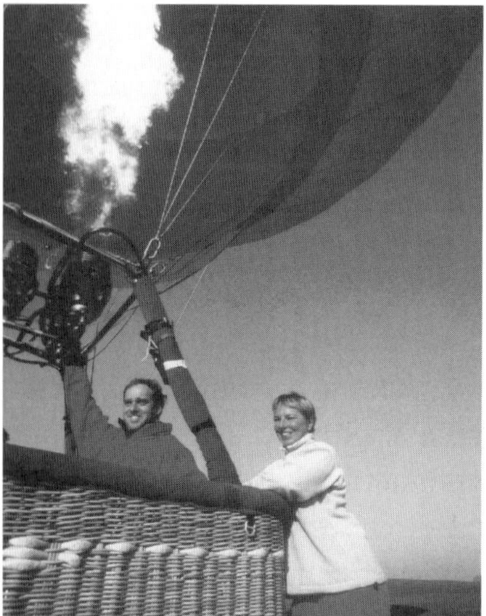

Im Heißluftballon über den See und das Alpenvorland – das himmlische Erlebnis haben Birgit und ihr Mann Lothar Olm populär gemacht.

Die Chefin von Blue Up warb Berufspiloten an. Einer kam aus England, hieß John Henderson und wies sich mit Ballonfahrer-Zeugnissen und auch als Ex-Butler der Queen aus. Birgit sagt: „Er war sehr britisch, konnte aber nicht schwimmen, weshalb er im Ballon möglichst nur über Land fahren wollte." Der nächste, der sich vorstellte, war ein Luftfahrt-Ingenieur mit Pilotenlizenz für Ballon und Hubschrauber. Er heißt Lothar Olm und blieb Birgit nicht nur als Pilot. Er holte sie aus Schwabing an den Starnberger See, und seit drei Jahren wohnen die beiden in Tutzing, ein paar Kilometer von seinem Heimatort Unterzeismering. Geheiratet wurde in der Karibik. Jetzt führt das luftfahrende Ehepaar gemeinsam eine GmbH u. Co. KG mit zwei Heißluftballonen. Lothar will auch noch die Lizenz als Berufspilot für Hubschrauber erwerben, und Birgit denkt sich immer mal neue Schmankerl für ihre Ballonkunden aus. So gibt es da auf Wunsch ein „Champagner-Frühstück über dem Starnberger See“ (mit 60 bis 90 Minuten Ballonfahrt) oder die „Panoramafahrt“ mit anschließender Ballonfahrertaufe und als Höhepunkt mit grandiosem Ausblick auf Seelandschaft und Alpen die „Ballonfahrt auf den Spuren von Kaiserin Elisabeth“ mit anschließendem „Original-Sissi-Menü“ im Feldafinger Hotel „Kaiserin Elisabeth“.

Als Piloten werden auch ballonerfahrene Flugkapitäne eingesetzt, die das beschauliche Gleiten ohne Düsentriebwerk und komplizierte Technik selbst sehr genießen. Der Heißluftballon ist die älteste menschliche Erfindung für die Luftfahrt. Schon 1783 gelang damit in Frankreich der erste bemannte Aufstieg. Die von einem Becken mit glühender Holzkohle beheizte Luft stieg in die unten offene, papiergefütterte Leinwandhülle. Die heutigen Nylonballone fassen 5000 Kubikmeter Luft, die mit einem Ventilator eingeblasen und dann zum Aufstieg mit Propangas erhitzt wird. Am Boden bleibt ständig der „Verfolger“ im Funkkontakt und begleitet die himmlische Reise im Transportauto für die Heimfahrt nach der Landung. Birgit: „Wenn einen der Wind beim Landen auf einen Zaun oder Wald zutreibt, muß man sich zum Schnellabstieg entschließen und Luft aus dem Ballon lassen oder die Luft aufheizen und noch einmal steigen und die nächste geeignete Wiese suchen.“ Die weichen Landungen gelingen natürlich am besten im Winter auf Schneeboden, wenn der Ballon mit seinen Kufen ausschlittert. Die leidenschaftliche Skifahrerin Birgit rühmt den Winter überhaupt als ideale Zeit fürs Ballonfahren: „Der Auftrieb in der kalten Außenluft ist stärker, die Sicht klarer als im dunstigen Sommer, und man friert auch bei Minusgraden nicht im Korb unter dem Ballon, der so schnell wie der Wind fährt und keine Luftbewegung spüren läßt.“

Diese Eigenschaften machen den besonderen Reiz des Ballonfahrens in Höhen zwischen 150 und 3000 m aus und unterscheiden es auch vom Segelfliegen. Wenn Ballon und Segelflugzeug sich in der Luft begegnen, dann wissen die Piloten nach einem gängigen Branchenspruch, „daß einer etwas falsch macht“. Der Segelflieger sucht nämlich die Thermik, der Ballonfahrer meidet sie. Deshalb startet er auch am frühen Morgen oder abends drei Stunden vor Sonnenuntergang, wenn keine warme Luft mehr aufsteigt. Wetterkunde und -prognose ist beim Ballonfahren besonders wichtig. Dafür gibt es spezielle Informationsstellen, die ihre Auskünfte immer auf Band speichern. Falls ein Ballonpilot dann trotz Wetterwarnungen wie „Föhn“ oder „Gewitter“ startet, kann er bei Unfällen oder anderem Mißgeschick keine Ausreden vorbringen.

Ballonfahrerin Birgit führt ein abschreckendes Beispiel an. Vor einigen Jahren waren Journalisten nach Gstaad zur Ballonfahrt in den Schweizer Alpen eingeladen. Trotz angesagter und durch Wetterzeichen schon sich ankündigender Föhngefahr startete einer von drei bereitstehenden Ballonen und stürzte aus tausend Meter Höhe ab. Ein brutaler Föhnstoß hatte die Hülle zerrissen. Unter den Toten war der Alpin-Journalist und Bergsteiger Georg Schimke aus Pöcking.

Mahnmal gegen das Vergessen

Der Kinderarzt Dr. Werner Schneidt, bald 80, lebt jetzt in seinem Elternhaus am Südende des Starnberger Sees. Er war immer begeisterter Segler und Motorradfahrer. Ein sportliches Auto und einen Motorroller fährt er noch heute, und wenn es Frühling wird, kommt sofort das Ruderboot ins Wasser. Fündundzwanzig Jahre lang hatte Dr. Schneidt seine Praxis in Starnberg. Er kann die Kinder nicht zählen, die er zusammen mit seiner tatkräftigen Frau Ju vom Winzling an, dann mit dem Schulranzen auf dem Rücken und der Angina im Hals betreut und verarztet hat. Heute wohnen viele von ihnen als große Leute rings um den See. Ab und zu besuchen die Patienten von einst den alten Kinderdoktor und führen ihm stolz den Nachwuchs vor.

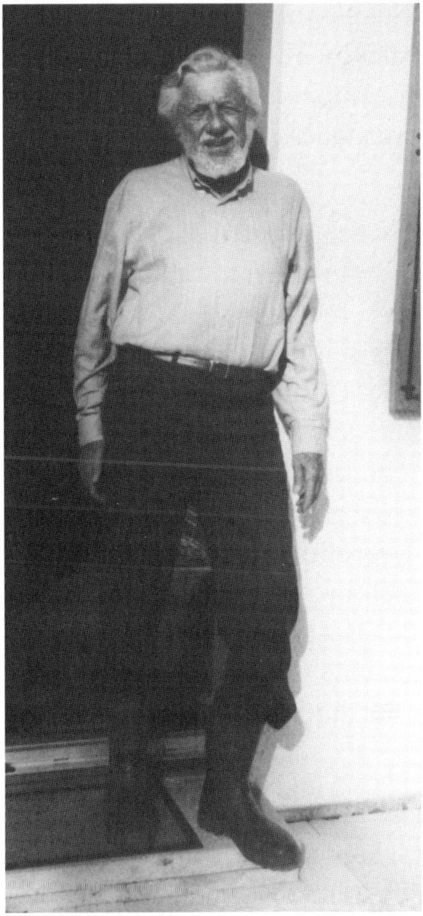

Für ein Seeshaupter Mahnmal zur Erinnerung an die hier gestrandeten KZ-Opfer setzte Dr. Werner Schneidt sich entschieden ein.

Bis er sich als Kinderarzt niederlassen konnte, war das Leben hart für ihn. Sein Großvater, königlich bayerischer Hofrat, war Jude. So sind dem Enkel immer die Nazis und die Gestapo auf den Fersen gewesen. Aber zum Glück hatte er auch Beschützer. Vom Studium wurde er 1942 ausgeschlossen, aber sofort zur Wehrmacht eingezogen. Der Soldat Schneidt schaffte es bis zum Sanitäts-Obergefreiten. Zum Unteroffizier durfte er schon nicht mehr befördert werden. Mit Hilfe des bekannten Neurologen Dozent Dr. Karl Friedrich Scheid, Widerstandskämpfer und Mitglied der Freiheitsaktion Bayern, konnte Werner Schneidt dann im Krieg immerhin noch zwei Semester studieren. Dr. Karl Friedrich Scheid, zu jener Zeit Chefarzt eines Münchner Lazaretts, wurde in den letzten Tagen des Krieges von der SS erschossen. Werner Schneidt konnte sein Staatsexamen erst 1947 ablegen.

Das Kriegsende erlebte er mit Frau und Kind in München. Es gab keinerlei Verbindung nach Seeshaupt zu Mutter und Großmutter, keine Post und keine Fahrmöglichkeit. Erst nach vier Wochen Besatzungszeit öffnete sich für die Münchner das Tor zur Welt. Sie durften sich fünfzig Kiliometer weit von der Stadt entfernen. Und so planten die Schneidts eine „Reise“ nach Seeshaupt. Vater Schneidt hatte im Tauschgeschäft mit einer halblahmen Armbanduhr und abgesparten Lebensmittelmarken zwei alte Radl organisiert, repariert, zurechtgebogen.

Vater und Mutter, das Kind im Körbchen, wagten die lange Fahrt. Kein Mensch begegnete ihnen. Das Wiedersehen mit dem alten See war unheimlich schön. Aber die Reise schien schon in St. Heinrich zuende. Nicht weil die mürben Radlreifen unterwegs dreimal geflickt werden mußten, sondern weil beim Gasthaus „Fischerrosl“ ein amerikanischer schwarzer Soldat ihnen den Weg versperrte und der müden Familie mit kaugummiverklebtem Englisch klarzumachen versuchte, daß die 50-Kilometer-Grenze genau dort in St. Heinrich erreicht war. Aber Großmutter und Urgroßmutter hatten die Enkelin noch nie gesehen und wohnten doch in Seeshaupt, nur noch ein paar Kilometer weiter. Da drückte der Besatzungssoldat ein Auge zu und dem blonden kleinen Mädchen eine Orange in die Hand. Er gab gnädig die Straße frei. Nun war für die Schneidts erst wirklich Frieden.

Zu dieser Zeit sah das Leben im Dorf Seeshaupt ganz friedlich aus. Doch in den letzten Tagen des Krieges, kurz zuvor, hatte es das Grauen des Naziregimes noch zu spüren bekommen, als ein Güterzug mit fast 1600 KZ-Häftlingen nach langer Irrfahrt Richtung Alpen auf dem Bahnhof Seeshaupt stehenblieb. Für das Elend der Menschen, die lebend und tot in die Waggons gepfercht waren, gab es kein Ziel, nur ein Ende der Strecke am Ende des Krieges. Aus den Güterwagen wankten die noch Lebenden in die Freiheit – in das liebliche Seeshaupt, das vom Krieg verschont geblieben und nun fürchterlich erschrocken war und urplötzlich ein Schicksal hatte. Das Grauen zog durch seine Straßen, zog in seine Häuser ein. Es quollen mehr geschundene Menschen in den Ort als Seeshaupt Einwohner hatte. Es zog ein dunkler Schatten über den See.

Fünfzig Jahre danach wurde in der Bahnhofstraße zur Erinnerung an diesen 30. April 1945 ein Denkmal errichtet. Dr. Werner Schneidt, von 1990 bis 1996 Gemeinderat in Seeshaupt, ist sehr engagiert beteiligt gewesen an der Aufstellung dieses Mahnmals gegen das Vergessen.

Weiches Seewasser für Sissis Schönheit

Das berühmteste Hotel am Starnberger See trägt seit 1900 mit Genehmigung des k.u.k. Hofmarschallamts in Wien den Namen der aus Possenhofen stammenden österreichischen Kaiserin Elisabeth, die hier von 1870 bis 1892 alljährlich einige Sommerwochen verbrachte. Von dieser Zeit weiß Tino von Gleichenstein, Juniorchef des Feldafinger Hotels, nur noch aus alten Erzählungen und Aufzeichnungen. Aber er hat zur Erinnerung ein Buch herausgebracht: „Menüs à la Kaiserin Elisabeth – Kulinarisches und Lyrisches" mit sechs Originalrezepten von besonderen Mahlzeiten, mit vielen Desserts wie Mousse au Chocolat, Aprikosenkugeln oder Schokoladenbrot und dazwischen gestreut einigen Gedichten der Kaiserin. Im Vorwort gesteht der Hotelier, gelernter Betriebswirt mit Touristikergänzung und ausgebildeter Koch, daß er als kleiner Bub vor einem Gemälde der schönen Kaiserin immer wieder fasziniert gestanden sei und sich später über ihre „teilweise recht üppigen Menüs" bei ihren Feldafinger Aufenthalten gewundert habe. In den Elisabeth-Biographien seien zwar immer die Abmagerungskuren ausführlich geschildert, aber man könne doch annehmen, daß Sissi während ihrer Aufenthalte in der bayerischen Heimat die von ihr ausgewählten Menüs „mit größtem Appetit verzehrt hat." Den Saibling ließ sie in Seewasser kochen, die Frühstückseier mußten ganz frisch und noch warm von der Henne zubereitet werden. Die Kaiserin trank auch Bier, aber am liebsten Milch, die sie auch „gestockt" gern in ihrem Salon zu sich nahm.

Mit dem weichen Seewasser, das ein Fischer täglich frisch in einer Kanne brachte, machte die Kaiserin Morgentoilette. Zur Haarpflege hatte sie eine adlige Dame, die jedes beim Kämmen ausgefallene Haar melden mußte. Zum rund 50 Personen starken Wiener Gefolge gehörte auch ein adliger Leibkoch, und für die speziellen österreichischen Mehlspeisen mußte das Hotel einen eigenen Herd anschaffen. Im kaiserlichen Extrazug nach Feldafing wurden alljährlich 12 bis 15 Pferde und einige Equipagen mitgebracht. Zur Huldigung beim Empfang der Kaiserin stellten sich der Ortspfarrer und der Lehrer mit seinen Schülern ein, die Mädchen alle weiß gekleidet. Die Töchter des Hotelbesitzers Max Strauch sagten Gedichte auf, und vom Balkon aus warf die Kaiserin den Kindern dann Süßigkeiten zu. Zu Besuch kamen manchmal andere Hoheiten wie König Franz von Neapel, Fürst von Thurn und Taxis oder Kronprinz Friedrich von Preußen, die in den feinen Privatvillen von Maffei oder Pschorr untergebracht wurden. Um dem Publikumsgedränge vor dem Hotel zu entgehen, stieg die Kaiserin mit ihrem Gast meist vorher aus der Kutsche und nahm den Hintereingang in den Park.

1882 wurde das südöstliche Zimmer im 1. Stock des Hotels mit 12 Zentimeter dicken Bodenmatten, Ringen und Sprossenwand als Turnsaal für die Majestät ausgestattet. Im Pfarrhause gegenüber erhielt Elisabeth Unterricht im Florettfechten. Wenn sie vormittags zu Fuß an den See spazierte und baden wollte, wurde das ho-

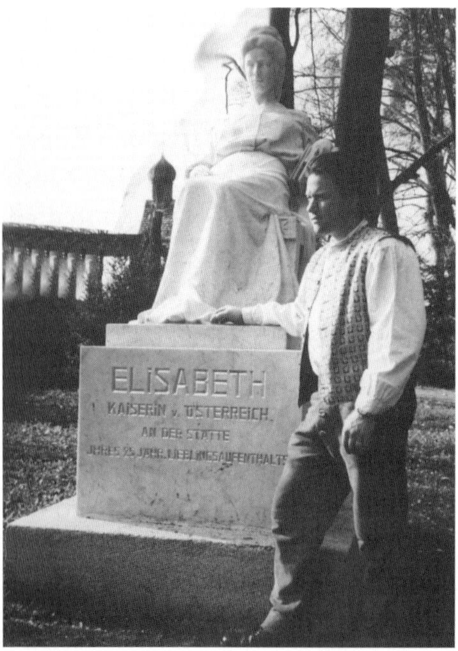

Hotelier Tino von Gleichenstein am Denkmal der Kaiserin Elisabeth von Österreich im Park des nach ihr benannten Feldafinger Hotels.

teleigene Damenbad unter Bewachung von zwei Gendarmen abgesperrt. Die Kaiserin machte auch stundenlange Fußmärsche von Feldafing bis nach Andechs und fast täglich ritt sie auf ihrem ungarischen Pferd aus. Das Hotel hatte drei auch heute noch schön gekachelte Ställe mit jeweils vier Boxen. Damit Majestät möglichst unbehelligt und direkt aus dem 1. Stock zum Stall in den Hof kam und auch wegen Elisabeths Angst vor Feuer ließ der damalige Hotelier Max Strauch eigens eine Wendeltreppe einbauen, auf der auch Seelenfreund König Ludwig II. zu Besuch kam und wieder entschwand. Diese Wendeltreppe gibt es noch, aber sie wurde nach Abbau im Hotel an die Traubinger Pfarrkirche verschenkt, wo sie noch heute in die Ministrantensakristei hinaufführt. Kaiserin und König trafen sich manchmal auf der Roseninsel. Wenn einer die Verabredung nicht einhalten konnte, hinterließ er in einem Hotelschreibtisch, zu dem beide einen Schlüssel hatten, entsprechende Nachricht. Nach dem Tod Ludwigs II. fand sich übrigens ein Brief der Kaiserin mit der Adresse „Von der Taube an den Adler".

Aus der Possenhofener Familie des Herzogs in Bayern kamen oft bis zu fünfzehn Angehörige an den gemeinsamen Mittagstisch im Feldafinger Hotel, das während Elisabeths Aufenthalt seine übrigen Gäste in der 1876 errichteten Dependance oder in nahen Villen unterbringen mußte. Heute gibt es im Hotel „Kaiserin Elisabeth" noch eine „Original Sissi-Suite mit großem Balkon". Die Preise inklusive Frühstück, Service und Mehrwertsteuer liegen für die 30 Einzel- und 35 Doppelzimmer zwischen 115 und 550 Mark. Juniorchef Tino von Gleichenstein, der mit seinen verwandten Eignerinnen Maria Borchard und Emilie Kraft eine Offene Handelsgesellschaft (OHG) bildet und das Unternehmen einmal allein übernehmen soll, muß beim Bericht über die wechselvolle Geschichte des Hotels immer wieder selbst nachsinnen, kann aber die wichtigsten Daten servieren.

Das alte Feldafinger Wirtshaus auf dem herrlichen Aussichtsplatz über See und Berge erwarb der Münchner Industriepionier und Großgrundbesitzer Joseph Anton von Maffei, tauschte es aber bald gegen ein Grundstück der Eheleute Johann und Elisabeth Hierl am Münchner Promenadeplatz ein. Die Hierls führten die Wirtschaft in Feldafing fünfzehn Jahre lang, und Maffei ließ auf seinem neuen Grund in München den „Bayerischen Hof" errichten. Das Gasthaus über dem See kaufte 1871 der einheimische Baumeister Johann Biersack, baute es im „Schweizer Stil" um und verpachtete es an Max Strauch, der es dann 1875 erwarb und weiter vergrößerte. Über diesen umgänglichen und erfolgreichen Mann urteilt der Feldafinger Oberlehrer Ferdinand Kistler in einem ungedruckten gemeindeeigenen Heimatbuch so: „Man konnte denselben seinem Äußeren nach eher für einen jovialen Posthalter in einer Mittelstadt gehalten haben als für einen Hotelier." Ein Sohn von Max Strauch kaufte übrigens auch das älteste und bekannteste Hotel in Leoni am Ostufer des Sees. Dieser Sohn hieß Oskar und wurde mit seiner Frau Anna Taufpate des später berühmten Schriftstellers Oskar Maria Graf. Dessen Eltern hatten aus ihrer Bäckerei und Kolonialwarenhandlung in Berg das Hotel in Leoni beliefert.

Vater Max Strauch, dessen Ur- und Ururenkel heute noch in Feldafing leben, verkaufte 1896 das unter ihm international bekannt gewordene Hotel Strauch an den weitgereisten weltmännischen Hotelier Max Zwickl, der auch das Recht zur Umbenennung in „Hotel Kaiserin Elisabeth" erlangte. Nach seinem Tod übernahm 1905 der aus Unterfranken stammende Georg Kraft den Besitz und baute ihn weiter aus mit Zimmer-Telefonen, Tennisplätzen, feuersicherer Garage, Lift, vergrößerter Süd-Terrasse, Bankettsaal, Kellerbar und unterirdischer heizbarer Kegelbahn. Als Kraft 1936 verstarb, führten seine Töchter Maria und Emilie das Hotel weiter, das inzwischen auch eine internationale Adresse für Golfspieler geworden ist. Zu den Gründungs- und Vorstandsmitgliedern des Golfclubs Feldafing gehörte im Jahre 1926 Hotelier Georg Kraft, und die ersten Ehrenmitglieder waren Prinz Adalbert von Bayern und die Prinzessinnen Auguste und Maria del Pilar. Auch Tino von Gleichenstein ist Mitglied und Golfspieler in dem Club, für dessen Driving Range das Hotel den gegenüberliegenden Grund verpachtet hat. Aber der Juniorchef hat wenig Zeit für große Golfrunden und geht eher mal eine Stunde joggen oder surfen.

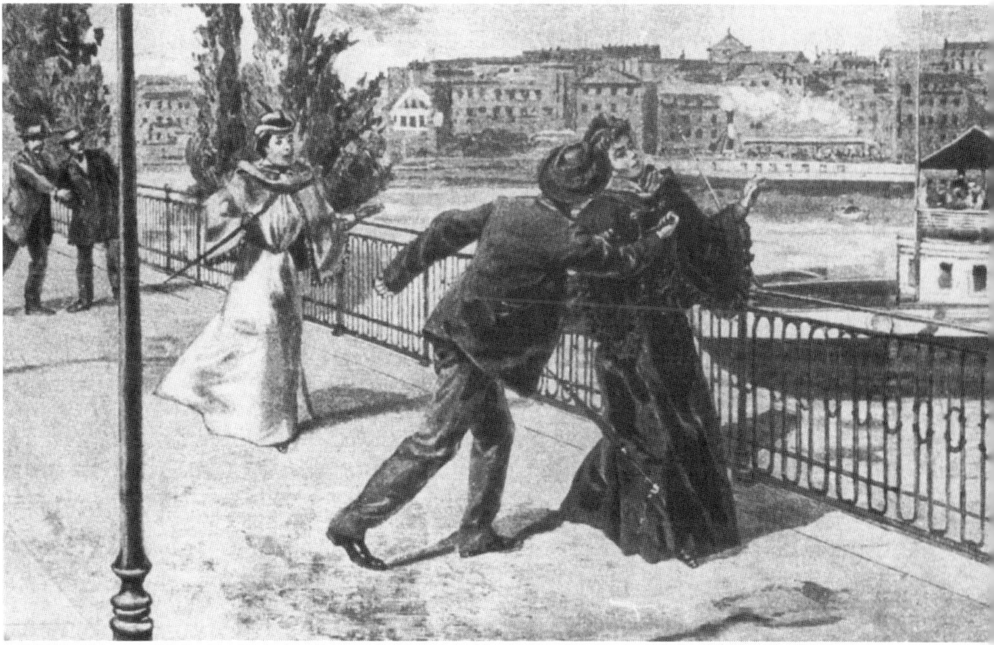

Das Attentat: Ein italienischer Anarchist erstach 1898 Kaiserin Elisabeth von Österreich am Genfer See. Augenzeuge war Max Strauch (im Hintergrund links), in dessen Feldafinger Hotel Sissi regelmäßig Urlaub machte.

Vom einstigen Hotelbesitzer Max Strauch gibt es übrigens eine Schilderung des tödlichen Attentats von Luigi Luccheni, einem italienischen Anarchisten, auf Kaiserin Elisabeth am 10. September 1898[78]:

„Ich war eben im Begriffe, mit einigen Freunden dem Seeufer entlang zu spazieren, als ich von einem Bekannten aufgehalten, etwas zurückblieb. Als meine Freunde eben die Landungsbrücke passieren wollten, stürzte sich ein Individuum auf die nichts ahnende Kaiserin, welche eben im Begriffe stand, das bereitliegende Dampfboot nach Montreux zu betreten. Die Kaiserin kam

zu Fall, und meine Freunde, welche die Kaiserin nicht erkannten, hoben die Dame auf, reinigten noch ihren vom Staub beschmutzten Rock, worauf die Kaiserin noch in französischer Sprache herzlichst dankte und ihren Weg auf das Dampfboot fortsetzte. Das Eigenthümliche hiebei war, daß meine Freunde, welche die Kaiserin aufhoben, von dem Stiche nichts bemerkten, und auch die hohe Frau selbst anscheinend nichts fühlte. Kaum war der Dampfer ungefähr zehn Minuten gefahren, als er wieder umkehrte und unter Volldampf dem Hafen zusteuerte. Aufmerksam dadurch gemacht, und ahnend, daß etwas Besonderes vorgefallen sein müsse, eilten wir der Landungsbrücke zu und kamen eben an, als die Kaiserin mit gebrochenen Augen auf Stühlen vom Dampfboote ins gegenüberliegende Hotel Beaurivage gebracht wurde. Es war dies für mich ein furchtbarer Anblick, diese edle Frau, deren höchster Lebenszweck war, Wohlthätigkeit zu üben, durch Bubenhand meuchlings dahingemordet zu sehen. Noch im vorigen Jahre, gelegentlich eines Besuches am Starnberger See, nahm sie ihr Diner bei uns, Hotel Strauch in Feldafing, in welchem sie 21 Jahre hindurch jedes Jahr einige Wochen verweilte.“

Auf wunderbare Weise ist Sissi (oder Sisi, nach neuer Schriftdeutung auch Lisi) – also die Kaiserin Elisabeth nach Feldafing zurückgekehrt. Als Denkmal. Das wurde noch zu Zeiten der k.u.k Monarchie auf der Kurpromenade im böhmischen Franzensbad errichtet, aber nach dem I. Weltkrieg in der Tschechoslowakischen Republik vom Sockel gestürzt. Der Bildhauer Karl Wilfert d.J. aus Eger zog 1922 nach Feldafing und erinnerte sich an sein 1905 geschaffenes Denkmal. Bei Nachfragen stellte sich heraus, daß die große Marmorfigur noch in einem alten Schuppen von Franzensbad lag. Wilfert ließ sie unter großen Schwierigkeiten nach Feldafing bringen und vermachte sie der Gemeinde. Die ließ das Denkmal der bayerischen Herzogstochter und österreichischen Kaiserin im Park des nach ihr benannten Hotels aufstellen. Und da thront Lisi-Sisi-Sissi-Elisabeth immer noch.

Mit Fischfang durch die Jahrhunderte

Seeshaupt heißt der über tausend Jahre alte Ort, und er ist mit seiner eiszeitlichen Geröllterrasse wirklich das erhobene Haupt über dem langgestreckten Becken des Starnberger Sees. Der Blick schweift von hier aus in die Unendlichkeit, macht Gedanken frei. Einen der Plätze zum Träumen am Seeshaupter Ufer besitzt die Familie Kirner. Hans ist Lehrer für Deutsch und Geschichte an der Tutzinger Realschule, seine Ehefrau Gisela war ebenfalls Realschullehrerin (Mathematik und Physik), hat aber nach der Geburt von Tochter Katrin die Prüfung als Fischwirtschaftsmeisterin abgelegt und die angestammten Hauspflichten übernommen. Sie fischt, vermarktet den Fang, versorgt Bojen und Steg. Vor vier Jahrhunderten stand hier auch schon das Holzhaus eines Fischers, und 1860 wurde ein festes größeres Haus errichtet, das mit Umbauten bis heute erhalten blieb. Das Erdgeschoß, in dem Hans Kirners Mutter noch lange ein Café mit berühmter Kuchenauswahl geführt hat, ist jetzt verpachtet als Restaurant.

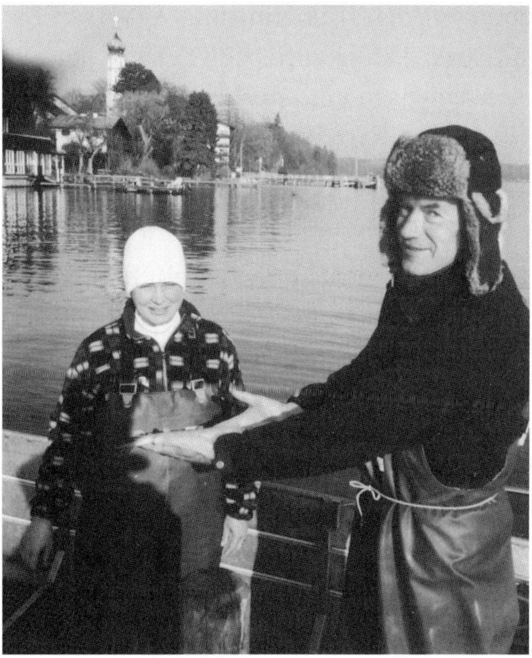

Gleich neben dem Seeshaupter Dampfersteg, mit Logenplatz über dem See, leben Hans Kirner und seine Frau Gisela, die Fischwirtschaftsmeisterin.

Die Kirners leben drüber im Obergeschoß. Hans ist in Seeshaupt aufgewachsen, seine Frau aus München hat schon immer vom Leben auf dem Land geträumt. Er erzählt von seinem früh verstorbenen Vater. Der war weit über Seeshaupt hinaus bekannt und hatte „gern viele Fäden in der Hand". Er leitete den örtlichen Fußballclub und machte überall auch selbst mit. Als Fußballer spielte er so gut, daß sein Sohn noch oft gefragt wurde, ob er wohl der Sohn von dem Fußballer

Kirner sei. Der Senior übernahm Pflichten als Bürgermeister, Kreisrat und Vorsitzender der Fischereigenossenschaft Würmsee, die von der staatlichen bayerischen Seenverwaltung die Fischrechte pachtet und an die verbliebenen 36 Fischer am Starnberger See vergibt.

Keiner kann von den Erträgen als Berufsfischer leben. Deshalb ließen die Kirners ihren Sohn studieren. Da nach dem Tod des Vaters das historische ans Grundstück gebundene Fischrecht der Mutter von Hans zufiel, fing der Geschichtslehrer auch bald Renken, Saiblinge und Hechte, zunächst in den Semesterferien; jetzt fischt er noch morgens früh vor der Fahrt in die Schule. Über die Hausgeschichte kann Kirner genau berichten. Im alten Fischeranwesen war wie bei den meisten Fischerfamilien rings um den See auch eine kleine Landwirtschaft zur Selbstversorgung betrieben worden. Bis zum Jahr 1787 saß Familie Gebhard auf dem Grundstück. 1857 kaufte sich der Fischer Georg Ambacher ins Seeshaupter Anwesen ein und heiratete nach dem Tod seiner ersten Frau die Katharina Kirner aus dem nahen Ort Eichendorf, die ihren unehelichen Sohn Martin Kirner mitbrachte – den Urgroßvater vom heutigen Hans Kirner.

Der erste Seeshaupter Dampfersteg führte unweit vom Kirner-Anwesen steil über eine Treppe in den Ort und direkt zum Gasthaus „Post“. Auf Carl Spitzwegs Ölgemälde „Ankunft in Seeshaupt“ ist das sehr stimmungsvoll als Idylle mit dem alten Dampfer „Maximilian“ und fröhlichem Volk dargestellt. Die Wirtschaft gehörte einst dem Kloster Bernried und bestand schon 1492. Sie übernahm 1857 als königliche Posthalterei auch die Stellwagen- und Pferdebetreuung für die von Seeshaupt mit Kutsche nach Murnau, Mittenwald und Innsbruck weiterreisenden Dampfschiffgäste. Als Seeshaupt dann 1865 Station der von Tutzing nach Penzberg verlängerten Eisenbahnstrecke wurde, wuchs sich das Gasthaus „Post“ zum respektablen Hotel mit Ökonomiegebäuden aus. Heute stehen dort schöne Appartement-Häuser für Betreutes Wohnen von Senioren und ein neu errichteter Gasthof.

Der Seeshaupter 2. Bürgermeister, Realschullehrer und Fischer Hans Kirner ist glücklich mit seiner Familie im Haus am See und auch im Ort, wo er aufgewachsen ist. Zum heutigen Seeshaupt sagt er: „Das ist kein Dorf und das ist keine Stadt. Früher hatten wir viele sogenannte Sommerfrischler, die hier nur ein paar Wochen lang wohnten und sich immer wieder in die Stadt zurückzogen. Jetzt gehören sie zur gut gemischten Bevölkerung. Und Seeshaupt ist ja auch ein schöner Platz zum Leben. Es gibt außer dem See und der Landschaft für die dreitausend Einwohner am Ort alles, was man so braucht.“ Die Kirners hoffen, daß ihre 17jährige Tochter auch einmal das Fischereihandwerk erlernt. Katrin weiß noch nicht recht, ob sie will. Jetzt möchte sie erst einmal das Abitur machen und studieren. Wenn sie nicht Fischermeisterin wird, erlischt das uralte Fangrecht der Familie.

Kutschenfahrt wie in der alten Zeit

So ein Kerl, so ein altbairischer. Schwarze Lederbundhose, Bierbauch im Trachtenhemd, über hundert Kilo, gut einsneunzig hoch, tief hallende Stimme, grauer Kinnbart, eindrucksvolle Handteller – und das alles gemütlich unter der niedrigen Decke der guten Stubn im Bauernhof. Dabei kommt er aus Berlin und war zwölf Jahre lang bei der Marine, kreuzte in der Ost- und Nordsee herum und verabschiedete sich einen Tag nach der Hochzeit von seiner Frau in Kiel für eine sechsmonatige Weltreise auf dem Motorschulschiff *Deutschland*. Um das alles noch rätselhafter zu machen, berichtet Andreas Nemitz, daß er Sohn eines Kunsthistorikers und Theaterkritikers ist und seine Frau die Tochter eines Romanisten, der an den Universitäten in Bologna und Kiel gelehrt hat. Wie zur Verkleidung und Verwirrung erzählt der Herr, der er ist, in sonorem Bayrisch, daß er als königlicher Postillon in blauer Originaluniform von 1849 auf dem Kutschenbock sitzt und seine Gäste wie zu alten Zeiten vor Eisenbahn und Automobil in echten Postkutschen und höfischen Jagdwagen auf große Fahrt mitnimmt.

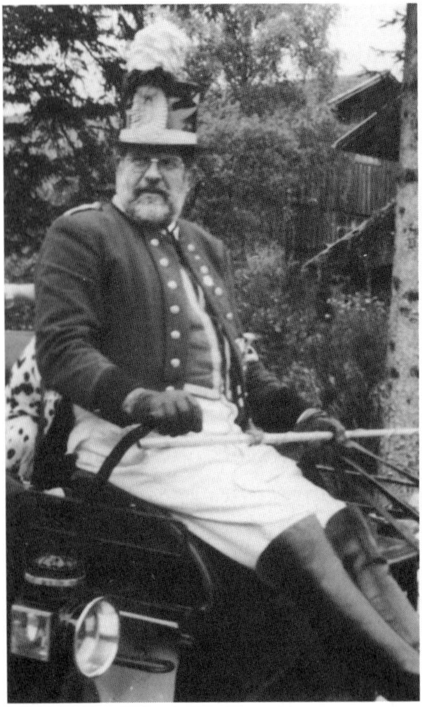

Um den See, ins Allgäu oder auch durch Italien kutschiert der Tutzinger Andreas Nemitz seine Gäste auf Touren von 2 bis 14 Tagen Dauer.

Zum Beispiel zwei Tage um den Starnberger See mit Übernachtung und Frühstück im Feldafinger Hotel „Kaiserin Elisabeth". Zur Wahl stehen auch Fahrten von Linz nach Wien entlang der Donau oder von Siena durch die Toskana in die Maremma am Meer oder auf Goethes Spuren über den Brenner nach Verona. Insgesamt 11 Kutschentouren von 2 bis 14 Tagen bietet „Coaching in Bavaria" fürs Jahr 1999 an. Andreas Nemitz hat die Zügel seines weltweit einzigartigen Unternehmens für Kutschenreisen fest in der Hand. Das mit dem Berliner klärt er schnell auf: „Nur für ein paar Monate als Säugling." Aufgewachsen bis zum Abitur ist er in Tutzing am Starnberger See, und seit einigen Jahrzehnten lebt er im nahen Kerschlach, das schon zur alten Tutzinger Hofmark gehörte. Sein Leben hat er früh auf Wasser und Pferde eingerichtet. Im örtlichen Yachtclub segelte er, bei Prinz Ludwig in Leutstetten lernte er reiten und Pferde betreuen, und mit geliehenem Esel und kleinem Wagerl unternahm er als Bub die ersten Ausflüge zum Zelten rings um den See. Zum Wehrdienst meldete der Bayer sich bei der Marine und blieb dort für zwölf Jahre. Bei einer Veranstaltung der deutsch-französischen Gesellschaft in Kiel begleitete er seinen Kommandeur als Flaggleutnant in Galauniform und lernte da seine Frau kennen.

Vom Esel seiner Jugendzeit erzählt Nemitz, daß der „Kasimir" hieß und ganz Tutzing in Atem hielt. Wenn er ausgerissen war, versetzte er besonders Frauen in Angst. Sein letzter Ausflug endete tödlich. An einem beschrankten Bahnübergang streckte er seinen Kopf zu weit vor und wurde vom Zug überfahren. Ein im Ort gastierender Zirkus verfütterte das Fleisch an seine Löwen. Aber einem der Tiere blieb ein Knochen so im Hals stecken, daß es verendete. An die zwei Jahre in Prinz Ludwigs Gestüt Leutstetten erinnert der moderne Postillon sich lieber. Dort lernte er den ungarischen Oberst von Hanty kennen, ehemaligen Leiter der Spanischen Hofreitschule in Budapest. Der war am Kriegsende auf der abenteuerlichen Flucht vor den Russen mit einigen ungarischen Familien in 16 vierspännigen Gefährten vom Wittelsbacher Gestüt am Plattensee nach Leutstetten gekommen. Andreas Nemitz hat noch vor Augen, wie die Ungarn dort zum Gottesdienst in ihrer bunten heimatlichen Kleidung kamen.

Den Entschluß zur Einrichtung eines eigenen Stalles mit Pferden und Kutschen faßte der zuletzt als technischer Bundeswehrberater in München und Brüssel tätige Tutzinger während der internationalen Ölkrise in den siebziger Jahren. Das verhängte Sonntags-Fahrverbot brachte ihn auf die Idee, das romantische ältere Verkehrsmittel im schönen bayerischen Oberland wiederzubeleben. In seiner Sammlung hat er mehrere Postkutschen und Jagdwagen und sogar einen schwarzen Kutschen-Leichenwagen vom einstigen Pilsener Bischof. Im Stall des Kerschlacher Bauernhofs stehen die elf Pferde in ihren blitzsauberen Boxen, haben noch die im Frühjahr geschorenen Bäuche, ohne den Winterpelz, damit sie nicht so schwitzen. Es sind wunderschöne Rösser der aus alter Oldenburger Rasse abstammenden schlesischen und sächsischen Zucht. Nemitz holt sie selbst im speziellen Lastwagen aus ihrer Heimat. Erst im Alter von sieben Jahren werden sie vor die Kutschen gespannt und dann mit achtzehn Jahren wieder verkauft und meist noch weitere zehn Jahre als Reitpferde gehalten.

Sein Büro mit Computer, Drucker, Fax und langen Reihen von Aktenordnern hat Postillon Andreas Nemitz abgetrennt im Stall. Der anheimelnde kräftige Pferderuch liegt über allem. Im Jahr vor der Jahrtausendwende wird der Chef sechzig. Wie lange will er noch auf Kutschentour gehen? „Solange es Spaß macht." Sein dreißigjähriger Sohn ist Sozialpädagoge, die zwei Jahre jüngere Tochter Gebrauchsgraphikerin und Art Director. Die beiden lieben auch Pferde, Kutschen und das ländliche Leben im Bauernhaus von Kerschlach. Aber ins Geschäft einsteigen wollen sie wohl nicht.

VIII. Anhang

Anmerkungen

1 Lorenz Westenrieder: Beschreibung des Wurm- oder Starenbergersees. München 1784; Reprint München 1977, S. 15 u. 17f.

2 Adolph von Schaden: Topographisch-Statistisches Taschenbuch oder Beschreibung der Haupt- und Residenzstadt München und ihrer Umgebung. München 1825, S.284f. Ferner Schaden: Neueste topographisch-statistisch-humoristische Beschreibung des Würm- oder Starnberger Sees. München 1832, S. 30 u. 32.

3 Stanislaw Jerzy Lec: Unfrisierte Gedanken. München 1959, S. 52.

4 Neuere Informationen lieferte dankenwerterweise Clarissa Beyerbach, die in Weihenstephan über die Roseninsel eine Diplomarbeit in Landschaftsarchitektur erarbeitete.

5 J.K.: Casino auf der Roseninsel. In: Nerdinger, Zwischen Glaspalast und Maximilianeum, S. 256.

6 Heinrich Vogl jun.: Ernste und heitere Erinnerungen aus vergangener großer Künstlerzeit. 33-seitiges Maschinenskript im Gemeindearchiv Tutzing.

7 Zit. n. Rolf Wünnenberg: Fünfseenland. München 1970, S. 25.

8 Felix Joseph Lipowsky: Des Ferdinand Maria Lebens- und Regierungsgeschichte. München 1831, S. 19.

9 Samuel Chapuzeau: Relation de ll'estat présent de la maison electorale et de la court de Bavière. Paris 1673, S. 62; zit. n. Schober, Prunkschiffe. S. 41. Zur Herkunft des Namens: ein Dizionario von 1717 schreibt: „Bucentoro, das Schiff, in welchem sich ehedem der Doge zu Venedig mit dem Meere vermählte." Schober (Prunkschiffe, S. 138, Anm. 37) neigt zu der Ableitung von buzo = Kriegs- oder Handelsfahrzeug nach dem lateinischen Wort buceus. Für die Ableitung vom italienischen buzzo mit zwei z (deutsche Entsprechung „Bauch" und buzzone = „dicker Wanst") spricht dagegen eher die Form des Bootskörpers.

10 Feuerwerk durch Christoph Hälle, Churfürstlicher Pixenmaister. München o.J.; zit. n. Schober, Prunkschiffe, S.61.

11 Roswitha von Bary: Henriette Adelaide von Savoyen. Kurfürstin von Bayern. München 1980, S. 101.

12 Keyssler 1729 in seiner Reise durch Deutschland; zit. n. Bernd Ergert, Die Jagd in Bayern, Rosenheim 1984, S. 101.

13 Franz von Kobell: Wildanger. München 1858, S. 67ff

14 Nach Alois Mitterwieser: Wenn der Kurfürst nach Starnberg reiste; in: Bayerische Heimat, 10. Jahrg., Juli 1929, S. 345f.

15 Adolph von Schaden: Beschreibung des Würm- oder Starnberger Sees, S. 131; Gerhard Schober scheint der als Quelle genannten alten Chronik eines Geistlichen nicht recht zu trauen, nennt Schadens Schilderung aber „jedenfalls gut erfunden".

16 Brief an ihre Mutter, aufbewahrt im Archivio di Stato Torino, lett. A, mazzo 24, 25.6.1666; zit. n. R. v. Bary, Henriette Adelaide von Savoyen, S. 184. Zu Schropp vgl.Schober, Prunkschiffe, S. 58f.

17 Schober, Prunkschiffe, S. 78f.

18 Norbert Lieb: München. Lebensbild einer Stadtkultur. München 1952, S. 92ff.

19 Westenrieder: Beschreibung des Wurm- oder Starenberger Sees. München 1784, Reprint 1977, S. 27.

20 Tagebuch von Mathias Lettner aus den Jahren 1826-1867. Abschrift im Gemeindearchiv Tutzing. SHG II/28.

21 Westenrieder: Beschreibung des Wurm oder Starenberger Sees, Reprint 1977, S. 150ff.

22 Hubensteiner: Bayerische Geschichte, S. 312f.

23 Westenrieder a.a.O., S. 70f u. 89f.

24 Vgl. Hans Rudolf Klein: Berg am Starnberger See mit seinen historischen Ortschaften. Bd.2. Berg 1998, S. 90.

25 Roland Gröber und Albert Widemann: Die Lohnschiffahrt auf dem Starnberger See; in: Jahrbuch 8/1990 des Fördervereins Südbayerisches Schiffahrtsmuseum Starnberg, S. 60ff.

26 Gustav Adolf Horst: Der Starnberger See. Eine Wanderung durch seine Uferorte. München 1876, S. 84 f. Davor Zitat Schaden, Beschreibung des Würm- oder Starnberger Sees, S. 99.

27 Josefa Dürck-Kaulbach: Erinnerungen an Wilhelm von Kaulbach und sein Haus. München 1921, S. 63f.

28 Eugen Stollreither (Hrsg.): Ferdinand von Miller erzählt. München 1932, S. 16f, 96f, und Fritz von Miller: Ferdinand von Miller, der Erzgießer. München 1904, S. 168f; z. n. Schober, Frühe Villen und Landhäuser, S. 143 und folgendes Zitat S. 154.

29 Ernst Heimeran: Büchermachen. München 1947; zit. n. Heisserer, Wellen, Wind und Dorfbanditen, S. 12.

30 Aus „Klöckliana" in der Handschriftenabteilung der Bay. Staatsbibl.; zit. n. Albert Widemann, Fahrt auf der Würm, in Jahrbuch 4/1984 Förderver. Südb. Schiffahrtsmuseum., S. 59f.

31 Gustav Adolf Horst: Der Starnberger See, S. 9.

32 Adolph von Schaden: Artistisches … München, 1835, S. 46f.

33 Bay. Hauptstaatsarchiv München, MInn 43450 No. 185

34 Bay. Hauptstaatsarchiv, OBB 4329.

35 Pleickhard Stumpf: Denkwürdige Bayern. München 1865, S. 46f.

36 Klaus Kratsch: Johann Ulrich Himbsel und seine Villa am Starnberger See. In: Festschrift Braunfels, Tübingen 1977, S. 202; ebenso folgendes Zitat zu Klenze.
37 Christoph Hölz: Wohnhäuser und Villen. In: Nerdinger, Zwischen Glaspalast und Maximilianeum, München 1997, S. 309ff und folgendes Zitat „Kreuter" S. 313.
38 StAM Verkehr Nr. 63, Betr. den Versuch der Dampfschiffahrt auf dem Starnberger See durch Kupferschmiedemeister Seitz und die Bitte des kgl. Baurathes Himbsel wegen Errichtung einer Eisenbahn von München nach Starnberg, 1844/45.
39 Einblattdruck Daxenberger in der Bayr. Staatsbibliothek, Bavar. 4003/39.
40 Bay. HStA MH 13289 u. VAN 4014; zit. n. Sterzinger, Ein Jahrhundert wird mobil, S. 72.
41 Bay HStA MF 56 052/1, Zufolge Allerhöchster Entschließung vom 18.11.1853, No. 11016.
42 Illustrirte Zeitung, Leipzig, 17. April 1847.
43 Ludwig Steub 1840 in der Allgemeinen Zeitung
44 Illustrirte Zeitung, Leipzig, Nr. 402 vom 15.3.1851.
45 Bürklein an Regierung Nov.1855, Bay. HStA VAN 34427.
46 Über Land und Meer, 3. Jg., Heft vom 3.10. 1860.
47 Maximilian Schmidt: Meine Wanderung durch 70 Jahre. 1. Band, S. 128.
48 Zit. n. Marggraff: Die Kgl. Bayerischen Staatseisenbahnen. München 1894, S. 19.
49 Zit. n. Marggraff, a.a.O., S. 47.
50 Utzschneider in Bayerischer Landbote Nr. 190, 5.Juli 1832; Baader zit. n. Marggraff, Das Bayerland XXV. Jg. 1914, Nr. 43, S. 844.
51 Aus der Weilheimer Chronik, Stadtarchiv Weilheim.
52 Esther Fischer-Homberger: Die Büchse der Pandora. In: Sudhoffs Archiv, Band 56, 1972, S. 297ff, Zitate bis „Locomotivpersonal" aus dort genannten internationalen Quellen.
53 Zit. n. Oehling/Heck: Kulturschock Eisenbahn; in: Bild der Wissenschaft, 22. Jg. Heft 9, S. 72f.
54 Fischer-Homberger, a.a.O., S. 307.
55 Illustrirte Zeitung No.95, Leipzig 26.4.1845.
56 Ludwig Steub: Das landwirtschaftliche Fest zu Starnberg; zit. n. Ernst Heimeran, Steub, Sommer in Oberbayern, S. 116ff.
57 K. Raupp: Pfingstfeier am Starnberger See; Illustrirte Zeitung, Nr. 1979, 4. 6.1881.
58 Adolph von Schaden: Neueste topographisch-statistisch-humoristische Beschreibung [...], S. 2.
59 A.a.O., S. 32.
60 A.a.O., S.108f.
61 A.a.O., S. 113f.
62 Oskar Maria Graf: Das Leben meiner Mutter, dtv 10044, München 1978, S. 171ff; folgendes Zitat „Ferngläser" S. 146.
63 Nach Franz Schmidberger: Königl. Bayer. Dampfschiff Tristan. In: Jahrb. 3/1983 des Fördervereins Südb. Schiffahrtsmuseum Starnberg, S. 31f.
64 Maximilian Schmidt: Meine Wanderung durch 70 Jahre. Autobiographie. Ges. Werke 22. Band, S.47.
65 Nach Darstellung von Sonja Sterzinger in ihrer noch nicht gedruckten Dissertation über Johann Ulrich Himbsel, die freundlicherweise zur Einsicht überlassen wurde.

66 Münchner Stadtarchiv, Akt des Stadtmagistrats, Personalakte Himbsel, Personalamt 2188 und Bay. HStA OBB 4329.
67 Bay. HStA MH No. 5501.
68 HStA, MH No. 5502.
69 Zit. n. Förderverein Südbay. Schiffahrtsmuseum Starnberg, Jahrbuch 4 1984, S. 76.
70 G. A. Horst: Der Starnberger See. München 1876, S.23.
71 Graf, Aus dem Leben meiner Mutter, S. 147.
72 Nach LVA Oberbayern: Festschrift 25 Jahre Klinik Höhenried. München 1992.
73 Zit. n. Ulrich Schüren: Der Volksentscheid zur Fürstenenteignung, Düsseldorf 1926, S. 278.
74 Marina Thudichum: Als der „Luitpold" noch über den See dampfte. In: Petra Gründl, Hofmark Tutzing, S.439f.
75 Staatsarchiv München, LRA 28334, 93190, 93197.
76 Westenrieder: Beschreibung des Wurm- oder Starenbergersees, S. 28.
77 Steub: Sommer in Oberbayern, S. 122.
78 Münchner Neueste Nachrichten vom 13.9.1898.

Bildnachweis (o = oben, u = unten)

Wittelsbacher Ausgleichsfonds: Einband vorn und S. 24 o (Herrenchiemsee)
Privat: 6, 21, 27 o, 29 o, 29 u, 31, 196
Über Land und Meer: 17, 28 u
Bayer. Verw. der staatl. Schlösser, Gärten u. Seen: 18 (Residenz München), 22 (Res. Mü.), 24 u (Herrenchiemsee), 28 o (Res. Mü.)
Bayerische Staatsgemäldesammlung: 19 (Finanzdirektion Landshut)
Kurpfälzisches Museum Heidelberg: 20
Archiv Gerhard Schober, Unterbrunn: 23 o, 23 u, 95
Archiv Antiquariat Heinemann, Starnberg: 25, 26 u., 40, 146 o, 149
Illustrirte Zeitung: 26 o
Archiv Erich Bodemann, Tutzing: 27 u
Archiv Brigitte & Emanuel Gronau, Weilheim: 30 o, 32 o, 181, 183 o, 183 u
Archiv Oryk Haist, Tutzing: 30 u, 206, Einband hinten
Foto Bindl, Peißenberg: 32 u
Deutsches Museum: 41
Süddeutscher Verlag (DIZ): 52, 74, 174, 215
Stadtmuseum München: 59, 93, 100, 115
Stadtarchiv München: 63, 76
DB Museum, Nürnberg: 105, 109, 110, 111
Archiv Gerd Pfeiffer, München: 146 u, 169, 171, 173, 178
Gemeindearchiv Bernried: 157
Landesversicherungsanstalt Oberbayern (Höhenried): 158
Jean Pool (Starnberger Merkur): 187
Richard Wörsching, Starnberg: 192
Peter und Ingeborg Wiede: 194, 200, 203, 209, 212, 217

Bibliographie

Bary, Roswitha von: Henriette Adelaide von Savoyen. Kurfürstin von Bayern. München 1980.

Dürck-Kaulbach, Josefa: Erinnerungen an Wilhelm von Kaulbach und sein Haus. München 1921^{3}.

Gleichenstein, Tino von (Hrsg.): Menüs à la Kaiserin Elisabeth. Kulinarisches und Lyrisches. Starnberg 1998.

Graf, Oskar Maria: Das Leben meiner Mutter. dtv 10044, München 1978.

Günther, Theodor: Die Fürstenentschädigung. Das Problem der Vermögensauseinandersetzung mit den ehemaligen Fürstenhäusern. In: Beiträge zur Finanzkunde, Band I. Leipzig 1928.

Horst, Gustav Adolf: Der Starnberger See. Eine Wanderung durch seine Uferorte. München 1876.

Hubensteiner, Benno: Bayerische Geschichte. Staat und Volk. Kunst und Kultur. München 1997.

Jahrbücher des Fördervereins Südbayerisches Schiffahrtsmuseum Starnberg e.V. Nr. 1-9 (1981-1988, 1990, 1993).

Kistler, Ferdinand: Heimatbuch für Feldafing. Unkorrigierte Abschrift des handschriftlichen Manuskripts von 1929 mit Ergänzungen bis 1940. Gemeinde Feldafing 1990.

Klein, Hans Rudolf: Berg am Starnberger See mit seinen historischen Ortschaften. Bd. 2 Assenbuch, Assenhausen, Allmannshausen. Hrsg. Gemeinde Berg. 1998.

Leisner, Walter: Monarchisches Hausrecht in demokratischer Gleichheitsordnung. Der Wittelsbacher Ausgleichsfonds in Bayern. Erlanger Forschungen Reihe A, Band 21. Erlangen 1968.

Lieb, Norbert: Lebensbild einer Stadtkultur. München 1952.

Link, A.: Der Starnberger See und seine Umgebung vom Würmtal bis zum Alpenrand. Faksimile-Neuauflage der 1879/80 erschienenen 6. Auflage. Und: Faksimile-Ausgabe der 1857 erschienenen Broschüre Das Würmtal und der Starnberger See, Gräfelfing 1883.

Lipowsky, Felix Joseph: Des Ferdinand Maria Lebens- und Regierungsgeschichte. München 1831.

Marggraff, Hugo: Die Kgl. Bayerischen Staatseisenbahnen. München 1894.

Meyer, Rolf K.F./ Schmidt-Kaler, Hermann: Wanderungen in die Erdgeschichte. (9) Auf den Spuren der Eiszeit südlich von München – westlicher Teil. München 1997.

Schaden, Adolph von: Artistisches München im Jahre 1835. Verzeichniß gegenwärtig in Bayerns Hauptstadt lebender Architekten, Bildhauer, Tondichter, Maler, Kupferstecher, Lithographen, Mechaniker etc. Aus den von ihnen selbst entworfenen oder revidierten Artikeln zusammengestellt. München 1836.

Schaden, Adolph von: Topographisch-Statistisches Taschenbuch oder Beschreibung der Haupt- und Residenzstadt München und ihrer Umgebung. München 1825.

Schaden, Adolph von: Neueste topographisch-statistisch-humoristische Beschreibung des Würm- oder Starnberger Sees. München 1832.

Schmidt, Maximilian: Meine Wanderung durch 70 Jahre. Autobiographie. Volksausgabe 21. u. 22. Bd., Reutlingen 1902.

Schober, Gerhard: Prunkschiffe auf dem Starnberger See. Eine Geschichte der Lustflotten bayerischer Herrscher. München 1982.

Schober, Gerhard: Denkmäler in Bayern Band I.21. Landkreis Starnberg. Ensembles Baudenkmäler Archäologische Geländedenkmäler. München/Zürich 1989.

Schober, Gerhard: Bilder aus dem Fünf-Seen-Land. Starnberg 1979.

Schober, Gerhard: Frühe Villen und Landhäuser am Starnberger See. Zur Erinnerung an eine Kulturlandschaft. Waakirchen-Schaftlach 1998.

Schüren, Ulrich: Der Volksentscheid zur Fürstenenteignung 1926. Hrsgg. von der Kommission für Geschichte des Parlamentarismus und der politischen Parteien. Düsseldorf 1978.

Steub, Ludwig: Sommer in Oberbayern. Nach Erstauflagen der Steub-Bücher ab 1850. München 1960.

Stumpf, Pleickhard: Denkwürdige Bayern. Kurze Lebensbeschreibungen verstorbener verdienter Männer, die in dem Ländergebiete des jetzigen Königreiches Bayern geboren oder durch längern Aufenthalt ihm angehörig waren. München 1865.

Verfassung des Freistaates Bayern. Stand 1. Dezember 1995.

Westenrieder, Lorenz: Beschreibung des Wurm - oder Starenbergersees und der umherliegenden Schlösser etc. samt einer Landkarte. München 1784, Reprint München 1977.

Wünnenberg, Rolf: Fünfseenland. München 1972

Aufsätze

Fischer-Homberger, Esther: Die Büchse der Pandora. Der mythische Hintergrund der Eisenbahnkrankheiten des 19. Jahrhunderts. In: Sudhoffs Archiv, Band 56, 1972, S. 297ff.

Füßl, Wilhelm: Baurat Johann Ulrich Himbsel (1781-1860). Zum 200. Geburtstag des Münchner Architekten und Eisenbahnbauers. In: Schönere Heimat Jg. 76, 1987, Heft 1.

Gröber, Roland / Widemann, Albert: Die Lohnschiffahrt auf dem Starnberger See. In: Jahrbuch 8/1990 des Fördervereins Südbay. Schiffahrtsmuseum Starnberg.

Hölz, Christoph: Wohnhäuser und Villen. In: Nerdinger, Zwischen Glaspalast und Maximilianeum, München 1997.

Kratsch, Klaus: Johann Ulrich Himbsel und seine Villa am Starnberger See. In: Festschrift Wolfgang Braunfels, hrsg. von Friedrich Piel und Jörg Traeger. Tübingen 1977.

Mitterwieser, Alois: Wenn der Kurfürst nach Starnberg reiste. In: Bayerische Heimat, 10. Jahrg., Juli 1929, S. 345f.

Schmidberger, Franz: Königlich bayerisches Dampfschiff Tristan. In Jahrbuch 3/1982 Förderver. Südb. Sachiffahrtsmuseum Starnberg.

Sterzinger, Sonja: Johann Ulrich Himbsel als Unternehmer: Die „Starnberger Eisenbahn- und Würmseedampfschiffahrtsgesellschaft“. In: Ein Jahrhundert wird mobil! Von Pasing nach Augsburg, Memmingen, Starnberg und Herrsching. Vier Bahnlinien und ihre Bahnhöfe von 1839 bis heute. Hrsg. Pasinger Fabrik, Buchendorfer Verlag München 1994.

Thudichum, Marina: Als der Luitpold noch über den See dampfte. In: Gründl, Hofmark Tutzing.

Widemann, Albert: Fahrt auf der Würm. In: Jahrbuch 4/1984 des Fördervereins Südbay. Schiffahrtsmuseum Starnberg, S. 59f.

Register

Dank

Für die freundliche Unterstützung zur Herausgabe dieses Buches bedankt der Autor sich herzlich bei den Herren

Heinrich Frey, Landrat des Landkreises Starnberg

Heribert Thallmair, Erster Bürgermeister der Stadt Starnberg

Anton Hummer, Vorstandsvorsitzender der Sparkasse Starnberg

und Antiquar Paul Heinemann, der aus seinem Archiv kostenlos Vorlagen für Abbildungen zur Verfügung stellte.

Einwohnerzahlen 1999 der Ufergemeinden am Starnberger See

(Egm.= eingemeindet; Nws.= Nebenwohnsitz; AOt.= Alter Ortsteil

Starnberg		13 576	+	Nws.	1340
Egm.:	Söcking	4133	+		411
	Percha	1498	+		162
	Wangen	772	+		43
	Perchting	750	+		43
	Leutstetten	460	+		36
	Hanfeld	196	+		17
	Landstetten	130	+		5
Insgesamt		**21 515**	+	Nws.	**2057**
Tutzing		6760	+	Nws.	1016
Egm.:	Traubing	1158	+		95
	Unterzeismering	563	+		93
	Kampberg	398	+		24
	Diemendorf	132	+		15
	Obertraubing	121	+		32
	Monatshausen	71	+		11
	Deixlfurt	32	+		14
	Oberzeismering	31	+		3
Insgesamt		**9266**	+		**1303**
Berg		1997	+	Nws.	233
Egm.:	Allmannshausen	460	+		62
	Assenhausen	195	+		17
	Aufhausen	220	+		32
	Aufkirchen	873	+		118
	Bachhausen	436	+		33
	Farchach	484	+		20
	Harkirchen	58	+		3
	Höhenrain	1234	+		69
	Kempfenhausen	756	+		141
	Leoni	153	+		39
	Martinsholzen	9	+		1
	Mörlbach	138	+		21
	Sibichhausen	330	+		24
Insgesamt		**7343**	+	Nws.	**813**
Pöcking		4405	+	Nws. insg.	1030
Egm.:	Possenhofen	549	+		

	Niederpöcking	471			
	Maising	310			
	Aschering	285			
	Seewiesen	12			
Insgesamt		**6032**	+	Nws.	**1030**
Feldafing		4064	+	Nws.	461
Egm.:	Garatshausen	549	+		49
	Wieling	74	+		9
Insgesamt		**4687**	+	Nws.	**519**
Münsing		1320	+	Nws.	121
+ AOt.:	Ammerland	479	+		145
Egm.:	Degerndorf	549	+		51
Egm.:	Holzhausen	287	+		29
+ AOt.:	Ambach	341	+		173
+ AOt.:	St. Heinrich	176	+		39
Egm.:	Wimpasing	238	+		38
	Orte unter 100	374	+		91
Insgesamt		**3764**	+	Nws.	**687**
Seeshaupt		3080	+	Nws.	327
Egm.:	Magnetsried u.a.	322	+		10
Insgesamt		**3402**	**+**	Nws.	**687**
Iffeldorf	**insgesamt**	**2624**	+	Nws.	**165**
(Verwaltungsgemeinschaft Seeshaupt)					
Bernried	**insgesamt**	**2009**	+	Nws.	**233**

Die ersten bayerischen Dampfschiffe

„Ludwig" auf dem Bodensee	1837
„Concordia" auf dem Bodensee	1840
„Maximilian" auf dem Bodensee	1845
Holzdampfer I auf dem Chiemsee (namenlos)	1845
Holzdampfer II auf dem Chiemsee (namenlos)	1846
„Merkur" auf dem Bodensee	1847
„Maximilian" auf dem Starnberger See	**1851**
„Herzog Maximilian" I (Holz) auf dem Chiemsee	1851
„Vorwärts" auf dem Inn	1854
„Stadt Wasserburg" auf dem Inn	1856
„Neuötting" auf dem Inn	1857
„Stadt Rosenheim" auf dem Inn	1857
„Simbach" auf dem Inn	1858
„Herzog Maximilian" II (Eisen) auf dem Chiemsee	1859

Dampfschiffe auf dem Starnberger See

	von bis	PS	Plätze	Länge	Breite	Geschw.
„Maximilian“ (1885-1895 am Ammersee)	1851-1885	80	300	33,50 m	4,75 m	14 km/h
„Tristan“ (1887-1898 am Ammersee)	1856-1886	24	10	18,00 m	2,75 m	12 km/h
„Ludwig“	1872-1936	120	120	37,60 m	9,00 m	17 km/h
„Bavaria“	1878-1936	300	1000	51,00 m	12,40 m	18 km/h
„Wittelsbach“ (ab 1918 „Starnberg“)	1886-1950	450	1000	52,00 m	6,70 m	19 km/h
„Luitpold“ (ab 1918 „München“)	1890-1955	400	1200	55,30 m	12,50 m	24 km/h

Motorschiffe auf dem Starnberger See

	von bis	PS	Plätze	Länge	Breite	Geschw.
„Leoni“	1926-1972	100	120	20,50 m	3,65 m	24 km/h
„Tutzing“*	1937-1996	270	250	32,80 m	7,95 m	23 km/h
„Bayern“	1938(48)	640	600	48,00 m	10,40 m	23 km/h
„Seeshaupt“	1954	1020	900	59,60 m	12,20 m	24 km/h
„Berg“	1961	225	160	25,20 m	4,80 m	23 km/h
„Bernried“	1996	242	300	34,00 m	6,60 m	22 km/h

* Die schon ausrangierte „Tutzing“ soll 1999 renoviert und als festliegendes Museumsschiff am Ufer vor dem Tutzinger Kustermannpark für Besucher festgemacht werden.

Passagierzahlen 1998 der Bayerischen Schiffahrt GmbH

Königssee	20 Schiffe	595 000 Fahrgäste
Starnberger See	4 Schiffe	212 000 Fahrgäste
Ammersee	4 Schiffe	211 000 Fahrgäste
Tegernsee	7 Schiffe	171 000 Fahrgäste
Chiemsee (Privatbetrieb*)	12 Schiffe, 1 Arbeitsschiff	126 622 Fahrgäste

* Die Personenbeförderung mit dem ersten Dampfschiff auf dem Chiemsee begann der Grassauer Zimmermeister Wolfgang Schmid 1845. Den Dampfkessel für das aus Fichtenholz gefertigte Schiff stellte der Münchner Kupferschmiedemeister Joseph Feßler her, der 1848 auch die Schiffahrt auf dem Chiemsee übernahm. Seither ist dieses private Unternehmen in Händen der Familie Feßler geblieben.